健康大学堂 21

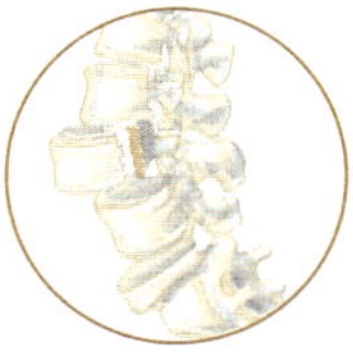

脊椎病速效自疗

健康中国名家论坛编委会 ○ 编著

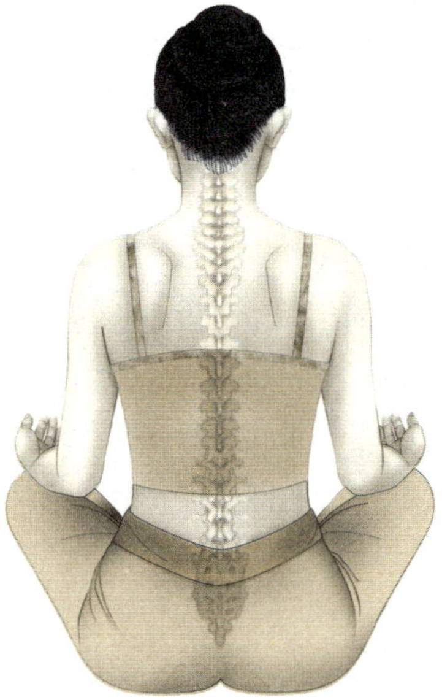

吉林出版集团有限责任公司

序言

脊椎：人体的第二生命线

在通常意义上讲，当人们生病的时候，首先想到的是内脏器官出现了问题，需要打针吃药才能治愈。可事实上，很多时候，疾病的出现不仅仅是由内脏功能紊乱造成的，而是与脊椎有着密不可分的关系。例如，人们一般都会觉得感冒是小病，无非就是因为受凉所引起的，但如果经常性感冒或感冒不易治愈的话，就不是受凉那么简单了，则很可能与第5胸椎和第1腰椎有关系，要对症治疗。

一个健康的脊椎，不仅可以使我们看上去更加挺拔，更能使我们免除腰酸背痛的苦恼，以健康强健的体魄去体验生活的美好。但一旦脊椎偏离正常的位置，出现错位或小关节紊乱，就会使脊神经受到压迫和刺激，进而影响到内脏功能，使其出现功能紊乱或功能衰退，出现如高血压、糖尿病、头晕、耳鸣、失眠等各种疾病。俄罗斯著名医生屁古拉•阿莫索夫也曾经说过，身体柔韧性的减弱是人体衰老的第一征兆，所有的疾病都是因脊柱病变而引起的。所以，正确认识和深入了解脊椎，对我们拥有一个健康的身体有很大帮助。本书就是重在向大家介绍脊椎保健和常见脊椎病的治疗，方便读者对脊椎有一个更清楚地认识。

颈椎、胸椎、腰椎以及骶骨、尾骨共26块椎骨，任何一块椎骨出现问题，都会引发相应病症的出现。现代社会中人们工作和生活的节奏越来越快，处于“亚健康”状态的人逐年增多，严重危害了人们的身心健康。只要是人类，背脊或多或少都有不正常的弯曲，如果不把这种不正常的弯曲加以矫正，就会严重影响人们的身心健康，但对于很多人来说，尤其是上班族，忙碌紧张的工作不可能让每一个人都能随时去医院就诊，那么学习一些简单方便的治疗方法就十分必要和有用了。

本书在对脊椎整体认识的基础上，从保健和治疗两方面入手，重点向读者介绍在日常生活中如何对脊椎进行保护，以及如何治疗由脊椎引起的一些常见病症。在脊椎保健的介绍中，我们从针对不同的人群和不同的保健方法两方面告诉读者如何随时随地保护自己的脊椎；在治疗方面，本书分别针对颈椎、胸椎、腰椎和骶尾椎四部分各自相对应的疾病，作出详细的病理分析，列出具体的治疗方法，无论您是由脊椎引起的哪一种病症，都能从本书里找到治愈办法。

随着现代人健康养生的观念越来越强，穴位、推拿按摩、拔罐、刮痧、艾灸、中药药膳作为中医疗法的重要组成部分，方法简单，疗效显著，无毒副作用，越来越受到人们的重视和推崇。因此本书中各种病症的治疗方法里大量运用了这些中医疗法，不同方法，内外兼治，共同达到治愈病症的目的。

健康的生活方式不仅仅是依赖于中药养生，运动、瑜伽、体操也已经成为人们拥有健康的重要保健方法，尤其是对于脊椎健康来说，这种“自然疗法”更能维持脊椎的正常弯曲，增强人体的自然治愈能力。因此，在本书中向大家介绍了很多相关的脊椎体操和运动治疗方法。在针对不同病症、不同人群、不同椎体的多种运动方法里，您总会找到一种适合自己的，只要持之以恒地坚持下去，相信您会拥有一个健康的脊椎。

《脊椎病速效自疗》共分为九章，第一章对脊椎的基础知识以及脊椎与内脏、经络等的关系作了一个简单的介绍，使读者对此有一个感性的认识。第二章主要针对不同的人群介绍了在日常生活中如何对脊椎进行保健，让读者随时随地都可以保护脊椎。第三章重点向读者介绍了由专家推荐的多种“脊椎保健法”，无论您工作多么繁忙，只要利用一点点时间，就可以拥有健康的脊椎。第四章从临床诊断中选取了一些典型病症，由专家作出分析，帮助读者解决疑难问题。第五章至第九章重点介绍了各种椎体相对应的常见病症的治疗方法，从病症概述、病理病因、诊断预防、操作步骤等不同方面进行了详细介绍。最后在本书的附录部分，从中国古代《易筋经》中的导引术和现代体操两方面，向读者推荐了操作简单的锻炼方法，方便读者正确而全面地保护脊椎。

在形式上，本书最大的特点是采用了大量的图片，为方便读者使用，本书在每一部分中，都采用了图片或真人照片作图解，让读者可以一看就懂，一学就会，自己在家就可以照着书上所介绍的方法去操作，既方便又快捷地达到保健、治疗的目的。

由于时间仓促，编者的知识有限，在编写本书的过程中，难免会存在一些疏漏之处，敬请广大读者斧正。最后，我们真诚地希望，《脊椎病速效自疗》能帮助您拥有健康的脊椎！

阅读导航

我们在此特别设置了阅读导航这一单元，对内文中各个部分的功能、特点等做一说明，这必然会大大地提高读者在阅读本书时的效率。

病因介绍

对病症的病因进行详细的介绍，让读者对它有初步的认识，起到提纲挈领的作用。

疾病名称

诊断治疗

正文部分对此种病症的诊断方法进行介绍，并重点讲述该病的治疗方法，详细介绍每一疗法的具体操作方式。

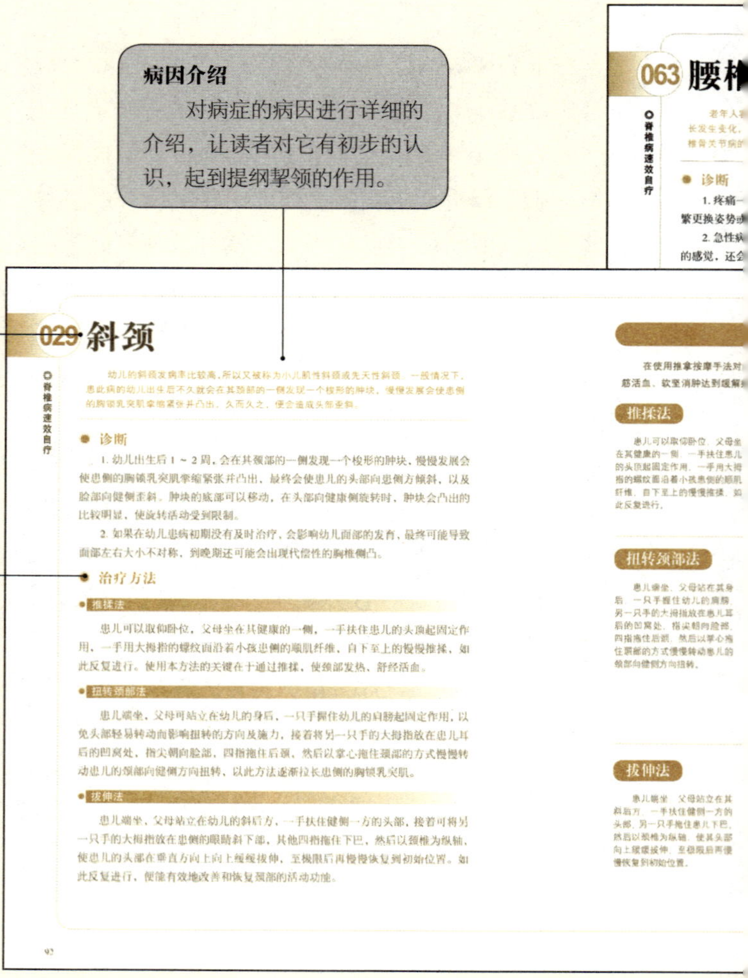

疗法详解

对疗法内的每一个动作进行详细描述，并且与图一一对应，只要结合文字与图示，读者一看就懂，一学就会，方便简单。

图解展示

生动形象的人物动作展示，直观、准确地将动作展示在读者面前，方便读者对照着练习。

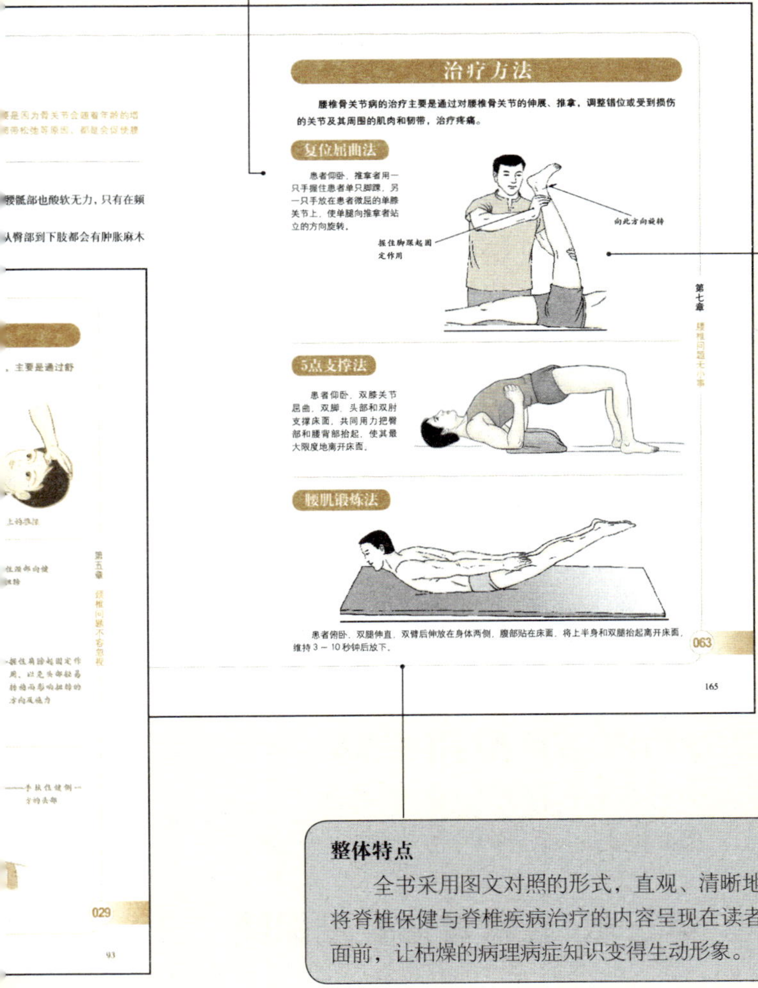

整体特点

全书采用图文对照的形式，直观、清晰地将脊椎保健与脊椎疾病治疗的内容呈现在读者面前，让枯燥的病理病症知识变得生动形象。

Contents 目录

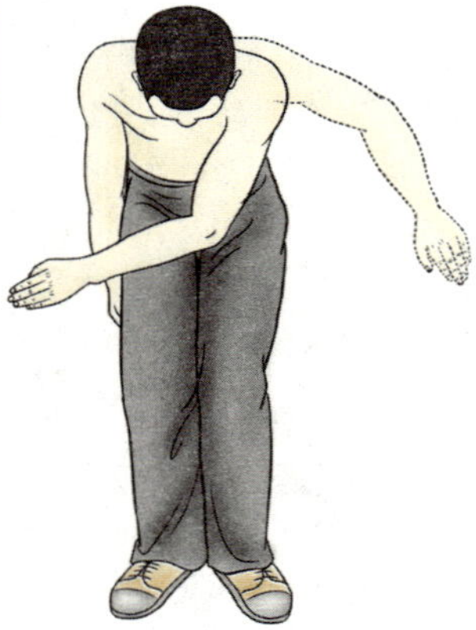

左右甩手

站立，弯腰约90°，上半身前倾，让单手臂在身体前方顺时针画圆圈10～15圈，再改为逆时针，交替进行，每次5～15分钟。

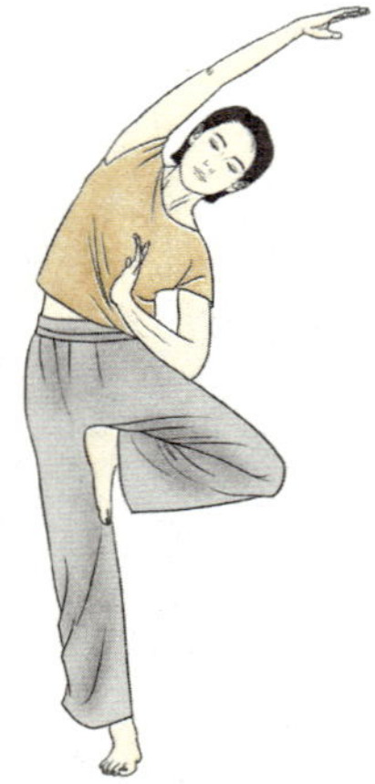

提腿站立

站立位，右脚站立，左脚提起使脚掌贴于右腿的大腿部，同时左手屈肘，手掌在胸前伸直，右手臂在头顶上方伸直，然后尽量使身体偏向左侧。

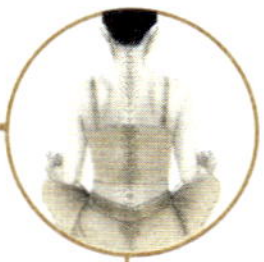

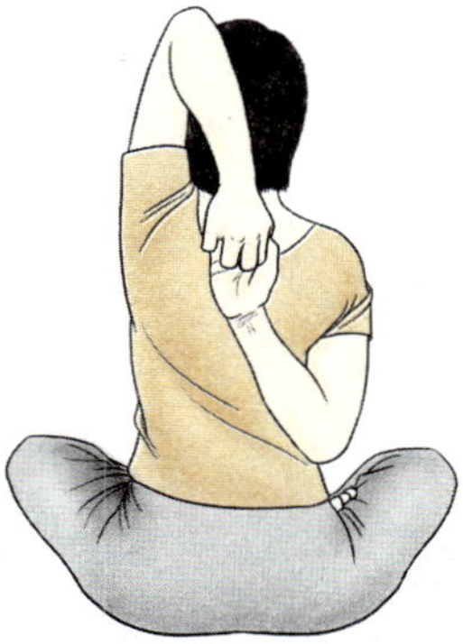

扩胸张背

双腿交叉坐下，将一只手经过同侧肩部往后伸，另一只手从下方伸向背后，两只手在背后握住，然后双手施力，使胸背部向后扩张。

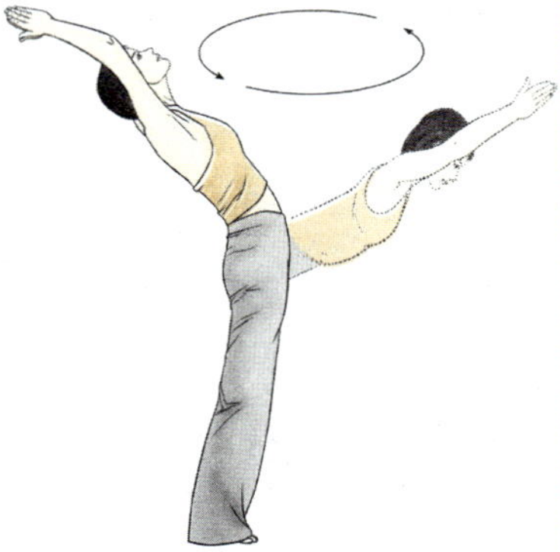

合掌划圈

站立位，双脚双膝靠拢，两臂伸直，双手掌在头顶上方合并。然后前后左右的扭转腰部，使手掌在空中画圈。

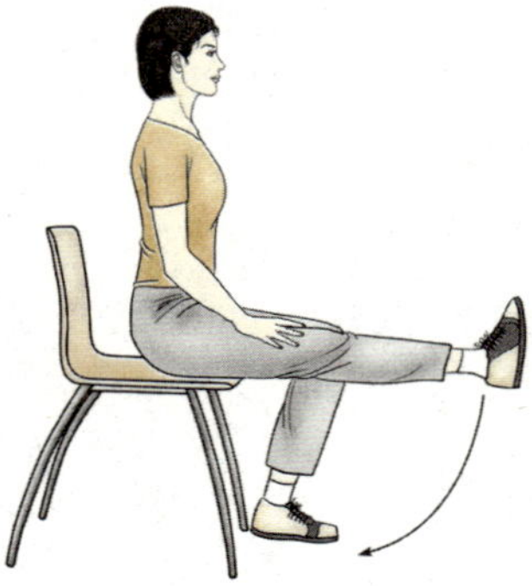

屈伸小腿

坐位，双手按压住大腿以使其固定，然后脚尖缓缓上提，尽量提至与大腿相平。反复进行，以锻炼膝关节，注意要以脚尖带动小腿缓缓提起，逐次扩大膝关节屈伸角度。

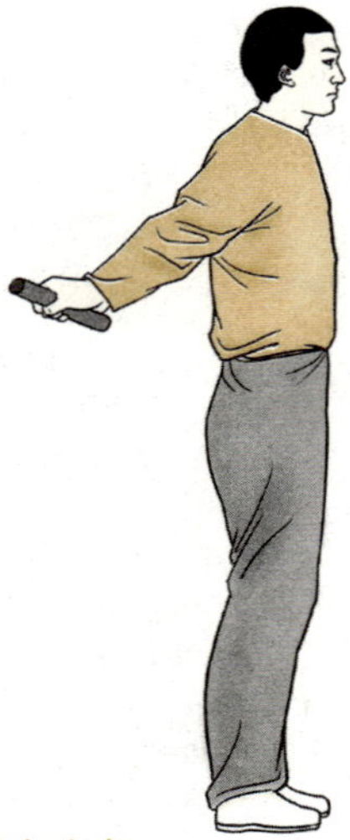

后上举棍

站立，两脚分开与肩同宽。双手握棒，横放在身体后方，双肘关节伸直，缓慢抬臂，使棍棒尽量离开身体向后，维持10秒钟后缓慢恢复原位，重复10～30次。

第六章 胸椎问题有哪些

第七章 腰椎问题无小事

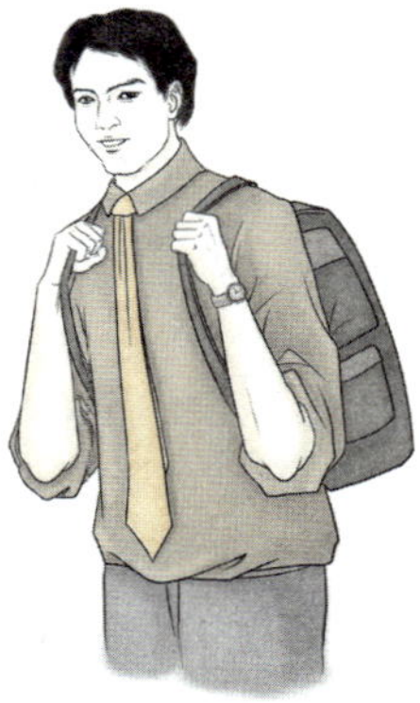

双肩背包的优势

走路时，因为双肩背包的压力，会让身体微微向前弯曲，而腰部向前微弯就符合脊椎的S形弯曲曲线，因此可以减轻脊椎的压力。

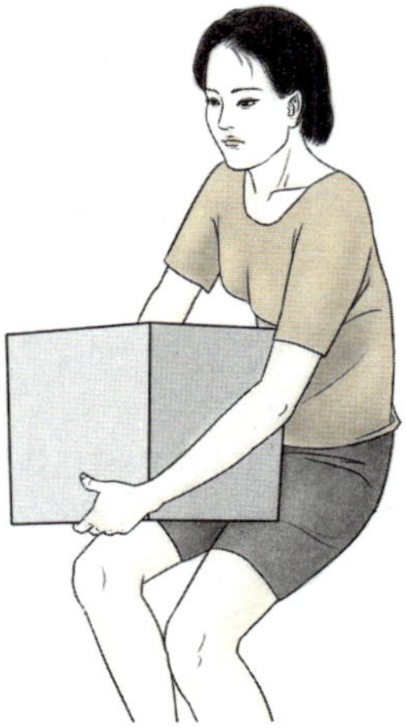

正确的搬物姿势

靠近要搬的物品后，双脚分开，与肩同宽，往上抬物品的时候，腰部和双膝轻轻弯曲，上半身向前倾斜，用全身的力量搬起来。

脊椎异常的12种体型

通常情况下，我们可以很容易断定脊椎是否歪斜了，但事实上，歪斜也分为很多种不同的情况，并且根据歪斜情况的不同而导致不同的疾病。总体来说，人体因为脊椎异常而最终导致 12 种体型的出现，下面就让我们来看一下如何判断自己是否脊椎异常，以及这 12 种体型分别有什么特征（下文以 F1 ～ F12 代表 12 种体型）。

五种测试法检视自己体型

测试一：双脚并拢，自然站立1分钟，闭上眼睛感受自己的身体重心。

重心情况	体型	重心情况	体型	重心情况	体型
重心向前摇晃	F1 前后型（头脑型）	重心向左摇晃	F3 左右型（消化器官型）	重心向右旋转	F5 回旋型（泌尿器官型）
重心向后摇晃	F2 前后型（头脑型）	重心向右摇晃	F4 左右型（消化器官型）	重心向左旋转	F6 回旋型（泌尿器官型）

测试二：画个框，原地踏步50次后看双脚的落脚位置在哪儿。

落脚位置	体型	落脚位置	体型	落脚位置	体型
向前移动 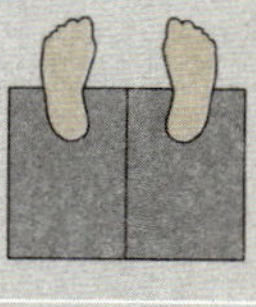	F1 前后型（头脑型）	向左移动 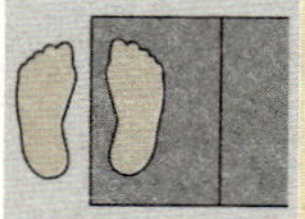	F3 左右型（消化器官型）	向右旋转 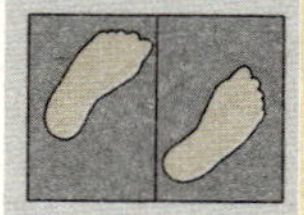	F5 回旋型（泌尿器官型）
向后移动 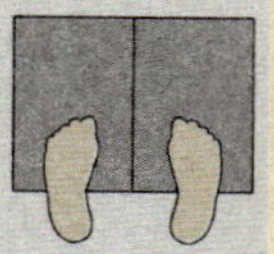	F2 前后型（头脑型）	向右移动 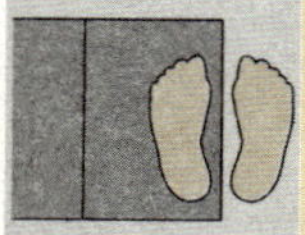	F4 左右型（消化器官型）	向左旋转 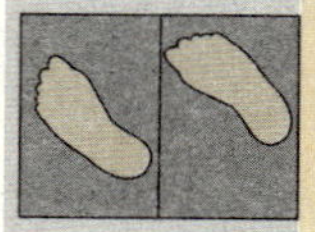	F6 回旋型（泌尿器官型）

测试三：可以检查一下自己鞋底容易磨损的位置在哪儿。

磨损位置	体型	磨损位置	体型	磨损位置	体型
鞋尖部分磨损 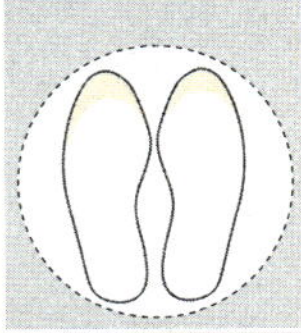	F1 前后型（头脑型）	左外侧部分磨损 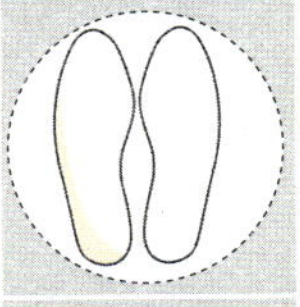	F3 左右型（消化器官型）	左内侧及右鞋跟部磨损 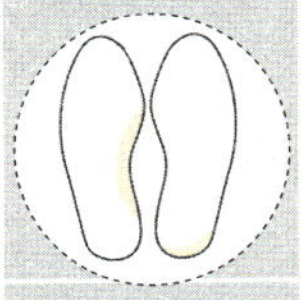	F5 回旋型（泌尿器官型）
鞋跟部分磨损 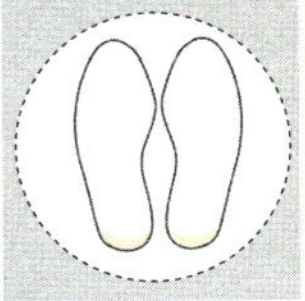	F2 前后型（头脑型）	右外侧部分磨损 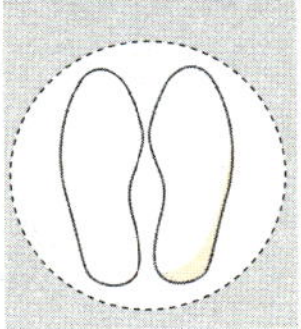	F4 左右型（消化器官型）	右内侧及左鞋跟部磨损 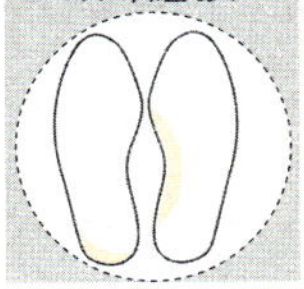	F6 回旋型（泌尿器官型）

测试四：通过骨骼或肌肉的依附形式进行判断。

骨骼或肌肉的依附形式	体型	骨骼或肌肉的依附形式	体型	骨骼或肌肉的依附形式	体型
胸肌较厚	F7 肋骨型（呼吸器官型）	臀部向上翘起	F9 骨盘型（生殖器官型）	上身肌肉坚硬	F11 肌肉型（循环器官型）
胸肌较薄	F8 肋骨型（呼吸器官型）	臀部为倒心型	F10 骨盘型（生殖器官型）	上身肌肉松软	F12 肌肉型（循环器官型）

测试五：从日常姿势进行判断。

日常姿势	体型	日常姿势	体型	日常姿势	体型
将双手合十放在胸前，向右扭转上半身比较轻松	F5 回旋型（泌尿器官型）	呼吸轻松	F7 肋骨型（呼吸器官型）	蹲立时，脚跟紧贴地面，重心较稳	F9 骨盘型（生殖器官型）
将双手合十放在胸前，向左扭转上半身比较轻松	F6 回旋型（泌尿器官型）	呼吸困难	F8 肋骨型（呼吸器官型）	蹲立时，脚跟浮起，重心不稳	F10 骨盘型（生殖器官型）

脊椎异常的12种体型特征

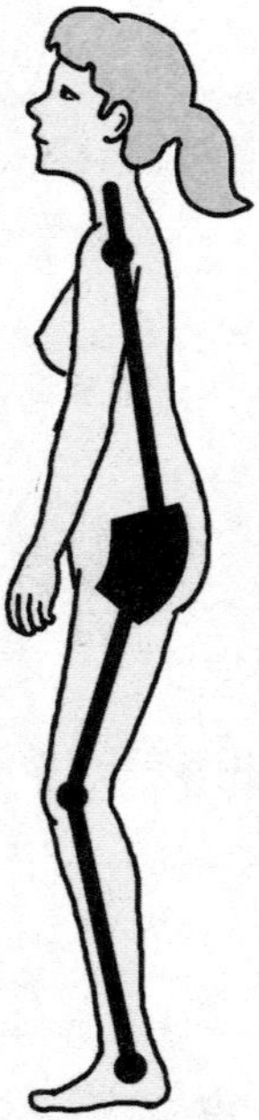

F1 前后型（头脑型）

体型特征

站立时脊椎像杆子一样笔直，站姿一看就很明显地向前倾斜，手和膝盖都朝向前方，头部也轻微上扬，这种体型多以个子高、体型瘦的人为主。

个性特征

这种体型的人大多属于思考型。他们在遇到任何事情的时候都会以理智战胜情感，先用脑子思考，如果是无法接受的决定或意见是绝对不会付诸行动的，而且在饮食上也是如此。无论眼前的菜色看起来如何诱人，理智都会战胜自己的欲望，坚决以食物是否有营养作为选择的标准，在选购其他物品时亦是如此。

易患疾病

整体而言，F1 体型的人容易有肝脏机能障碍的病症，以及易患胃下垂、胃溃疡、早泄等，除此之外，还要注意血压情况，同时也要预防耳鸣等耳部疾病的出现。

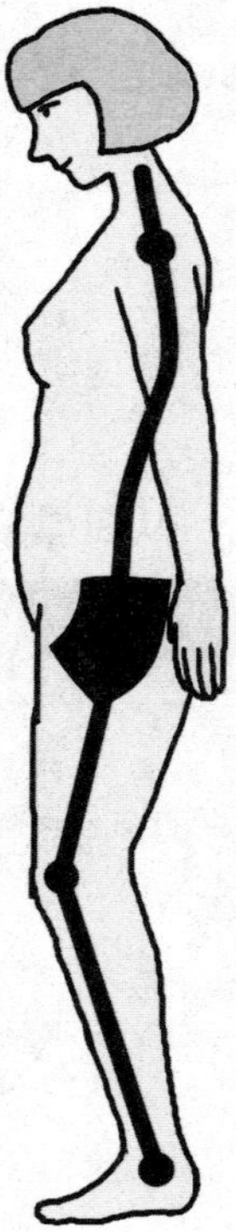

F2 前后型（头脑型）

体型特征

这种体型的人个子高，头部较小，而且会习惯性地低着头，在站立时身体重心在脚后跟，手会向后伸，整个身体看起来圆圆的、长长的，有肥胖的倾向。

个性特征

F2 体型的人在性格上大多属于内向型，遇到事情总是喜欢自己去默默承受，不轻易将自己的情绪和感情流露在外。在不能理解别人话语的含义时，会在心里反复咀嚼，直到弄明白才肯罢休，这也显示出他们的好胜心很强。这种人通常会有赖床的习惯，经常在起床后又躺回去，当感到脑子疲倦时，会无意识地不断地踢脚。

易患疾病

这是一个容易患耳鸣的体型，糖尿病和肾脏病也是常见病症。另外，因为此体型的人容易感到脑子疲倦，所以对脑血管病变要多加注意，对心脏病、高血压等血液循环病也要多注意预防。

F3 左右型（消化器官型）▶

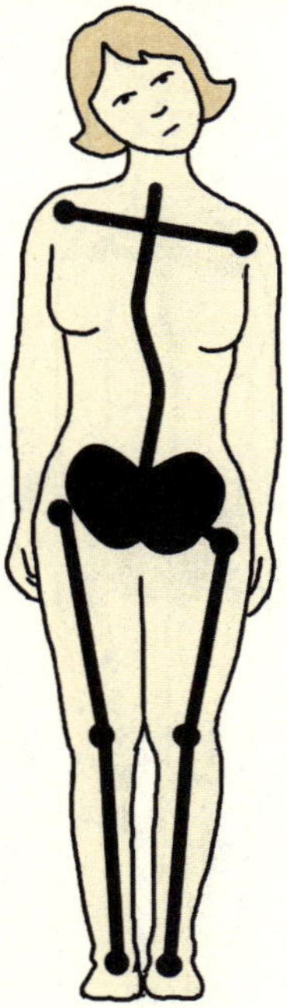

体型特征

这种体型的人在站立时，上背部向上隆起，全身的重心偏向左脚，这就导致左脚关节变大，长久之后致使腰部也左边低、右边高，而且他们心窝附近的肌肉通常都比较发达。

个性特征

F3 体型的人天生乐观好动，对任何事情都抱有积极的兴趣和快速的行动力，但有一点就是，饱饿状态对情绪影响很大，一旦在其感到饥饿时，就会瞬间失去活力，情绪相对低落。他们胃肠蠕动比较频繁，在选择食物时，份量多少是他们的首选，远远大于对味道及营养的要求。另外他们也容易感到疲累，爱打瞌睡。

易患疾病

心肌肥大等心脏病、肾脏病和糖尿病是这类体型人群中最常见的病症，患花粉症和过敏症的人比较多，此外尤其要注意预防精神病变的症状出现。

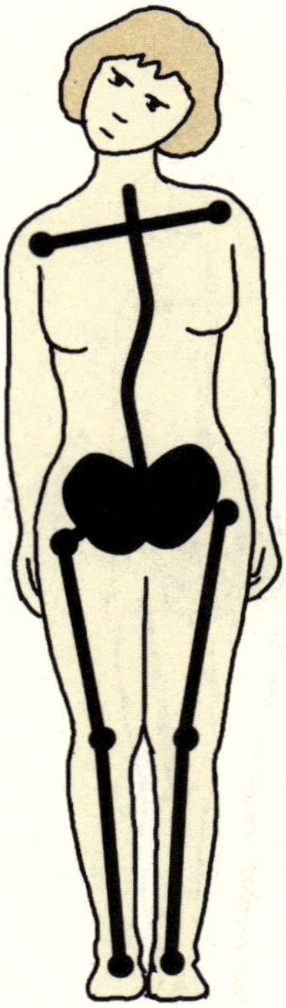

◀ F4 左右型（消化器官型）

体型特征

这种体型的人在站立时，背部中间的肌肉隆起，整个身体的重心在右脚，所以就导致右脚的关节比较大，时间一长，就会使头部向左歪斜，右肩向右倾斜下垂，而腰部也因此左高右低，而且他们心脏附近的肌肉都比较坚硬。

个性特征

F4 体型的人在整体上是情绪先于理智，无论遇到什么事情，他的情绪会首先表现出来，如生气、高兴、悲伤等，周围的人很快能感受到其情绪的变化。而且其情绪的变化会直接影响到饮食，通常情况下他们在选择食物时，质比量更重要，但如果情绪不佳，身心不协调，就会立刻没有食欲。这种体型的人十分重视褒奖、荣誉等，在他们看来这些远远胜于利害得失，并且他们在没有充足的信赖感时，很难去付诸行动。

易患疾病

这一体型的人通常肝脏不好，一定要减少饮酒。除此之外，容易患上胃下垂、胃酸过多等胃肠方面的疾病，另外胆囊炎也要多加注意。

脊椎异常的12种体型特征

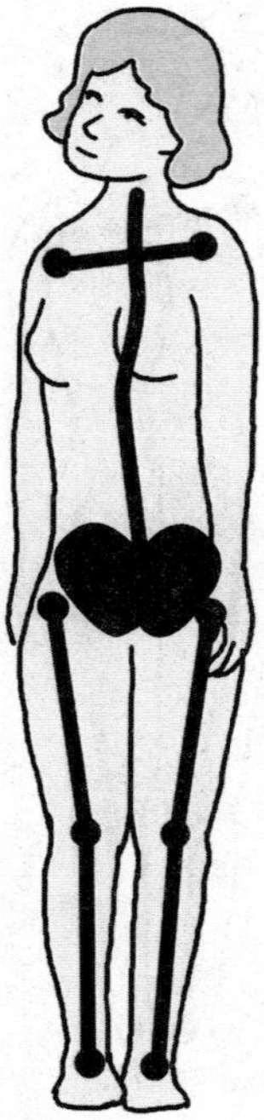

F5 回旋型（泌尿器官型）

体型特征

这种体型的人一般体长脚短，上半身比较发达。在站立时，通常表现为左肩向前倾，上半身向右后侧倾斜，而身体的重心放在左脚大拇趾和右脚跟上。

个性特征

F5 体型的人最大的性格特征就是好强不认输。他们对胜负看得极为重要，凡事喜欢争斗，所以一旦失败会很难转换心情以及不会轻易改变思考的方式，但他们具有很强的行动力，遇事会积极地进行回应，但要注意避免因冲动而使事情失去控制。在饮食上，此体型的人喜欢吃甜食。

易患疾病

肾脏病、膀胱炎等泌尿系统的疾病是这一体型的人最容易患的疾病，另外对心脏病、高血压、胃部扩张等疾病也要特别小心防范，并且此体型的人在生病时会伴随着高烧的现象。睡觉打鼾也是此体型人的普遍现象。

F6 回旋型（泌尿器官型）

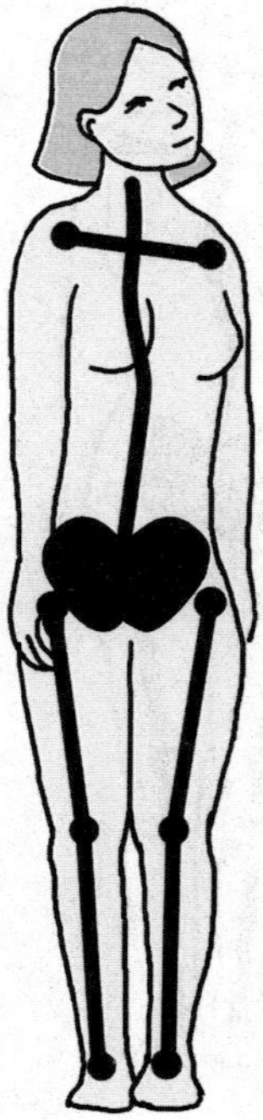

体型特征

这种体型的人在站立的时候，重心放在右脚大拇趾和左脚跟上，同时上半身向左后方偏斜，下巴也有向左歪斜的倾向，而右肩则往前倾。

个性特征

F6 体型的人最典型的一个特征就是喜欢追求平衡，在生活中的任何场合都会尽量维持良好的人际关系，不喜欢与人冲突，他们也喜欢只表现自己坚强的一面，即使内心觉得恐慌，外表看起来仍然很强悍。但这种体型的人虚荣心比较强，而且缺乏果断力，遇事会犹豫不决，难以下决定。

易患疾病

这一体型的人在体质上容易晕车和出现浮肿，在疲倦、紧张、吃得过饱时，脸部和双脚就会立刻出现浮肿，他们也容易遇到发热发冷等更年期症状。另外，心脏病、肾脏病、膀胱炎等都是此体型人的多发病。

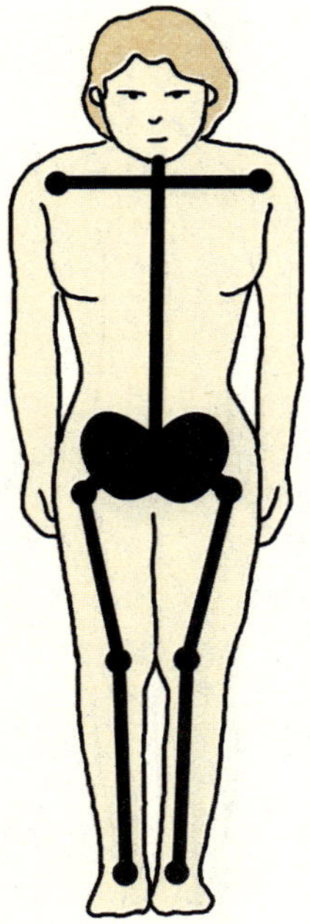

F7 肋骨型（呼吸器官型）

体型特征

这种体型的人在站立的时候，重心放在双脚上，并且会通过肩部的移动随时调节重心，头后部会向下缩，脖子顺势向前倾，下巴也向前凸出，并且他们的颈部肥而短。另外此类人胸肌较厚，整个身体像运动员似的呈现倒三角形。

个性特征

F7 体型的人认真负责，他们做事一丝不苟，对工作有着高度的热情，而且不喜欢借助他人，如果事情不是自己来完成的就不放心；他们具有顽强的生命力，行动力强，精神饱满，注意力集中，一忙起来经常会忽略自己的身体状况，在周围人看来，他们总是行色匆匆，永远那么忙碌。

易患疾病

这种体型的人一般不会感冒，可一旦感冒就不会轻易治愈。气喘等呼吸器官的疾病和肝脏病都是这类人的多发病。如果小孩是这种体型，就容易患夜尿症。

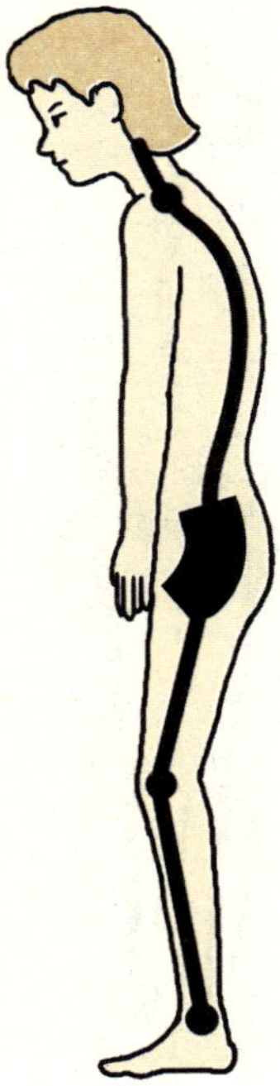

F8 肋骨型（呼吸器官型）

体型特征

这种体型的人在站立时，弯腰驼背，重心放在双腿膝盖和双脚的内侧上，双肩向前倾斜，也就是通常所说的“猫背型”，他们之中有些人肩宽但单薄，姿势会显得很僵硬。

个性特征

F8 体型的大多数人都有洁癖，做事也是一丝不苟，讲究细节，斤斤计较，但他们大都个性软弱，也喜欢在人前吹嘘，有浮夸倾向。在饮食上，他们有严重的偏食现象。

易患疾病

这种体型的人通常下半身的血液循环不是很顺畅，致使下半身容易感到冰冷，而且此类人身体一旦出现异常，很快就反应在呼吸器官上。例如天气突然变冷、饥饿过度就会引发感冒，且感冒不易治愈，而在身体感到疲倦时，就会觉得呼吸困难、不畅。除上述这些之外，也要多加预防更年期障碍、神经衰弱等疾病。

脊椎异常的12种体型特征

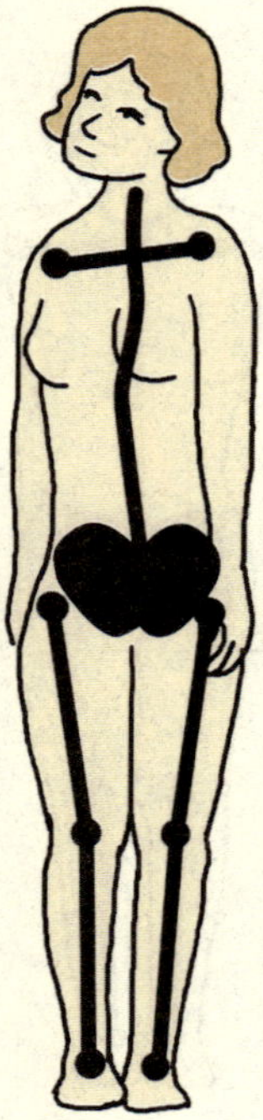

F9 骨盘型（生殖器官型）

体型特征

女性这种体型的人比较多，她们通常在站立时臀部圆而翘起，有弹性，重心在双脚的拇趾侧，虽然看起来个子不高，小小的，但手脚关节都很结实。

个性特征

F9 体型的人大多都是典型的活动家，有极强的行动力和活力。女性基本都是贤妻良母，心思细腻，无微不至地关怀家人，并且生育能力强，有长寿倾向，不会因为年老而失去美貌。因为体质的原因，她们即使吃得再多，也不会发胖。除此之外，她们还有较强的反击能力，能用对方说过的话反击对方。

易患疾病

生殖器官的疾病是这类人最常见的疾病，另外还有肺结核等肺部疾病和喉咙方面的疾病。如果小孩是这种体型，就容易患夜尿症。

F10 骨盘型（生殖器官型）

体型特征

这种体型的人在站立时，身体重心放在左脚的外侧上，腹部较大，但臀部扁平，整个身体呈袋状。虽然手脚看起来很小，但手部和脚部的关节都比较大。

个性特征

F10 体型的人喜欢为他人服务，其内心的母性本能异常强烈，面对自己喜欢的人可以义无反顾地为其付出。他们性格开朗但不会过于好动，精力充沛且不会受身体状况影响。在体质上他们通常是年轻时身材消瘦，年老则会发胖。另外，此类型的人大都有迷信的思想。

易患疾病

生殖器官、膀胱、肛门等下半身疾病是这种体型人的多发病，心脏病和高血压也是值得这类人高度注意和预防的。

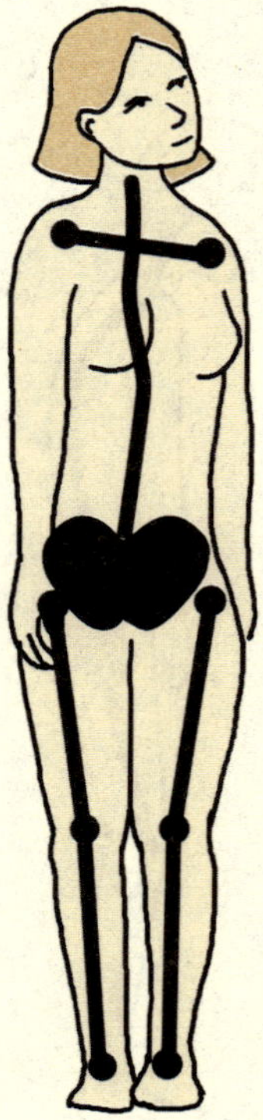

F11 肌肉型（循环器官型）

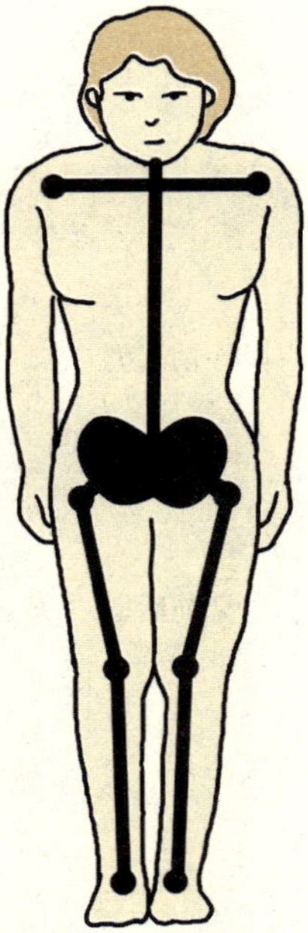

体型特征

这种体型的人在站立时，身体重心放在双腿膝盖上，由于髂骨提高的缘故，他们大腿内侧的肌肉与骨骼分开，并且消瘦。另外因为肌肉缺乏蛋白质，就显得坚硬没有弹性，整个人看起来骨骼凸出，显现年老态势。

个性特征

F11 体型的人最典型的就是顽固不化，不喜欢听从别人的意见，不是自己主动想做的事就坚决不会去做，同时他们也是典型的批评家，通常不会认同他人的行为，喜欢批评、批判别人。再者因为他们的运动器官不是那么发达，所以行动、动作不灵敏，显得笨拙。

易患疾病

心脏病和气喘是这一体型人最常见的疾病。

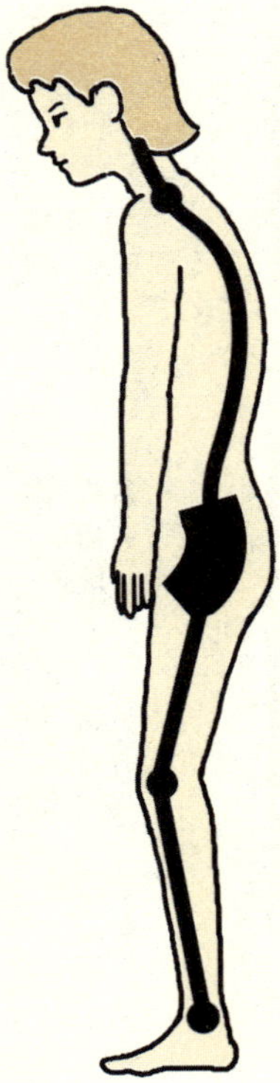

F12 肌肉型（循环器官型）

体型特征

这种体型的人在站立时，由于髂骨比较低的原因，身体重心放在双脚上，全身的肌肉柔软不结实，没有弹性，而且头部比较大，头皮柔软。

个性特征

F12 体型的人性格较为复杂。他们喜欢刺激，喜欢那种被人训斥时莫名产生的快感；他们缺乏独立性和自主性，习惯在别人的指挥、安排、建议或提示下采取行动，性格往往较内向，缺乏主动性，自我意识不强，习惯依附于他人或团体；他们虽然喜欢动脑筋，也经常思考，但凡事却消极对待，不积极主动，而且在面对诱惑的时候，虽然理智上明确知道不行，却依然无法控制，无法自拔地投入进去。

易患疾病

这种体型的人并没有什么主要针对的易患疾病，但是要格外注意不要感冒，一旦感冒就很难治愈，并会引发其他一系列病症，另外，此种体型人有突患重病的危险，所以平时要注意预防。

12种体型对应一览表

体型	重心	容易歪斜的脊椎	体型特征	易患疾病
F1 前后型 （头脑型）	脚尖	颈椎 4 号 胸椎 5 号 腰椎 1 号 骶骨 4 号	站立时手臂和膝盖都往前伸，头部微微上抬，脊椎笔直	胃下垂、胃溃疡、耳部疾病、高血压、早泄
F2 前后型 （头脑型）	脚跟	胸椎 1 号 胸椎 9 号 腰椎 5 号	个子高，身体胖，站立时手向后伸，头下低	高血压、心脏病、糖尿病、肾脏病、脑血管障碍
F3 左右型 （消化器官型）	左脚	颈椎 1 号 胸椎 2 号 胸椎 10 号 骶骨 1 号	站立时左肩向下倾斜，头偏向右侧，上背部隆起，心窝附近的肌肉发达	心脏病、糖尿病、肾脏病、精神病、过敏症
F4 左右型 （消化器官型）	右脚	颈椎 5 号 胸椎 6 号 腰椎 2 号 骶骨 5 号	站立时右肩向下倾斜，头偏向左侧，背部中间隆起，心窝附近的肌肉坚硬	肝病、胆囊炎、胃下垂、胃酸过多
F5 回旋型 （泌尿器官型）	右脚脚跟及左脚大拇趾	颈椎 2 号 胸椎 3 号 胸椎 11 号 骶骨 2 号	站立时上半身往右倾斜，左肩向前凸出，体长腿短	心脏病、高血压、肾脏病、膀胱炎、胃胀
F6 回旋型 （泌尿器官型）	左脚脚跟及右脚大拇趾	颈椎 6 号 胸椎 7 号 腰椎 3 号 尾骨	站立时上半身往左倾斜，右肩向前凸出，下巴向左侧倾斜	心脏病、膀胱炎、肾脏病、水肿、更年期障碍

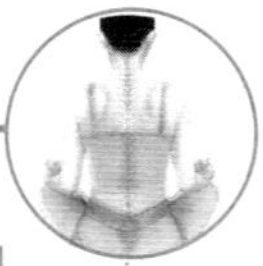

体型	重心	容易歪斜的脊椎	体型特征	易患疾病
F7 肋骨型（呼吸器官型）	双脚	胸椎1号 胸椎9号 腰椎5号	站立时后脑勺朝下，脖子粗短并向前倾，下巴前凸，而且胸肌较厚，整个身体呈倒三角形	肝病、尿床、气喘、长期感冒
F8 肋骨型（呼吸器官型）	双腿膝盖，双脚内侧	颈椎4号 胸椎5号 腰椎1号 骶骨4号	站立时两肩向前倾斜，肩宽而薄，或者背部隆起呈猫背状，站姿僵硬不协调	神经衰弱、感冒、气喘、消化不良、更年期障碍、手脚冰冷
F9 骨盘型（生殖器官型）	两脚大拇趾部位	颈椎7号 胸椎8号 腰椎4号	站立时臀部圆而翘起，有弹性，手脚关节都紧扣，姿势像个孩子	喉咙痛、生殖器官疾病、肺结核等肺部疾病
F10 骨盘型（生殖器官型）	脚外侧	颈椎3号 胸椎4号 胸椎12号 骶骨3号	站立时身体呈袋状，腹部大，臀部平坦，手脚关节大，但手脚很小	心脏病、高血压、膀胱炎、生殖器官疾病
F11 肌肉型（循环器官型）	膝盖	颈椎2号 胸椎3号 胸椎11号 骶骨2号	身体骨架大，肌肉僵硬，髂骨高，大腿内侧的肌肉和骨头分离十分明显，年龄显得较大	心脏病、气喘
F12 肌肉型（循环器官型）	脚后跟	颈椎6号 胸椎7号 腰椎3号 骶骨	头大但头皮柔软，全身肌肉柔软无弹性，髂骨低	容易突然患上重病，没有特定的疾病

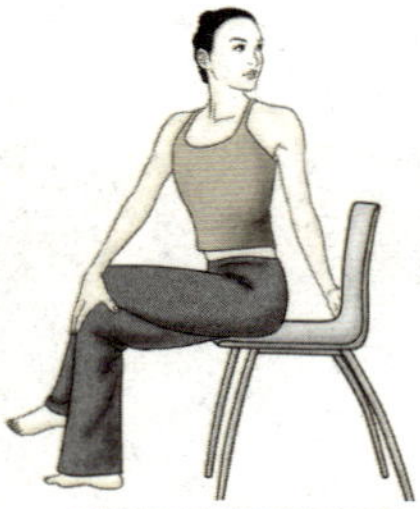

第一章

DIYIZHANG

了解我们的脊椎

每一个人都拥有生命，但并非每一个人都懂得生命，乃至于珍惜生命。保护好我们的身体，才能更充分地感受生活，享受生命的多彩！

脊椎——人体的中轴，作为人类躯体的主要支架，是我们身体的第二生命线。一个健康的脊椎，不仅可以使我们看上去更加挺拔，更能使我们免除腰酸背痛的苦恼，以健康强健的体魄去体验生活的美好！

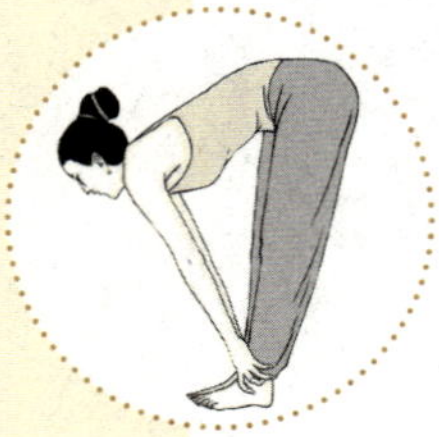

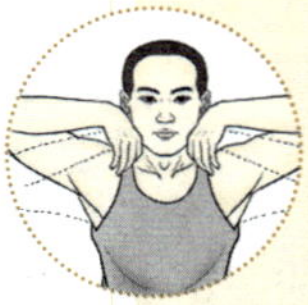
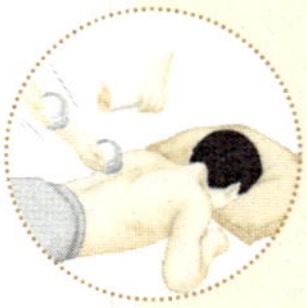

本章看点

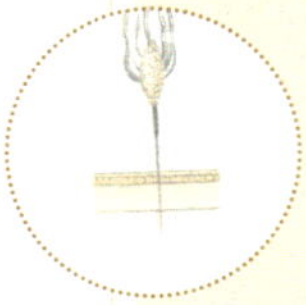
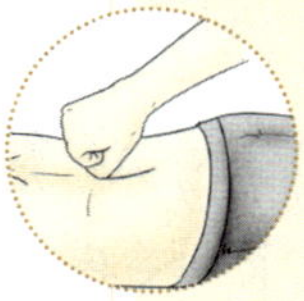

- 什么是整脊保健治疗
- 脊椎的生理结构
- 脊椎的生理功能
- 脊椎与脏腑的关系
- 脊椎与经络的关系
- 脊椎疾病自我诊断法

001 什么是整脊保健治疗

从很久以前，中国的医师就认识到了脊椎的重要性。在中医脏象学说中，有“有诸内，必形诸外”的说法，指出了脏腑藏于体内，其活动必定会通过外表的征候表现出来，如果脏腑发生病变，那么这些变化可以通过经络达于体表，正如《医学源流论》所说：“脏腑有病，则现于肢节；肢节有病，而反现于脏腑。”而在脏腑中，背部属阳，为胸中之府，与心、肺、脾、胃、肝、胆等器官相连，脏腑的病变会通过经络传到背脊，背脊的病变也可以影响经络，即所谓的“五脏之系，咸附于背”。

中国整脊可以说是骨科的分支，但绝对不是推拿科的分支。现代中国整脊是祖国医学的一个专科。它是运用中医原创思维研究脊柱系统的解剖、生理和运动力学，用以手法为主的中医技术整体调整脊柱骨关节，恢复或改善其力学平衡以防治脊柱劳损伤病的学科。它以理筋、调曲、练功为三大治疗原则，用整脊手法、针灸、内外用药和功能锻炼四大疗法治疗脊柱劳损伤病。整脊的“整”包含两个含义：一是中医原创思维的整体观念；二是调整。

整脊保健体现了中医“治未病”的思想，适用原则比较广泛，其主要通过手法、导引、牵引以及药熨、药浴、拔罐等技术作用于脊柱及脊柱相关组织，使脊柱保持健康，进而促使机体的整体机能从病态、亚健康状态向健康状态发展，达到预防疾病和养生保健目的的一种方法，起到疏通经络、行气活血、理经整复、调整脊柱、调节脏腑、调和阴阳，最终使人达到阴阳平衡的健康状态。简单地说，就是调整脊骨的歪斜，提高自然治疗力。

关于整脊保健，有两方面的起源：一是源于日常的生活，二是源于古时的推拿导引。在长期的生活实践中，人们总结出了“站如松，坐如钟，卧如弓，行如风”的日常规范，对整脊保健来说，这些日常规范对人们的脊椎健康是最自然也是最简单有效的方法。另外，我国的中医学博大精深，源远流长，在唐代以前，导引、按摩、按跷就常被相提并论。

人们的工作和生活的节奏越来越快，处于“亚健康”状态的人逐年增多，严重危害了人们的身心健康。只要是人类，背脊或多或少都有不正常的弯曲，如果把这种不正常的弯曲加以矫正，那么各个部位的关节就会伸长，从而使你的高度增加。另外，脊柱的保护，更会对我们的身心健康产生积极的作用。所以，越来越多的人认识到了保护脊柱的重要性。

整脊保健治疗方法

在整脊保健的发展过程中，产生了几种比较常用的技术治疗方法，我们把这几种技术罗列如下，以便于我们对整脊保健有一个更加直观的认识。

推拿法

推拿法必须在各关节生理功能许可的范围内进行，不可用力过猛。适用于颈、项、肩、腰及四肢关节，具有润滑关节、松解粘连、解除痉挛、整复错位等作用。

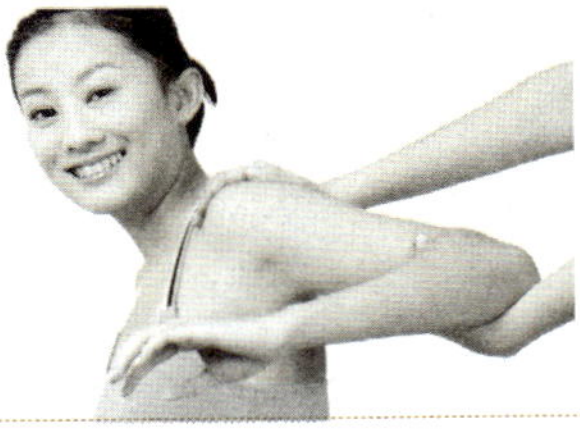

拔罐法

拔罐疗法是通过对皮肤表面的吸拔作用，对人体各部分产生一定的刺激作用，从而改善人体的新陈代谢和免疫能力，达到治疗的目的。

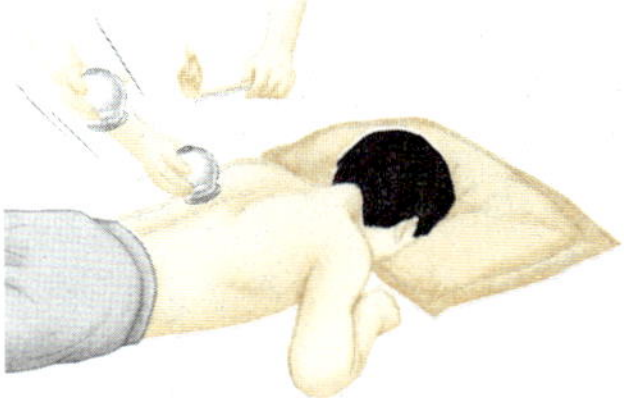

艾灸法

艾灸是一种使用燃烧后的艾条悬灸人体穴位的中医疗法，其中包括局部刺激、经络穴位、药物诸因素。它们相互影响，相互补充，共同发挥作用。

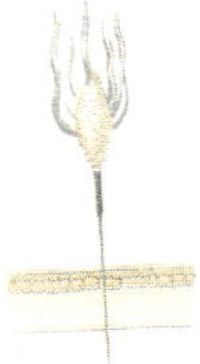

刮痧法

刮痧通过良性刺激，使营卫之气得到充分发挥，经络穴位处充血，局部微循环得到改善，从而达到舒筋活络、驱风散寒、活血化淤、消肿止痛、增强抗病能力和免疫机能的作用。

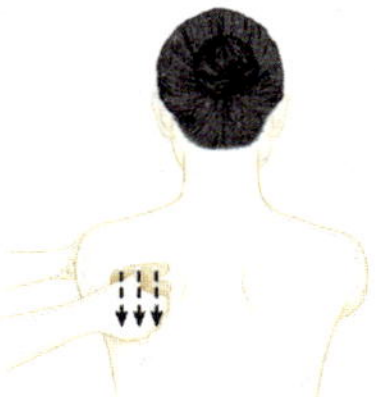

牵引法

牵引疗法是一种基于被动运动的治疗方法，在现在医疗中已经被广泛应用于脊椎病的治疗，临床证明这种方法具有明显疗效。

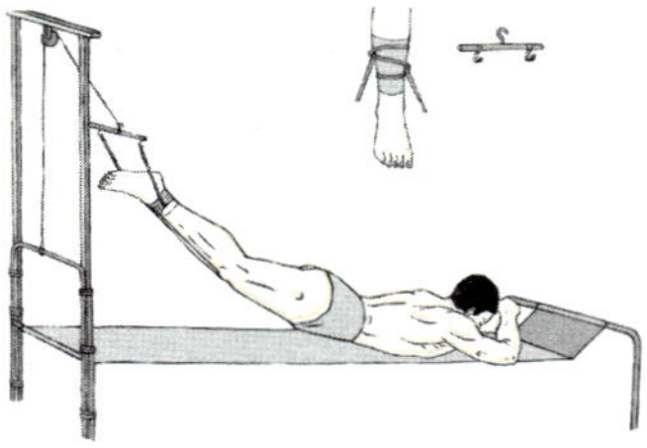

中药疗法

中药治疗是中国几千年来的传统方法，既有中医药的治疗方法，也有药膳的饮食疗法，可以在从根源处入手的基础上，利用药膳进行调节，共同达到防治疾病的目的。

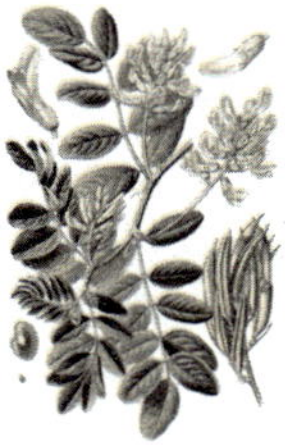

002 脊椎的生理结构

脊椎也被称为脊柱、脊梁骨，是由形态特殊的椎骨和椎间盘连接而成，位于背部正中，上连颅骨，中部与肋骨相连，下端和髋骨组成骨盆。

● 脊椎的构造

我们的脊椎自上而下分为颈椎、胸椎、腰椎以及骶骨、尾骨五个部分。其中有 7 块颈椎、12 块胸椎、5 块腰椎、1 块骶骨和 1 块尾骨，共 26 块脊椎骨，其中骶骨又分为 5 块，尾骨分为 4 块，所以正常脊椎由 33 块组成。

在脊椎的颈、胸、腰、骶和尾五个部分中，它的上部较长，可以活动，而它的下部较短，也比较固定。这样一来，我们身体的重量和所受的震荡就可以由此传达到下肢部位。构成脊椎连接的脊椎骨和椎间盘，既柔软又能活动，在脊椎骨周围有韧带联系，可以随着身体的运动发生形状的改变。

● 椎骨的组成

椎骨主要包括椎体、椎弓以及与椎弓相连接的突起三部分，另外，还包括相关肌肉、椎间短韧带以及椎管和脊髓。

椎体主要用来承受椎骨的重量，由颈椎开始向下逐渐增大，呈现出不典型的圆柱状。椎弓短而细，呈弓形，主要连接椎弓根和椎弓板两部分。每一个椎体和椎弓围成的孔称为椎孔。突起是由椎弓上发出的，分有棘突和横突。肌肉主要分布在脊柱背侧，可发动和承受作用于躯干的外力作用。椎弓间韧带处于相邻椎骨的椎弓之间，由弹性结缔组织构成，有很大的弹性，呈黄色，故又称黄韧带。椎管可以连通颅腔和骶管裂孔，除椎间孔外周围均为韧带所封闭。脊髓是中枢神经的一部分，位于脊椎骨组成的椎管内，呈长圆椎状，全长 41 ～ 45 厘米。

作为人体躯干的中轴支柱，这 26 块椎骨共同支撑着人体，担负着人体的屈、伸、弯、旋转等活动，任何一块椎骨出现问题，都会引发相应病症的出现。

脊椎的生理结构

从脊椎不同部位的构造图中我们可以更直观地认识和了解我们身体的脊椎构成。

脊椎的构造

脊椎由 26 块脊椎骨合成，自上而下共分为颈椎、胸椎、腰椎以及骶骨、尾骨五个部分。

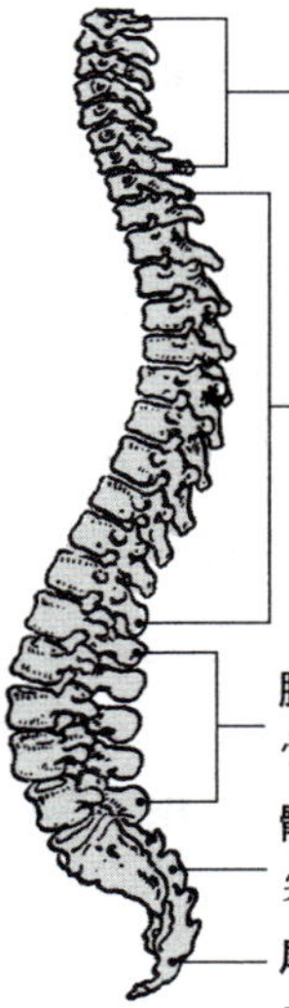

椎骨间的连接

脊椎能够弯曲活动，是因为有以下这些连接组织的存在。

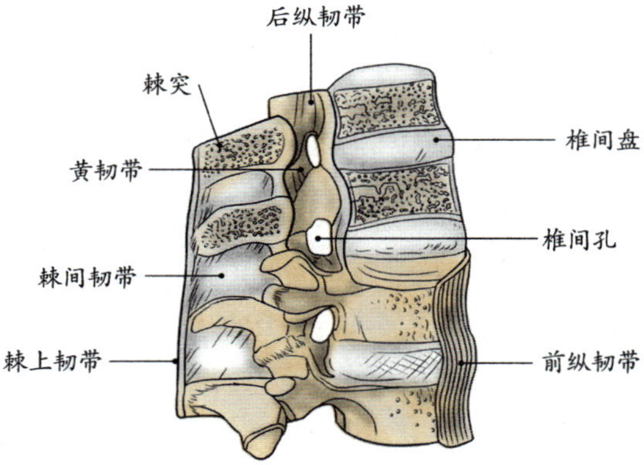

椎骨的组成

虽然我们的脊椎各部椎骨形态各异，但基本是由椎体、椎弓、突起三部分组成的。我们以腰椎椎骨为例来看一看椎骨的构成。

上面观

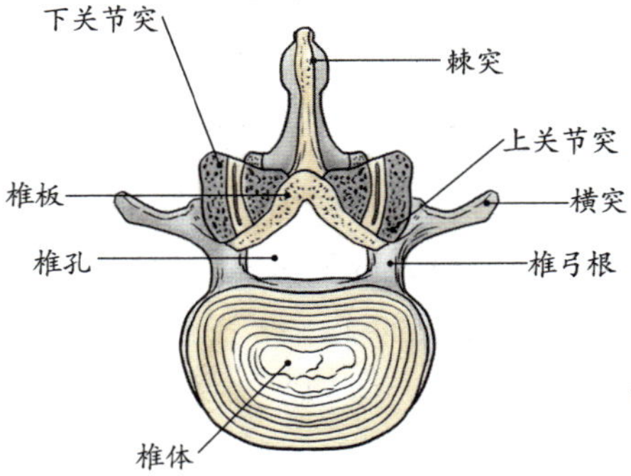

侧面观

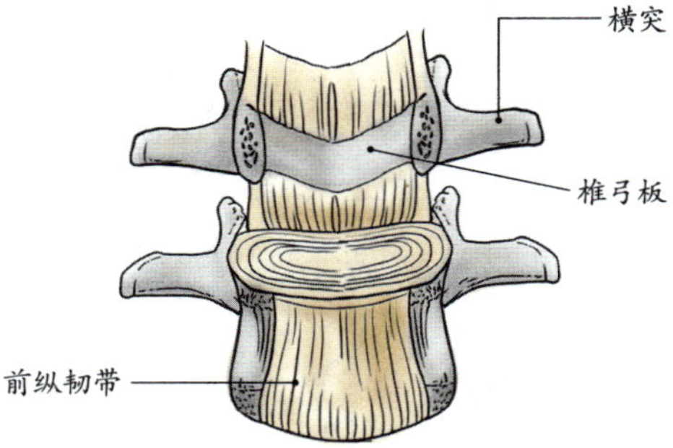

003 脊椎的生理功能

脊椎是人体的中轴，支撑了我们的身体结构，如果说我们的身体是一所房子的话，那么脊椎就扮演着房梁的重要角色，具有负重支撑、藏精纳髓、减震保护以及运动等功能。

负重支撑

清代医学家钱秀昌说："脊骨外小而内巨，人之所以能负任者是以骨之巨也。"也就是说，脊椎不仅承载着我们身体的重量，而且我们日常生活和工作中的种种要求都需要有赖于脊椎的灵活运动来完成。上下肢的任何一个动作都需要通过脊柱来调节，以保持身体的平衡，所以脊椎中任何一个组织器官的器质性改变，或附近脏器的疾病都是引起脊椎病的原因。

藏精纳髓

中医认为肾主骨，髓藏于骨中，髓包括骨髓和脑髓，骨通过对人体精髓的调控来影响人的生命活动。中医理论著作《难经》也阐述了脊柱、脊髓与大脑通过督脉相互连属。中医学中有骨髓空虚、脑髓不充等病因病机，由此引发的不仅是一些下肢软弱无力、头晕耳鸣、记忆力减退等病症，更为重要的是人体生理发育迟缓或者早衰也都与骨髓有关。

减震保护

脊柱可以进行一定程度上的弯曲，所以可增加缓冲震荡的能力，加强姿势的稳定性。另外，因为椎间盘可吸收震荡，在我们进行剧烈运动或跳跃的时候，可防止颅骨、大脑受损伤。脊柱与肋、胸骨和髋骨分别组成胸廓和骨盆，也可保护胸腔和盆腔脏器。所以，汪晸在《寿人经》中说："五脏皆系与脊，骨节灵通，均获裨益。"

运动功能

古代医家及导引学家认为，脊柱是人体运动的枢纽，脊柱一动全身皆动。其运动方式包括了屈伸、侧屈、旋转和环转等。脊柱各段的运动度各不相同，这与椎间盘的厚度、椎间关节的方向等因素有关。一旦脊椎失去其运动功能，就意味着人们失去了行动的可能。由此可见，我们应随时保护我们的脊椎，保证"房梁"的坚固性。

脊椎引发的疾病

我们综合了国内外众多医生对脊椎病的解读，汇集了脊椎骨错位及相关神经、血管受到压迫后所产生的一系列病症，鉴于篇幅有限，我们只从中选取了具有代表性的疾病，以便您可以及时预防，拥有健康脊椎。

椎骨	针对病症
颈椎 1 号	肥胖、眩晕、癫痫、面部神经麻痹、呼吸困难、糖尿病、花粉症、过敏、心肌肥大等。
颈椎 2 号	发烧、心脏病、高血压、泌尿系统疾病、面部血液循环障碍、胃部扩张等。
颈椎 3 号	鼻塞、胃弱、胃下垂、眼睛疲劳、假性近视、高血压、膀胱炎、生殖系统疾病等。
颈椎 4 号	打嗝、歪嘴、中耳炎、下半身冰冷、神经衰弱、更年期障碍、胃溃疡、胃下垂等。
颈椎 5 号	肝病、麻疹、甲状腺机能亢进、胃酸过多、胆囊炎、胃下垂等。
颈椎 6 号	咳嗽、呼吸困难、手麻痹、声音沙哑、手神经痛、发冷发热、膀胱炎、肾脏疾病、晕车、浮肿等。
颈椎 7 号	动脉硬化、心脏病、流鼻血、肺结核、小儿夜尿症、咽喉炎、生殖器官疾病等。
胸椎 1 号	高血压、便秘、支气管炎、脑中风、感冒、耳鸣、糖尿病、肾脏病、呼吸器官疾病等。
胸椎 2 号	扁桃体炎、痉挛、骨折、肺炎、抽筋、感冒、心肌肥大、花粉症、过敏症、糖尿病、精神病变等。
胸椎 3 号	心脏病、腹膜炎、母乳分泌不佳、气喘、高血压、胃部扩张、膀胱炎、泌尿系统疾病、打鼾等。
胸椎 4 号	过敏症、胆结石、肝病、脱水症、高血压、心脏病、生殖系统疾病、下半身疾病等。
胸椎 5 号	感冒、低血压、更年期障碍、胃溃疡、十二指肠溃疡、头部受伤后遗症、耳鸣等耳部疾病、肝脏机能障碍等。
胸椎 6 号	糖尿病、肝病、胆结石、多汗症、狭心症、胃酸过多、胃下垂等胃肠疾病、胆囊炎等。
胸椎 7 号	盲肠炎、神经衰弱、脚部麻痹、食欲不振、膀胱炎、浮肿、更年期障碍、心脏病等。
胸椎 8 号	贫血、肝脏充血、打冷战、手脚冰冷、歇斯底里性偏头痛、神经衰弱、感冒、下半身疾病等。
胸椎 9 号	头痛、眩晕、失眠、肝病、胆结石、气喘、小儿夜尿症、呼吸系统疾病、脑血管疾病等。
胸椎 10 号	肥胖、胃痛、自律神经失调、糖尿病、肾脏病、心肌肥大、过敏症、花粉症、精神病变等。
胸椎 11 号	气喘、荨麻疹、肾脏病、扭伤、心脏病、膀胱炎、发高烧、高血压、胃部扩张、打鼾等。
胸椎 12 号	子宫内膜异位症、前列腺肥大症、尿毒症、荨麻疹、肾脏病、生殖系统疾病、肛门疾病等。
腰椎 1 号	腰痛、胃溃疡、十二指肠溃疡、胃胀、虚弱、感冒、呼吸困难、神经衰弱、耳鸣等耳部疾病等。
腰椎 2 号	夜尿症、腹膜炎、便秘、腰痛、肾脏病、精力衰退、胃下垂、胃酸过多、胆囊炎等。
腰椎 3 号	扭腰、腰痛、腹泻、浮肿、肾炎、痛风、蛋白尿、晕车、膀胱炎、心脏病、肾脏病等。
腰椎 4 号	头痛、难产、坐骨神经痛、小儿夜尿症、咽喉炎等喉咙系统疾病、肺结核、肺炎、生殖系统疾病等。
腰椎 5 号	膀胱炎、腰痛、下痢、子宫肌瘤、痔疮、小儿夜尿症、气喘等呼吸器官疾病、感冒难愈、肝脏病等。
骶骨 1、2 号	尿频、盗汗、浮肿、生理痛、月经不顺、月经时间长等妇科疾病、青春痘、胃下垂、胆囊炎、气喘等。
骶骨 3、4、5 号	痔疮、早泄、月经过多、耳鸣、胃溃疡、胃下垂、胆囊炎、更年期障碍、膀胱炎、生殖系统疾病等。

004 脊椎与脏腑的关系

在生活中，我们经常会提到五脏六腑，那么五脏六腑到底是指什么呢？在中医理论中，五脏是指心、肝、脾、肺和肾，六腑是指胆、胃、小肠、大肠、膀胱和三焦。五脏主要用来贮藏精气，六腑主要用来消化食物，吸取其精华，排除其糟粕。脊椎既是内脏功能的反应区域，又通过髓的生成与脏腑紧密相连。

脊椎是内脏功能的反映区域

我们说脊椎是内脏功能的反映区域，意思是说，内脏功能的正常有赖于脊椎形态结构和生理功能正常的支持，而且内脏功能失调既可反映于脊椎的相关区域，又能影响脊椎的功能。我们的五脏中，肾、肝是与脊椎关系最为密切的两个脏器，即肾主藏精，主骨生髓；肝主藏血，主筋束骨利节。常做健脊功能练习，可健脊、通督、强腰、壮肾抗衰老，延年益寿。关于脊椎相关疾病的诊断及治疗，早在两千多年前，中医就有了相关的论述，如《灵枢·本脏篇》就提到“视其外应，以知其内脏，则知所病矣”，意思是通过脊柱两侧的俞穴就可以看出五脏六腑的病变。

脊椎通过髓的生成与脏腑紧密相连

《素问·脉要精微论》中提到：“骨者髓之府，不能久立，行则振掉，骨将惫矣”，就是说，骨依靠髓的充养，同时又是髓的贮藏之所，两者相互协同发挥功能。骨髓功能的正常与否依赖于人体先天之精和后天水谷精微的滋养，而先天之精和后天水谷精微都与五脏有关。脊椎作为骨的重要组成部分，容纳精髓，上通脑髓，与人体五脏关系非常密切，其中又与肾的关系是最为密切的。

在我们的五脏六腑中，除了肾和肝以外，其他脏腑之气也均能通过经络输注入脊柱的两旁及背俞穴，以此来维持脊椎的结构和功能。日常生活里，如果我们能够坚持锻炼、运动脊椎，就可以达到脊柱两旁的背俞穴气机充盈，从而促进我们的五脏六腑健康，获得身体的健康。

脏腑和脊椎的关系

人体的背部是人体五脏六腑生理健康状况的反射区，脊椎也能反应出人体诸多部位的状况，下表就是各椎骨所相互对应的部位。

椎骨	相应部位
颈椎 1 号	交感神经系统、中耳脑下垂体、脑、外耳、头皮颈骨
颈椎 2 号	眼、视神经、胸骨、舌头、听觉神经、副鼻窦、前额
颈椎 3 号	面神经、三叉神经、第五脑神经、脸、外耳、颧骨、牙齿
颈椎 4 号	嘴、嘴唇、鼻子
颈椎 5 号	咽喉腺、声带、咽头
颈椎 6 号	扁桃腺、肩、斜方肌
颈椎 7 号	甲状腺、胳膊肘、肩部囊肿
胸椎 1 号	胳膊肘以下胳膊腕、手指、食道、气管
胸椎 2 号	心脏包括瓣膜、冠状动脉
胸椎 3 号	肺、气管、肋膜、胸、胸部、乳部
胸椎 4 号	胆囊、胆总管
胸椎 5 号	肝、神经系统
胸椎 6 号	胃
胸椎 7 号	胰脏、十二指肠
胸椎 8 号	脾脏
胸椎 9 号	胆囊炎、肾上腺
胸椎 10 号	肾脏
胸椎 11 号	肾脏、输尿管
胸椎 12 号	淋巴液循环系统、小肠
腰椎 1 号	大肠、大肠结肠、阴部
腰椎 2 号	盲肠、腹部、大腿部
腰椎 3 号	膝盖、性器官如子宫、膀胱、卵巢、阴囊
腰椎 4 号	前列腺、坐骨神经
腰椎 5 号	小腿、脚踝、脚、足底
骶骨	坐骨
尾椎	直肠、肛门

005 脊椎与经络的关系

我们全身的经络就如同江河大川，川流不息，奔腾无阻。“经”表路径，是直行的主干，深而在里，贯通上下，沟通内外；“络”表网络，是侧行的分支，浅而在表，纵横交错，遍布于我们的全身。

经络的组成

经络包括经脉和络脉，是人体内部运行气血的通道。其中经脉包括十二经脉、奇经八脉及附属于十二经脉的十二经别、十二经筋、十二皮部；络脉包括十五络脉和难以计数的浮络、孙络等。人类之所以能够完成协调一致的生命活动，脊椎功能的正常与否，都与经络息息相关。

与脊椎相关的经络

根据《黄帝内经》中《灵枢·经脉》的记载，直接与脊椎相关的经脉，包括足太阳膀胱经、足少阴肾经、督脉和带脉；通过交汇于大椎，间接与脊椎交汇的经脉包括手阳明大肠经、手太阳小肠经、手少阳三焦经和足少阳胆经；与脊椎相关的经筋包括手阳明之筋、足太阴之筋以及足少阴之筋。另外，脊椎通过气街与内脏形成更为直接的通路。气街就是指经气纵横汇通的共同道路，有头、胸、腹、胫四气街。其中在督脉的 28 个穴位中，14 个穴位都在脊椎附近，因此许多治疗内脏疾病的疗法都常规地在背部进行，这是脊椎治疗的依据之一。

经络阴阳与脊椎

中医很讲究阴阳，经络也同样如此。在中医上将经络中内属于脏的，跟脏直接相连、关系最紧密的经称为阴经；将内属于腑的，跟腑直接相连、关系最紧密的经称为阳经。我们都知道，阴阳两方是相互依赖的，二者又相互转化。阳是代表着那些积极向上的、明亮光彩的事物，而阴则代表着黑暗向下的、虚弱衰退的事物。我们总会向往着阳光的一面，希望自己可以拥有健康的身体，活跃的思维，乐观积极的生活态度，那么，如果懂得了经络阴阳与脊椎的关系，你也就可以做到养足阴、沐浴阳了。

脊椎与经络

人体的十二经络与相应的背俞穴有感传联系，背俞穴与相应的脊椎相邻近，对相应的椎节也有明显的影响。让我们来看一下椎节、背俞穴和十二经络的分布关系。

背面图

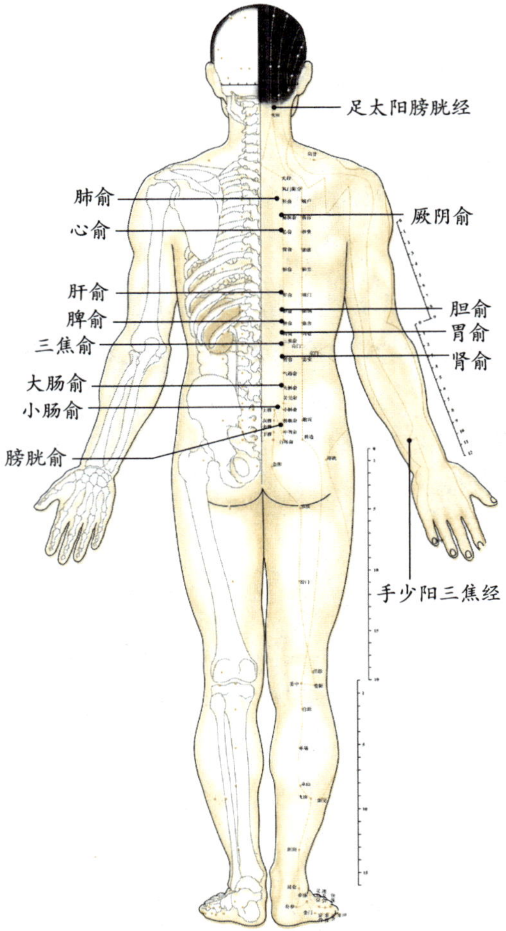

正面图

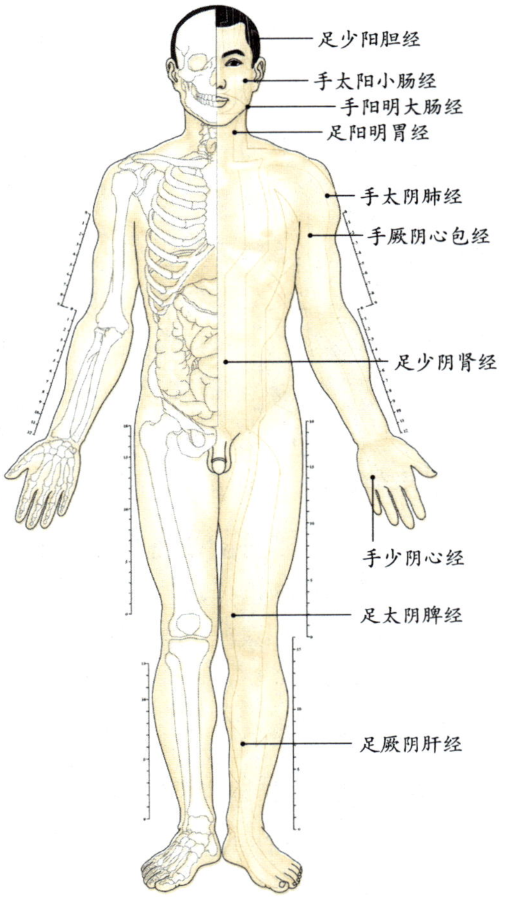

背俞穴与十二经络对应关系

肺俞——肺经	肾俞——肾经	脾俞——脾经
心俞——心经	小肠俞——小肠经	三焦俞——三焦经
胆俞——胆经	厥阴俞——心包经	大肠俞——大肠经
胃俞——胃经	肝俞——肝经	膀胱俞——膀胱经

006 脊椎疾病自我诊断法

脊椎病在我们的生活中变得越来越普遍，可忙碌的工作中又让我们没有足够的时间及时去医院检查，所以在这里，我们介绍几种方便的方法，你自己就可以检测一下脊椎是否有病变。

方法一：不良姿势的使用

你可以自己检测一下是否具有以下不良习惯：面对电脑工作过久、歪头写字、枕头过高、弯腰驼背、跷二郎腿、喜欢将头靠在床栏上看小说、偏睡一侧等，这些习惯都很容易损伤脊椎，进而引起椎间盘突出、背痛、腰痛、关节痛等症状。

方法二：俞穴检测法

因为脏腑之气直接输注于各自相应的背俞穴，所以当脏腑发生病理变化时，就会影响到俞穴，产生压痛等反应。基于此点，中医学中提出了“以痛为俞”的说法，即通过按压痛点来诊断和治疗脏腑的疾病。一般来说，俞穴的痛点处会出现皮肤隆起、凹陷、色泽改变等状况，按压时则会有明显的压痛感，可触及圆形结节、扁平结节、梭形结节、椭圆形结节等硬块。

方法三：直腿抬高检测法

测试者躺在床上，双手自然垂放在身体两侧，然后腿伸直向上抬，膝盖不能弯曲。另一个人记录测试者的抬高角度，即下肢与床面的角度，正常人直腿抬高的角度范围在80° ~ 90° 。如果抬高不到60° ，同时腿后侧出现放射性疼痛，则记为阳性。阳性率达到95%以上，就很可能患有腰椎间盘突出症。

方法四：指压检测法

我们可以利用指压法找出背部的病变，屈起拇指，用指节点在脊椎的两侧轻轻按压，找出疼痛的部位，并予以诊断。这是基于背部发生病变后，周围的肌肉为了保护病变的部位就会变硬；当我们加以按压时，就会检测到背部的异常情况，进而诊断内脏器官的健康情况。

自我检测法

下面的这些方法中，我们可以轻松方便地学习到检测自己是否患有脊椎病的方法，在日常生活中也很实用。

不良姿势检视

通过对自己日常习惯的检视，看是否存在一些导致脊椎病变的不良习惯。如图中所示的洗漱姿势，两腿膝盖挺直，只将上半身向前弯曲，对腰部造成的压力是平时我们直立站着时的 1.5 倍。

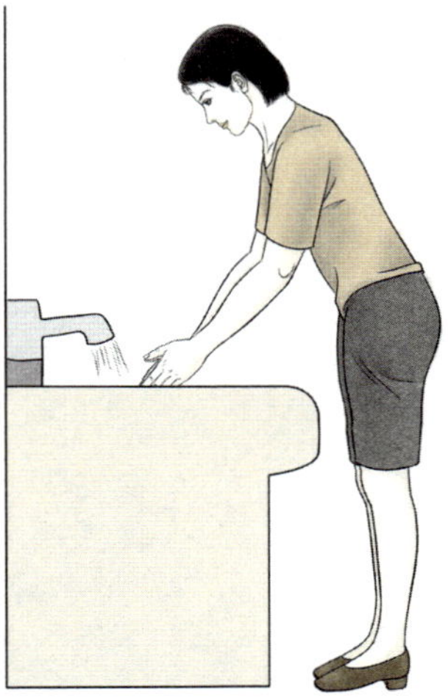

直退抬高检测法

当抬高腿时，坐骨神经会受到牵拉，这就会加重腰间盘对神经的刺激，如果抬高不到 60°，同时腿后侧出现放射性疼痛，就很可能患有腰椎间盘突出症。

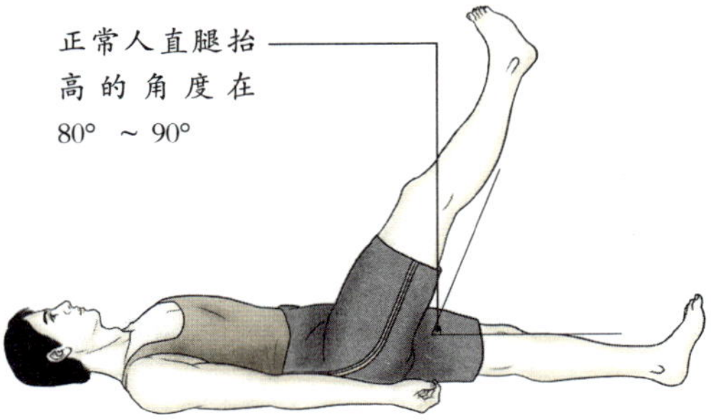

俞穴检测法

图中所示的各俞穴处如果出现皮肤隆起、凹陷、色泽改变等状况，并在按压时有明显的压痛感，可触及圆形、扁平、梭形、椭圆形结节等硬块，这种情况下就说明脊椎存在病变。

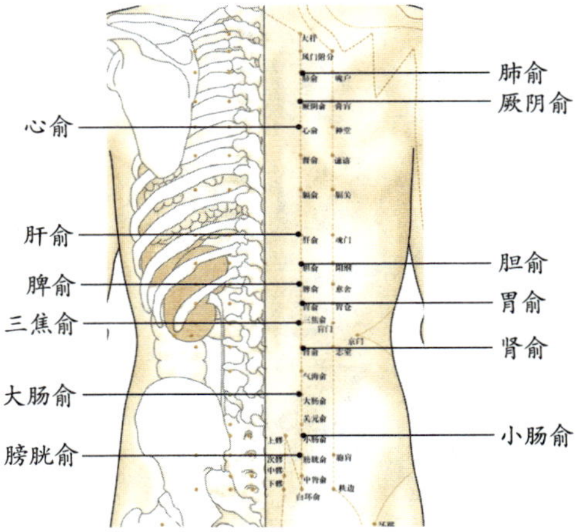

指压检测法

这是基于背部发生病变后，周围的肌肉为了保护病变的部位就会变硬；当我们加以按压时，就会检测到背部的异常情况，所以屈起拇指，用指节点在脊椎的两侧轻轻按压，找出疼痛的部位，并予以诊断。

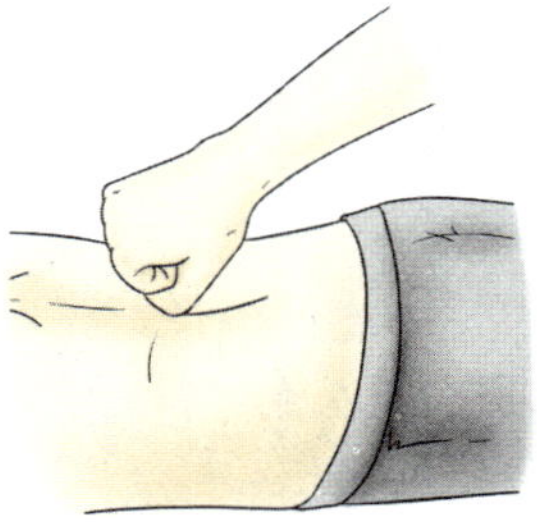

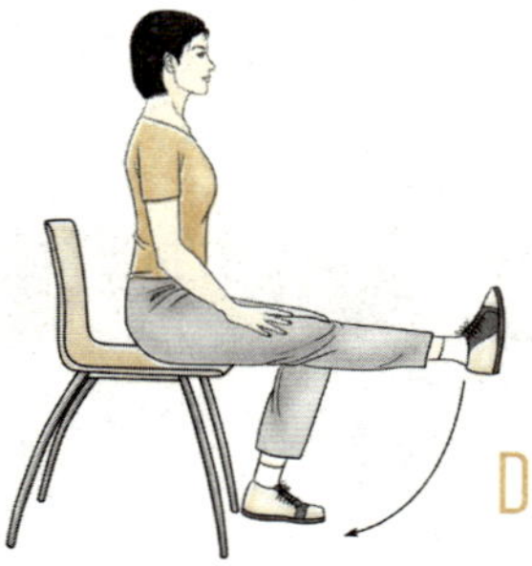

第二章

DIERZHANG

手脚动动远离脊椎疼痛

随着生活水平的不断提高，人们在享受现代生活的同时，也经常会受到来自身体中小疼痛的困扰。尤其是，因为这些疼痛还不至于影响到我们正常的工作和学习，所以许多人掉以轻心，最终导致疾病的产生。脊椎疼痛是一种现代人常见的症状。有人认为，脊椎疼痛不是病，忍忍就过去了。但是在绚烂多姿的生活里，怎能让这些小疼痛影响我们的好心情呢？其实，在日常生活中，我们动动手和脚，就可以远离脊椎的疼痛，轻松享受生活。

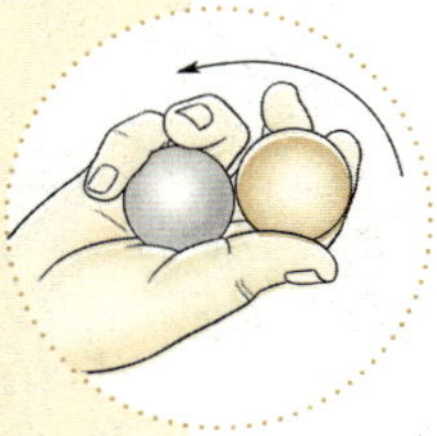

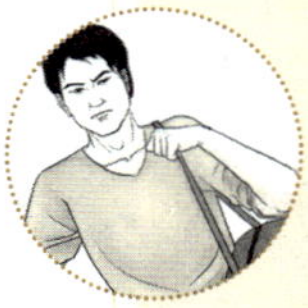

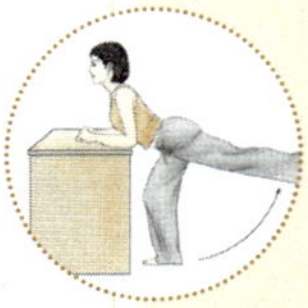

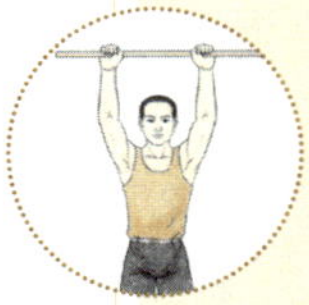

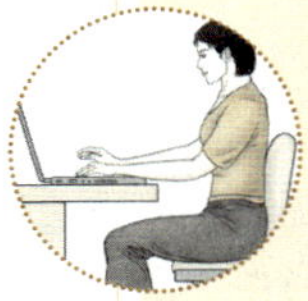

本章看点

- 坐立行走话脊椎
- 生活习惯导致脊椎异常
- 学生族陋习影响脊椎
- 办公族职业病引发脊椎危机
- 娱乐时轻松锻炼脊椎
- 体力劳动者的脊椎保护
- 老年人常见的脊椎问题
- 抱膝小动作保护脊椎

007 坐立行走话脊椎

人体的身体活动无外乎坐立行走，当然还会包括卧。这几种行动状态，在我们每天的活动中都会出现。由此，我们就从与身体活动相关的这几种基本状态来谈一谈怎样做才对我们的脊椎健康有益处。

坐

坐的时候要端正，坐书桌前，身体可稍微前屈或伸直，把前臂或前肘搁在书桌上，也可将双脚踏在踏脚板上以减轻腰部负担；坐靠背椅操作键盘时，背部靠着椅背，腰部不可过伸，手臂自然下垂，手与键盘平行；坐单人沙发时，将双腿屈膝放置，双手置放于两侧扶手上，可保持脊椎的正常生理曲度；坐长沙发时，应紧靠沙发后背，上身正直。

立

站立时，头端平，双目平视前方，两肩在同一水平线上，挺胸拔背，蓄腹收臀，双腿站直，两足踏实地面，平均承负体重。久站时，可以将一只脚放在高一点的台阶上，也可让双膝或其中一膝微弯以减轻腰部的负担，也就是“稍息位”的站立姿势。

走

我们经常看到身边行色匆匆的路人，或许我们也是其中的一员，但却忽略了步伐小而快的急速走，以及穿凉鞋或高跟鞋走路，都会使脊椎扭曲，更不要说弯腰驼背的走路姿势了。所以要选择正确的走路姿势，不弯腰驼背，走路时要穿舒适而合脚的鞋子，用力收小腹，保持重心稳定。

卧

仰卧：腰部和膝下垫一只薄枕，腿自然弯曲，可减少腰椎后关节压力，保护腰段脊椎及软组织不受损伤，避免腰部过伸，保持脊椎正常的生理曲度。

俯卧：正确的俯卧是在骨盆下垫一软枕，可有效防止腰部过度后伸所产生的腰部病变。但这种体位容易对胸部产生压迫感，一般很少采用。

侧卧：右侧屈膝屈髋卧位，可避免心脏、盆腔等脏器受压，使脊椎保持正常的生理曲度，减少受损机会，是大多数人采取的最常用卧姿。

正确的姿势和体位

根据脊椎的解剖结构和生物力学特点，保持正确姿势和体位的原则是尽量保护脊椎健康的生理曲度。

正确的坐姿

坐的时候要端正，坐靠背椅操作键盘时，背部靠着椅背，腰部不可过伸，手臂自然下垂，手与键盘平行，可将双脚踏在踏脚板上以减轻腰部负担。

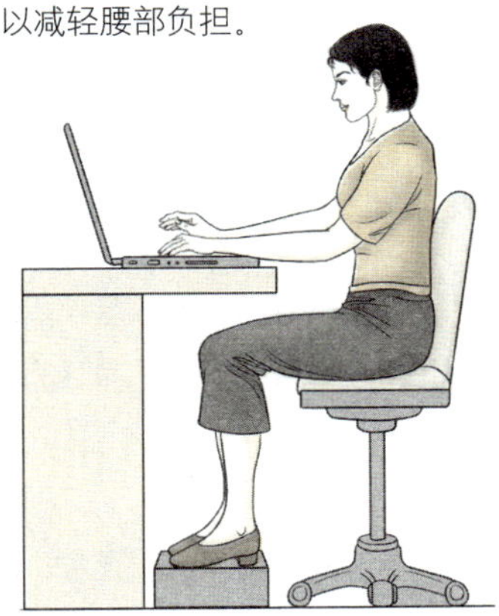

正确的站姿

站立时，头端平，双目平视前方，两肩在同一水平线上，挺胸拔背，蓄腹收臀，可将一只脚放在高一点的台阶上，以减轻腰部的负担。

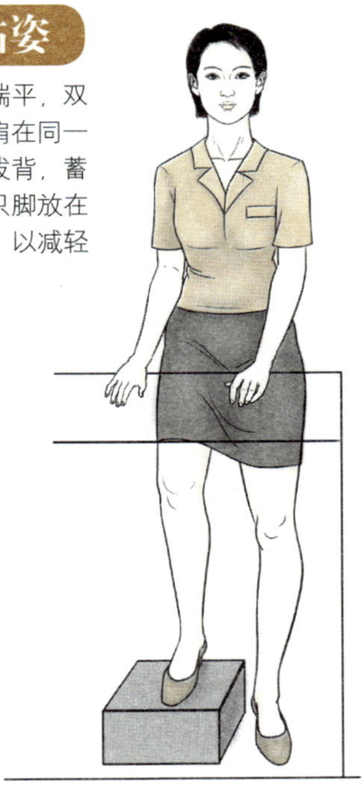

走路的4个节拍

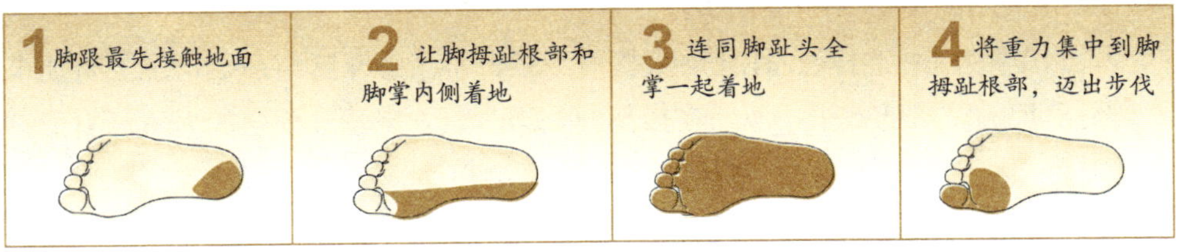

正确的仰卧姿势

放松躺下，腿不要伸直，自然弯曲，在头和膝下各放一个枕头，尤其是膝下放置，可减少腰椎后关节压力，保持脊椎正常的生理曲度。

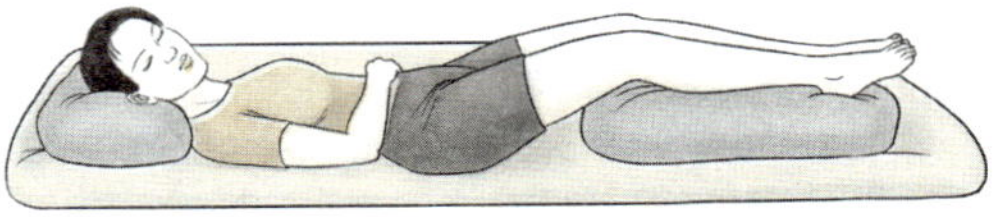

正确的侧卧姿势

右侧屈膝屈髋卧位时脊椎呈弓形，肌肉也处在放松状态，可避免心脏、盆腔等脏器受压，使脊椎保持正常的生理曲度，而且双腿间夹个枕头会提高舒适感。

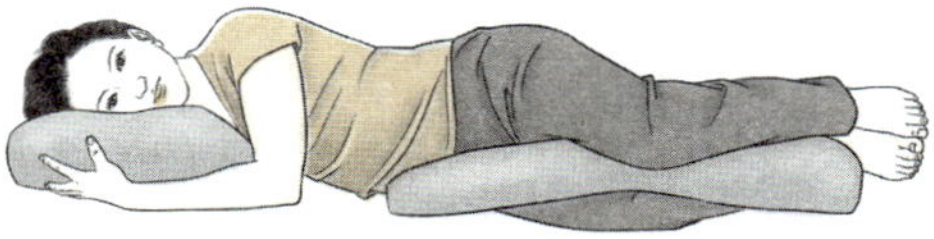

008 生活习惯导致脊椎异常

虽然说脊椎健康是一个庞大的系统工程，但作为身体中的一部分，脊椎异常的原因很大程度上是由于平时生活中的小习惯导致的，下面这些小细节你都注意过吗?

● 站姿习惯造成脊椎变形

有些人在站立时喜欢弓着背，如此一来颈椎也会向前倾，长期如此就会损伤腰椎和颈椎，影响脊椎健康，如果是未成年人的话，也会影响其发育成长。

● 切菜姿势导致“高低肩”

切菜的时候右手用力，全身的重量集中在一边，身体失去平衡，长此以往会导致“高低肩”的形成，严重者会使脊椎变形，肝脏、神经会连带受损，直至全身功能失调。可尝试把一部分重量转移给左手，使身体受力均匀。

● 拎包造成身体倾斜

很多人喜欢单手拎包或是单肩背包，但包往往很重，肩膀不自觉下垂，为防止背包背带滑落，必须将肩膀上提，这会加重身体一侧的压力，造成倾斜。

● 跷二郎腿导致脊柱侧弯

跷二郎腿的时候会使脊柱侧弯，这样会让人觉得疲劳、胸闷、头晕，从而引发脖子、腰部疼痛，严重时挤压神经，导致手脚麻木、反应迟钝。

● 直立弯腰导致腰部扭伤

人们在搬重物的时候，往往会直接弯下腰，不注意双腿弯曲，再加上可能事先对要负担的重量低估了，所以在猛然间负重时，本来预计使出的力气没有能够搬起重物，腰部突然承受过大的负担，这样就会扭伤腰部。

● 胸罩过紧会导致颈椎病

长期使用窄带式的胸罩或胸罩尺寸偏小，穿戴过紧会限制呼吸肌的运动，胸廓收缩舒张不畅，从而影响呼吸功能，进而引起腰酸、背痛，还有可能患上颈椎病。所以选购胸罩时一定要注意大小适中，穿戴不宜过紧或过于狭窄。此外，要经常活动上肢，在肩部的位置移动吊带。

改变不良习惯

改变生活中的坏习惯，可以使我们拥有一个健康的脊椎，平时多做一些放松练习，也对我们的脊椎益处多多。

单肩背包的弊端

为防止背包背带滑落，必须将肩膀上提，这会加重身体一侧的压力，腰部压力不均衡，造成脊椎倾斜，所以在固定的环境中，尽量将肩包放下。

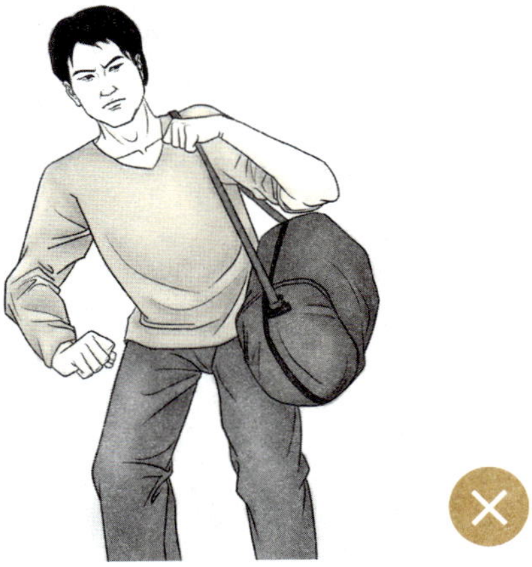

双肩背包的优势

走路时，因为双肩背包的压力，会让身体微微向前弯曲，而腰部向前微弯就符合脊椎的S型弯曲曲线，因此可以减轻脊椎的压力。

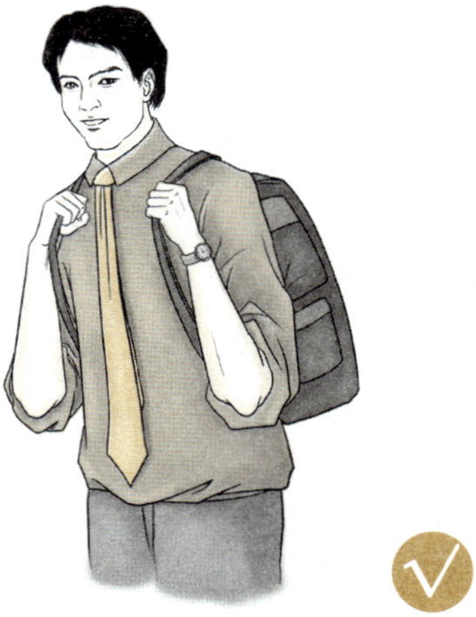

错误的搬物姿势

直接弯下腰，双腿伸直地去搬东西，在负担的重量过重时，本来预计使出的力气没有能够搬起重物，会使腰椎承受过重负担，这样就会扭伤腰部。

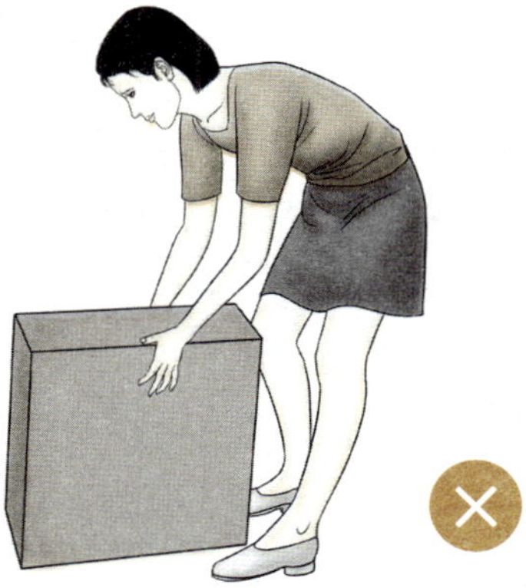

正确的搬物姿势

靠近要搬的物品后，双脚分开，与肩同宽，往上抬物品的时候，腰部和双膝轻轻弯曲，上半身向前倾斜，用全身的力量搬起来。

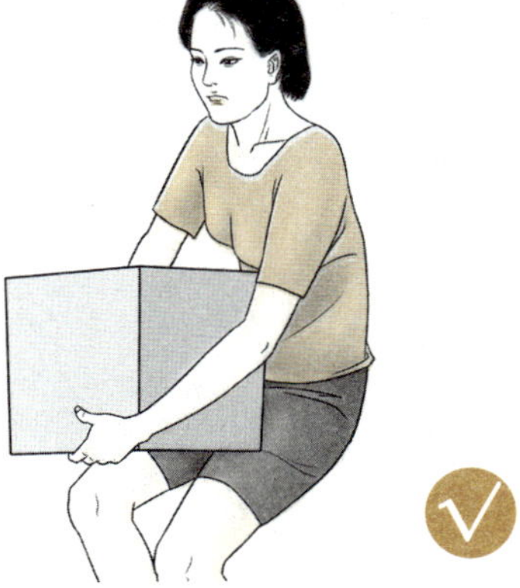

009 学生族陋习影响脊椎

儿童与少年时期，由于活泼好动，关节又相对柔软，是脊椎形状容易发生异常位移的阶段。目前，以往属于中老年疾病的脊椎病，如今却呈现明显的年轻化趋势，其原因就在于没有养成良好的生活习惯，陋习多多。学生正处于生长发育的关键时期，改变陋习，从一点一滴做起，丢掉背背佳，拥有健康脊背！

书包过重

双肩背的书包如果太重的话，身体前倾太厉害，导致负重线改变，学生的脊柱可能向前弯曲，影响学生的形体。单肩包的书包太重会造成脊柱侧弯曲，严重危害青少年身体健康。其实，正常的书包重量在 2 公斤左右即可。学生们要注意及时清理书包，丢掉杂物，只在书包里放必要的书籍和文具即可。

伏案写作业

学生的课业繁重，长期伏案写作业，再加上书包过重，超过了颈椎本身的承受能力，导致颈椎侧弯。其实，只要挺直身体，不要趴在桌子上，就可以预防颈椎侧弯，也会改善由于繁重的课业而带来的疲累感。

低头走路

很多学生喜欢低着头走路，一方面是由于书包比较重，背部有压迫感；另一方面，是因为长期如此，不加注意，最终形成习惯。但是这个习惯是要不得的，低着头走路很容易产生驼背，而长期的弯腰驼背，会破坏脊椎的正常生理结构，影响青少年长高，严重的会导致脊椎病变。一个抬头挺胸的身体行动，不仅可以让你拥有一个健康的脊椎，还可以增强你的自信心，积极地感受生活。

沉溺于电脑游戏

很多学生族沉溺于电脑游戏不能自拔，这对脊椎的健康是非常不利的。有一项关于高中生的调查显示，每天读书超过 8 小时者，仅有 24.4% 的人脊椎有侧弯情形；每天使用电脑超过 4 小时者，却有 81.6% 的人脊椎有侧弯情形。

活动脊椎的小动作

维持同一个姿势 1 ~ 2 小时后，活动一下，做一些简单的小动作，使颈椎、腰椎等都得到充分的休息。

拿捏颈部

用单手环握住颈部，大拇指和其他四指分别在颈部两侧，然后施力做一捏一松的动作，放松颈部肌肉。

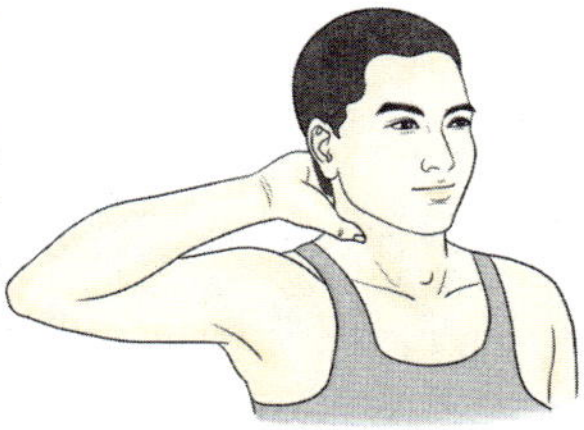

环绕肩部

站立，两脚分开，与肩同宽。两臂侧平举，屈肘，手指轻松接触肩部，按逆时针和顺时针方向各环绕 5 圈。

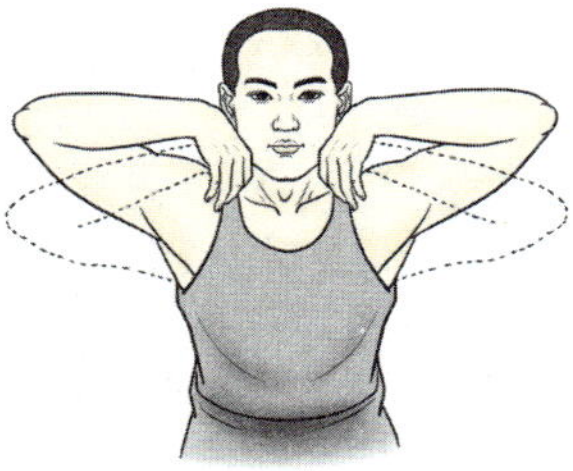

前上举棍

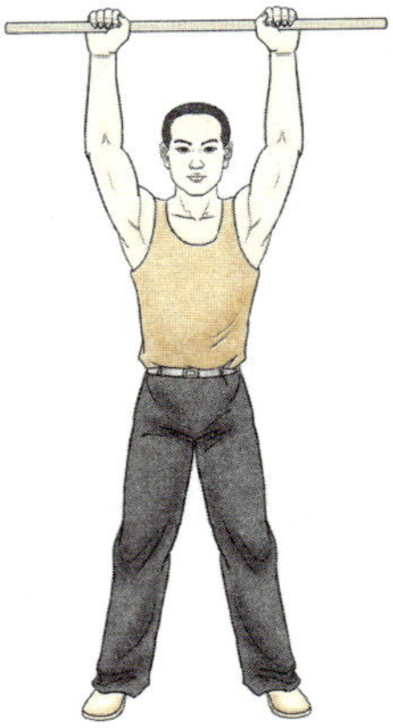

站立，两脚分开与肩同宽。双手将棍棒举过头顶，达到极限位置后，用力向身后振臂并扩胸，维持 10 秒钟后缓慢恢复原位，重复 10 ~ 30 次。

后上举棍

站立，两脚分开与肩同宽。双手握棒，横放在身体后方，双肘关节伸直，缓慢抬臂，使棍棒尽量离开身体向后，维持 10 秒钟后缓慢恢复原位，重复 10 ~ 30 次。

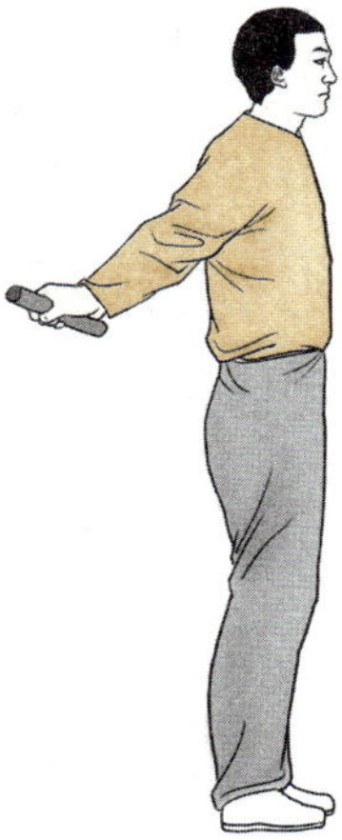

左右甩手

站立，弯腰约 90°，上半身前倾，让单手臂在身体前方顺时针画圆圈 10 ~ 15 圈，再改为逆时针，交替进行，每次 5 ~ 15 分钟。

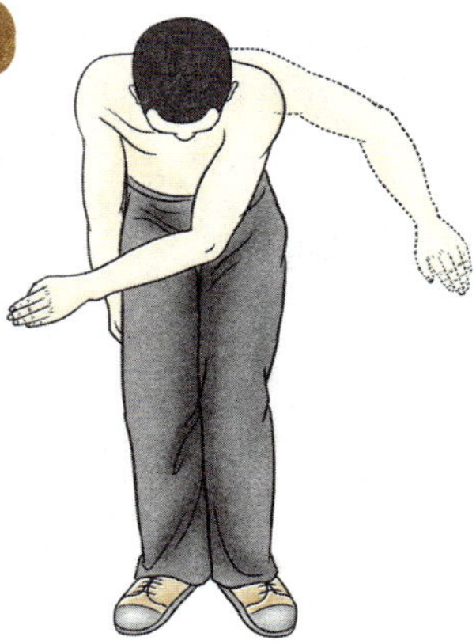

手部活动

手握两个健身球，在手掌和手指的配合活动下，使其不断的在手中转动，以此方法来增进手指活动的协调功能，并由此带动肩和颈肌的活动。

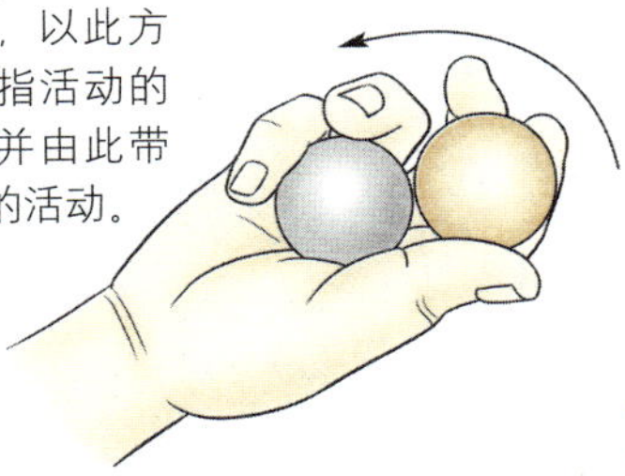

010 办公族职业病引发脊椎危机

你一直以为颈椎病和腰椎病要 40 岁以后才有可能降临到你的身上？大错特错！来自各专业医院骨科和按摩科的病例数据显示：颈、腰椎病的发病年龄已经从 40 岁提前到 30 岁。尤其是办公族天天坐在办公室里，时刻要紧张忙碌地工作，一方面，不能及时吸收外面的新鲜空气；另一方面，又会受到各种职业病的困扰，经常会感到疲劳。

办公室头痛一族

办公室头痛一族最常见的是颈源性头痛，所谓颈源性头痛就是指颈椎小关节错位压迫和刺激颈神经根所诱发的颈肌痉挛，椎体、椎间盘病变引起的神经根压迫，颈部肌肉持续收缩引起的缺血、供血不足等，这些颈椎问题都是导致头痛出现的诱因。由于颈源性头痛尚未被人们普遍认识，不少在职人员就采用请假休息的方式“捱”过去，或者带痛坚持工作，并对实质上造成的工作效率的降低“不知不觉”。头痛是现代人群的“第一疼痛”，职业人士对此万不可忽视，应及早到医院就诊。

办公室颈痛一族

一般人认为颈椎病无非是颈背疼痛，没什么了不起。殊不知颈椎上承头颅下接躯干，神经血管分布交错密集，处于人体神经中枢的重要部位，还是脑血循环的必由之路，故而是人体事故的多发地带。一旦发生疾病，必然会影响心脑血管和中枢神经，造成各类颈源性疾病，可谓牵一发而动全身。

办公室腰背痛一族

姿势是决定腰背部是否健康的最重要因素。办公室工作者的特点是长期坐在椅子上，而长时间坐着容易使人腰背部肌肉紧张、痉挛，诱发腰背疼痛，如果坐姿错误的话，就会引起腰背部病变，通常会导致脊柱的骨和关节过早发生不可逆的退行性病变，引起肌肉不均衡和紧张，还会使韧带松弛或绷得过紧。因此在办公室长时间坐着的上班族很容易出现腰背疼痛的症状。

脊椎伸展小动作

办公族长时间坐在椅子上，易引发脊柱变形、腰肌劳损等脊椎病症，做一些伸展小动作可以让您拥有一个健康的脊椎。

屈伸小腿

坐位，双手按压住大腿以使其固定，然后脚尖缓缓上提，尽量提至与大腿相平。反复进行，以锻炼膝关节，注意要以脚尖带动小腿缓缓提起，逐次扩大膝关节屈伸角度。

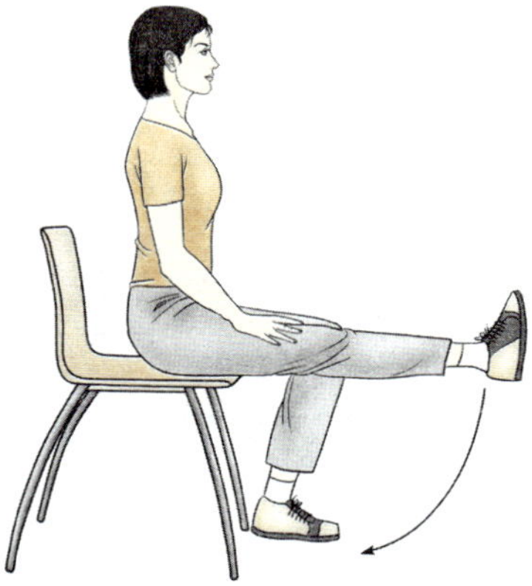

扭转腰部

坐位，挺胸抬头，吸气，双肩后展，将左腿抬起放在右腿上，然后吐气，让右手握住左膝，上身向左侧旋转，让左手向后抓住右侧椅座，保持下肢姿势不动。

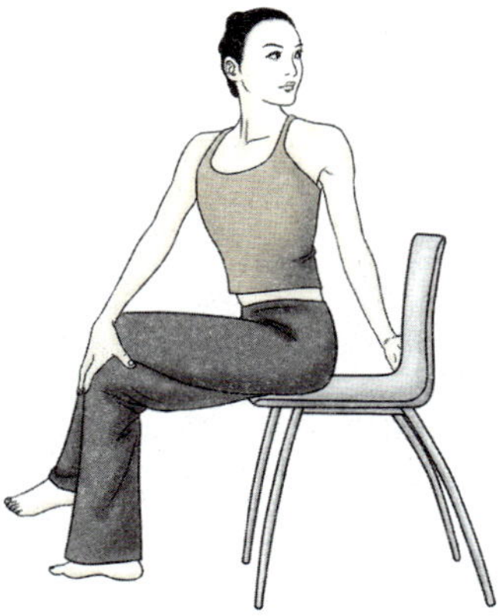

屈曲髋部

俯趴在桌子边，两腿在桌边屈曲站立，然后髋部用力，将一侧下肢做后伸提举动作，与俯卧躯干成一直线，维持 10 ~ 15 秒后回到起始位置；左右腿交替进行 5 ~ 10 次。

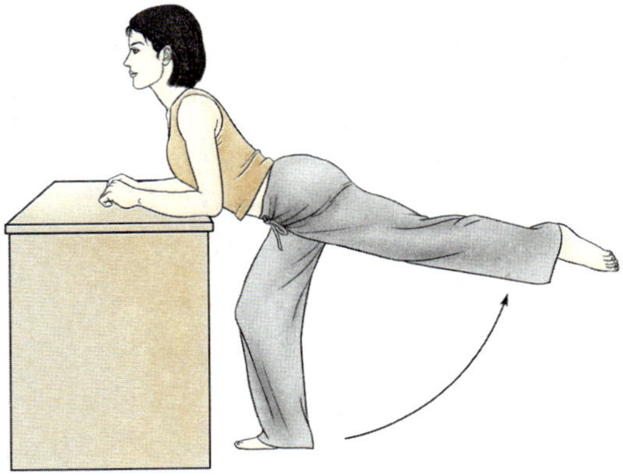

伸展颈肩

坐位，双髋双膝屈曲 90°，右手手臂越过对侧肩部向后伸到背部最高处，左手握住屈曲的右肘，做扩胸动作，左右手交替屈肘进行 5 ~ 10 次。

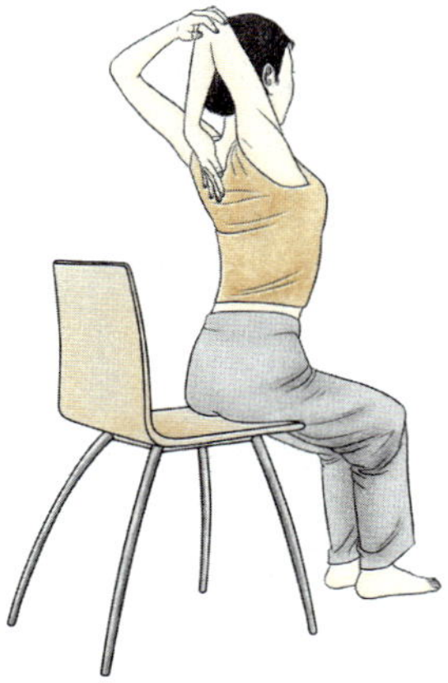

011 娱乐时轻松锻炼脊椎

当今社会中，很多人为了获得身材和容貌的美丽，不惜花重金对身体和面容进行改造和保养，其实，身体健康才是我们最自然，也是最美丽的状态。在平常的生活里，人们经常会进行各种娱乐活动，来丰富我们的生活，哪些活动对我们的脊椎有益处呢?

游泳

游泳是腰背肌锻炼的最好方式。其功用在于能够在水中锻炼肌力，还可以利用水中的浮力来舒缓平时受压的关节；另外，在游泳时也可以做到一些在陆地上不能做到的动作，让全身更多的肌肉、关节、韧带得到锻炼，肌肉匀称发展，对脊椎产生良好的支撑和保护作用，使人的体型更健美。

骑自行车

骑自行车是一种融娱乐和健身为一体的健身项目。在自行车运动时，臀部及下肢肌肉有节奏地伸缩，有效保护脊椎，使人体的呼吸、循环系统工作加快，长期锻炼可使人体心肺功能提高。不仅如此，还能增强全身肌肉协调能力，增强神经肌肉的反应能力、灵活性以及协调性。

登山

登山可以使全身肌肉和关节得到充分有效的锻炼，尤其是对腰背肌、股四头肌、股后群肌、小腿伸屈肌以及足小肌群的锻炼效果更大，腰肌力量的强壮对脊椎也会产生良好的稳定和保护作用，预防颈腰痛的发生。

放风筝

我们在放风筝的时候，有跑有停，有进有退，或坐或立，几乎全身的骨骼和肌肉都要参与。挺胸抬头，左顾右盼，可以锻炼颈椎、脊柱的肌张力，起到保持韧带弹性和脊椎关节灵活性的作用，有利于增强骨质代谢，增强颈椎、脊柱的代偿功能，既不损伤椎体，又可预防椎骨和韧带的退化。另外，在宽敞开阔的场地放风筝是最好的空气浴，在风和日丽的大自然中放风筝还是最好的日光浴。

娱乐健身两不误

其实在我们的生活当中，有很多将娱乐和健身融为一体的运动方式，例如前面提到的游泳、登山等，还有一些在这里也介绍给大家。

跳绳

跳绳不仅能使全身得到放松，对整个脊椎起到锻炼作用，而且手握绳时对拇指穴位的刺激，会大大增强脑细胞的活力，能健脑，开发智力，提高思维和想象力。

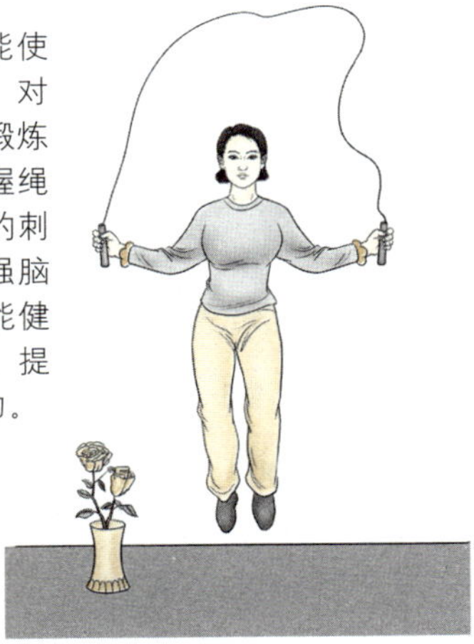

太极拳

练太极拳对人体各部位姿势都有要求，要保持正腰、收颚、直背、垂肩的姿势，长期坚持可以使脊柱的柔韧性增强，颈部关节更加灵活，因此能够有效地防治颈椎病。

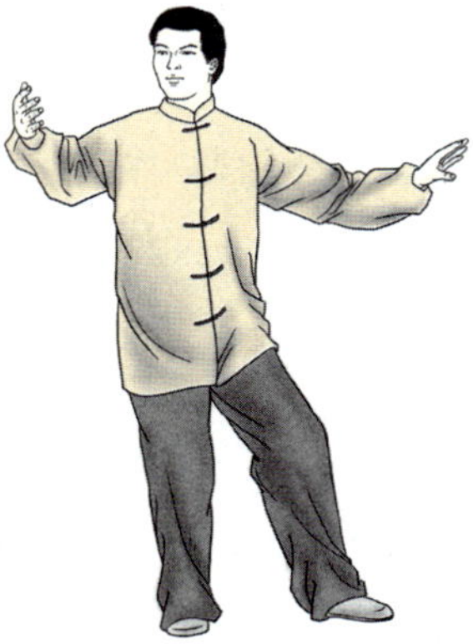

玩棍棒

站立，两脚分开与肩同宽，双手握棒平举于胸前，一端下压，一端举过肩部，到达极限位置停留 10 秒左右，再做反方向动作。玩耍棍棒可以增强人体各肌肉的协调性，加强颈肩部韧带的弹性。

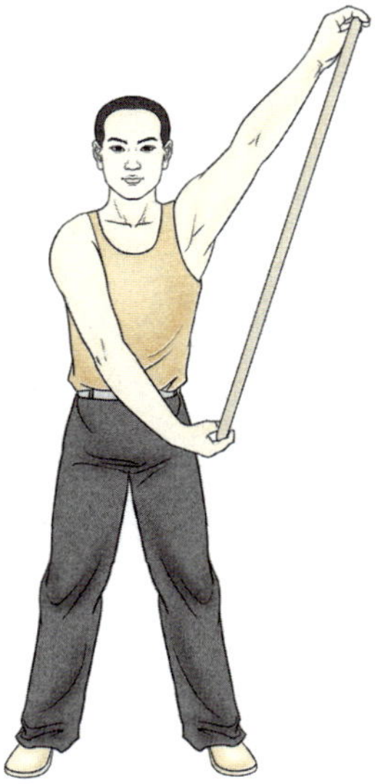

拉环

固定一个滑轮，将一条粗绳绕过滑轮，并可在滑轮上滑动，粗绳两端为拉环把手。站立，双手分别握住拉环把手，一手在上，一手在下，拉动绳子，绳子的滑动会带动上肢和肩关节上举，以此使上半身达到锻炼的目的。

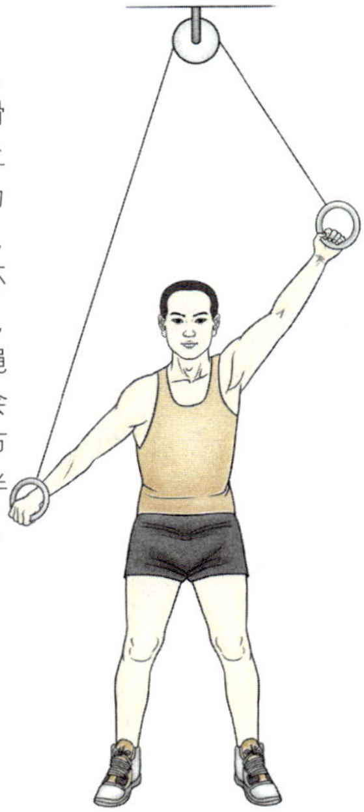

012 体力劳动者的脊椎保护

由于工作和生活的需要，有时人们的活动，不得不选择不利于脊椎健康的姿势和体位，尤其是那些从事体力劳动的人群。在这种情形下，应尽量改变环境条件，在不影响生活和工作效率的前提下保持脊椎内外环境的平衡，有效地预防和减少脊椎疾病的发生。

◉ 间隔性休息

站、坐、卧均应采用正确的姿势，并将其贯穿到日常生活及工作中，尽量避免因工作需要长时间保持同一姿势和体位的情况发生。同一姿势最好不要连续超过 1 小时，应根据工作需要适时变换体位。需要长时间蹲位或坐位工作者，每隔 1 小时左右须站立活动或进行腰骶部的穴位按摩。需要长时间站位工作者，除了适时变换体位外，还应注意少负重或不负重。另外，如果需要做跑、跳、游泳等运动者，运动前要做好舒缓的预备活动，运动量要适度，运动后做一些整理动作，可以避免脊柱的运动损伤。

◉ 搬抬物品时

劳动者在弯腰搬重物的时候，应先将身体尽可能地靠近重物，然后髋膝弯曲，身体蹲下，双手抓住重物以后，腰背要挺直，并依靠髋腰膝的力量起身，这样做不仅可以省力，而且可以保护你的腰部。在背重物的时候，要做到胸腰稍微向前弯，髋膝稍屈，迈的步子要稳，但步子的宽度不要太大。在担抬重物的时候，应该将腰部挺直，并且直起胸，起身要靠下肢用力，起身后稳住身子再迈步。如果需要多人集体抬物，最好要有统一指挥，统一行动，迈步要喊“号子”，步调须一致。

◉ 开车时

司机在开车的时候不要使座位倾斜，而要使座位靠前，坐垫适当地移向方向盘，使方向盘尽量靠近胸前，同时膝关节屈曲，并使之超过髋关节的高度。那种只图一时轻松，将座位后倾，坐垫后挪，半躺着开车的姿势是不可取的，那样不但使腰椎及腰背肌负担增大，使腰部产生疲劳感，也容易发生交通事故。

脊椎保护姿势

在搬抬物品的时候，要穿运动鞋或能让脚掌踩得稳的鞋子，拖鞋具有不稳定性，比较危险。

搬物姿势

第一步：将身体尽可能地靠近要搬的物品。

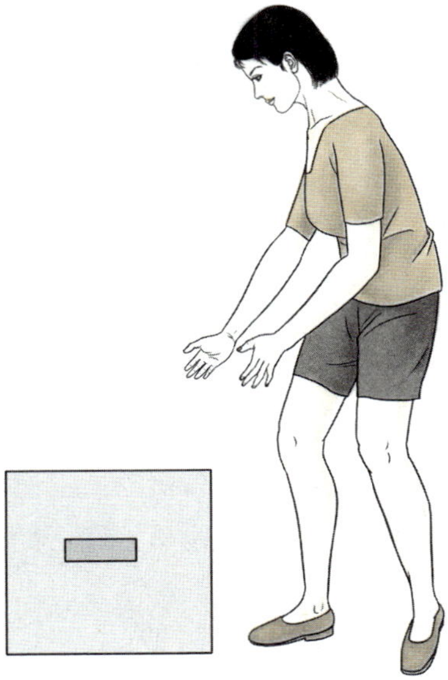

第二步：双脚分开与肩同宽，髋膝弯曲，身体蹲下，双手抓住重物以后，腰背要挺直，并依靠髋腰膝的力量起身。

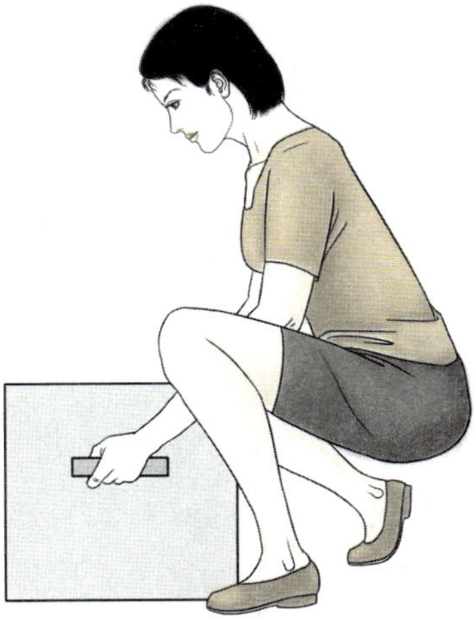

正确的开车姿势

椅背的倾斜角度尽量放小，使靠椅与座椅接近 90°，这样人体坐好后，弯曲的膝盖要高于腰部。

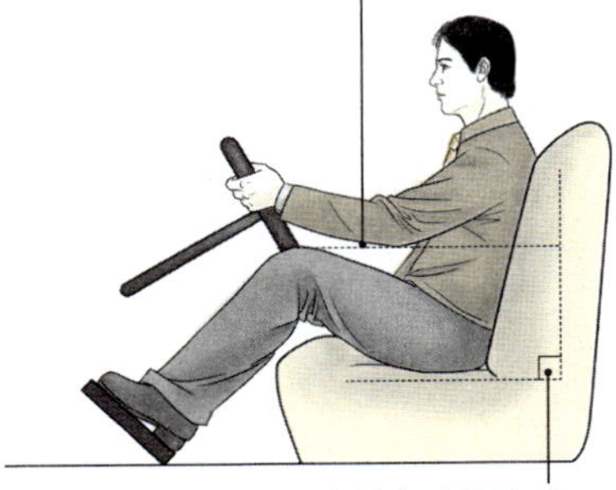

错误的开车姿势

椅背角度过大会导致坐姿无法稳定，造成脊椎曲线弯曲，腰椎及腰背肌负担增大。

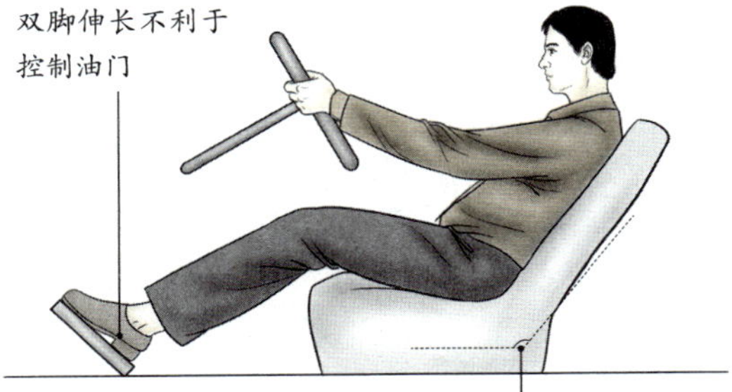

013 老年人常见的脊椎问题

脊椎病是老年人病痛的主要根源之一，从平常的腰酸背痛，到骨折驼背，甚至卧病在床都与脊椎有着或多或少的关系。正常的椎间盘病变只会导致椎间隙变窄，其椎间孔由椭圆形逐渐变成圆形，但神经根并未受损害，所以没有症状出现，而对于老年人来说，椎间盘的非正常病变是导致病症的重要原因。

◉ 长骨刺（坐骨神经痛）

长骨刺是指脊椎关节间的退化性关节炎，在关节处骨骼边缘多长出来不该长的小骨头。如果骨刺长在脊椎前面，病人只会感到腰酸背痛；如果骨刺长在后面，就会使脊椎孔狭窄，加上老化的韧带而压迫到神经，会引起坐骨神经痛，或走路走不远。平常只要能注意姿势，避免提重物，或在疼痛发作时按时治疗，腰酸背痛的程度多半能受到控制。

◉ 脊椎压迫性骨折

这是由骨质疏松而造成的，在老年人中比较常见。这种骨折最常见的位置是在背后最隆起的地方，也就是胸椎和腰椎交接的部位。因为造成骨折的力道通常不大，很少会压到神经，病人只会背痛，站不久，所以如果没有及早发现，骨折就不容易愈合。

◉ 颈心综合征

颈椎病常可累及心血管系统，如心前区疼痛，类似冠心病样心绞痛；也可因骨赘刺激或压迫脊髓和脊髓血管，引起侧角内交感神经细胞功能障碍；或由于椎—基底动脉供血不足，使延髓内心血管调节中枢缺血，引起反射性冠状动脉痉挛收缩，导致心肌缺血，诱发心律失常。这些由于颈椎病而引起的心血管损害，统称为“颈心综合征”。

老年人要注意保持乐观精神，培养健康的心理，尽量做到性情豪爽，心胸开阔，情绪乐观，发挥自己在知识、经验、技能及特长上的优势，拓展丰富多彩的生活空间，把生活内容安排得充实些。这样既可强健身体，又可舒展身心。

老年人脊柱保健操

在做这些体操动作的时候，老年人要注意身体的状况，在身体允许的范围内把握运动程度，以免造成误伤。

腰椎锻炼

身体俯卧，双手叠放于额头下方，两腿并拢。呼气的同时，腰部和臀部用力，保持双腿并拢并最大程度地向上抬升，维持 10 秒左右，缓缓放下，反复进行。

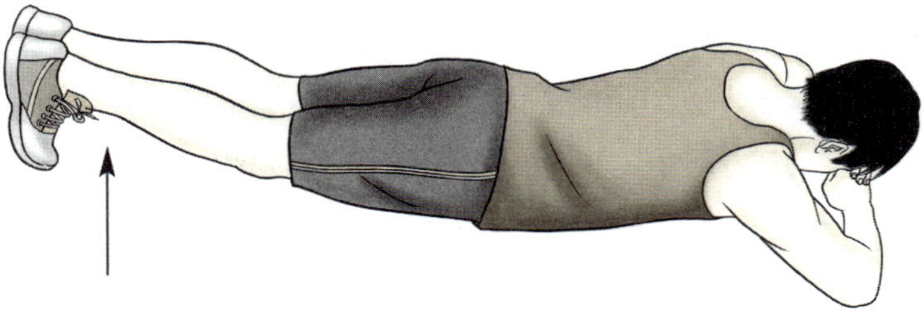

伸展四肢

身体俯卧，两腿张开，双手在头顶上方张开，全身放松。深吸气，同时向上抬起右臂和左腿，头颈部不可随着抬高，憋气到无法承受时，呼气放松，恢复到初始姿势。另一侧肢体按相同方法进行。

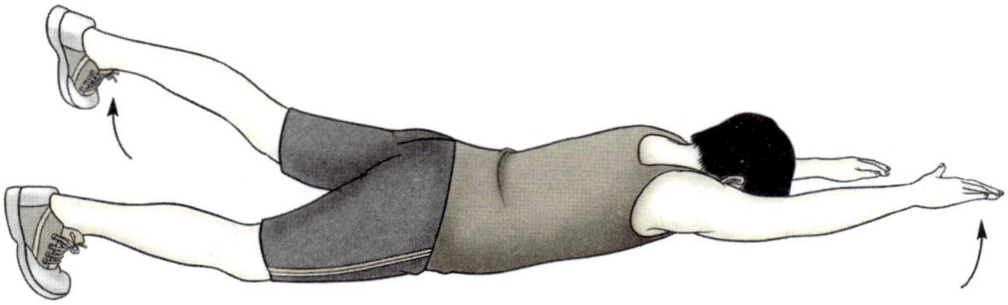

胸椎锻炼

仰躺，双脚打开，双臂在身体两侧端平伸直，收紧下巴，深吸一口气，保持双脚打开的状态抬起双脚 20 厘米左右，头颈部也微微抬起。憋气到无法承受时，呼气放松，反复进行。

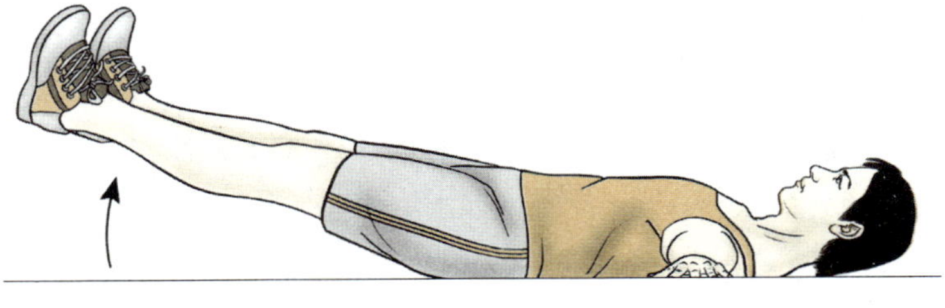

014 抱膝小动作保护脊椎

抱膝动作是一种十分简单的有益于脊椎的保健操，对髋关节脱臼、腰椎、胸椎、颈椎异常的矫正很有效果，而且简单方便，只要用很少的时间就可以完成，轻轻松松保护你的脊椎。

抱膝动作，顾名思义，是抱住膝盖的动作，主要针对的是第12胸椎、第1～第3腰椎、骶椎病变而引起的内脏疾病，由于此动作能提高背部肌肉的伸缩性，所以对髋关节脱臼、腰椎、胸椎、颈椎异常的矫正很有疗效，特别对于脊椎病变引起的腰痛，更是有理想的疗效。如果是轻度的腰痛，只要做做完整的抱膝动作就可以痊愈。鉴于抱膝动作在腰痛方面的疗效，美国已将其纳入预防腰痛的体操之中，极为流行。

操作方法

1. 仰卧在地上或坚硬的床上，双手放在身体两侧，合拢膝盖，伸直双腿。

2. 双膝紧靠，向后缩起。

3. 双手抱住两膝，将其尽量拉往胸前，同时头部向腿侧靠拢，最好使鼻子接近两膝的中央。深呼吸1次后，慢慢放开两膝，伸直双腿，做20～30次。

注意事项

1. 如果刚开始做抱膝动作，可能会不太习惯，脊椎和背部肌肉很容易因僵硬而无法弯曲自如。这时，可以请人帮忙按住膝盖，并沿着身体中心线轻轻向胸部施力，但是要注意方向，不能从侧面或斜面施力，否则会使身体偏离用力方向，反而造成身体的扭曲。

2. 对于双膝无法闭合者，可以使用毛巾等索状物，轻轻地绑住双膝。如果发现双腿的长度长短不同，可以将卷好的毛巾放置在较短一边的臀部下方，然后做抱膝动作来矫正脱臼的髋关节。

3. 每天睡前做抱膝动作，再用绑带绑住膝上、膝下、脚踝睡觉，不仅可以使脊椎恢复正常的生理弯曲度，还能帮助睡眠，醒来后会有神清气爽的感觉。

4. 当疲劳、心情郁闷时，做抱膝动作能立即祛除疲劳；该动作最好在睡前和刚起床后进行；肥胖者在做时，应慢慢地弯曲膝盖，以防损伤肋骨。

抱膝动作

抱膝动作的主要目的是矫正脊椎左右的歪斜，不仅可以同时对髋关节、骨盆、脊椎的移位和侧弯进行整复，还能恢复脊椎正常的生理弯曲度。

动作一

仰卧在地上或坚硬的床上，合拢膝盖，伸直双腿，两手在身体两侧自然伸展平放。

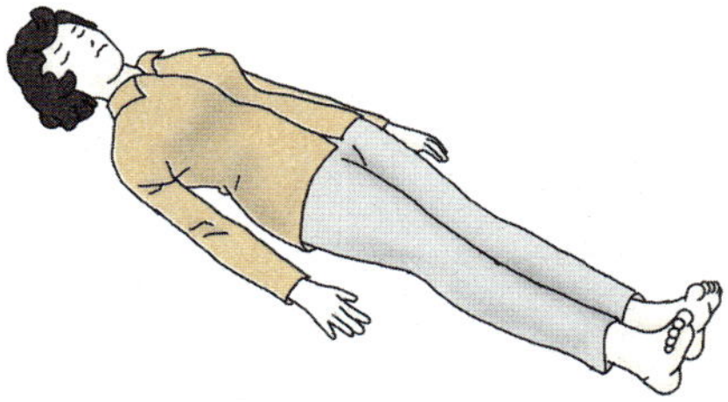

动作二

上肢姿势不变，保持双膝合拢状态，然后屈膝，稍微用力将双膝同时向身体上肢方向收缩。

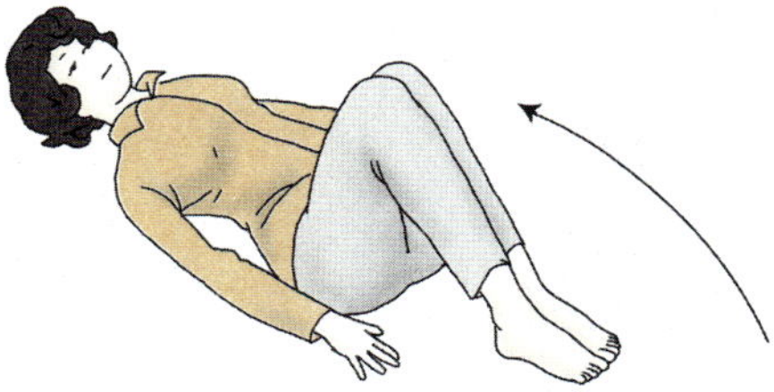

动作三

抬起上半身，用双手抱住双膝，尽量拉伸双膝向胸前靠拢，同时头部尽量靠近双膝，以鼻子接近双膝中间为宜。深呼吸 1 次后，慢慢放开两膝，伸直双腿，做 20 ~ 30 次。

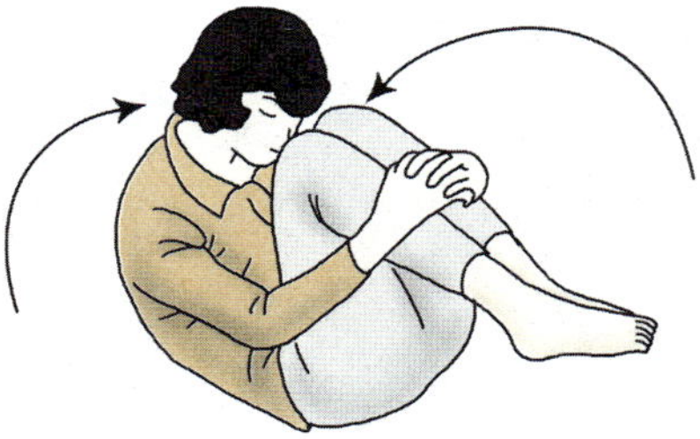

扩展动作

仰卧在地上或坚硬的床上，双腿伸直，然后双手抱住单侧腿的膝盖，慢慢向胸前靠拢，另一腿保持伸直状态，维持 10 ~ 15 秒。双腿交替反复进行即可。

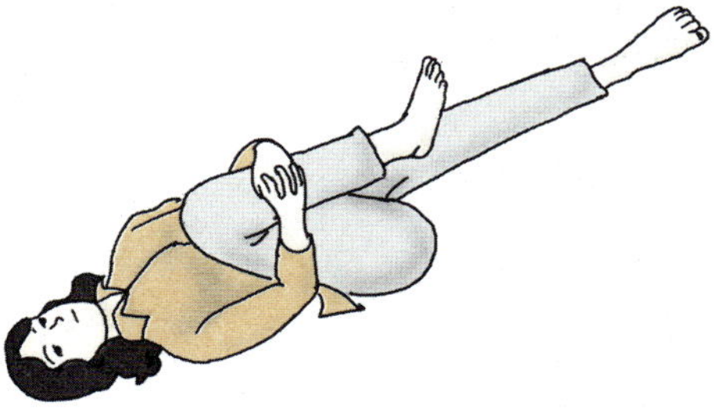

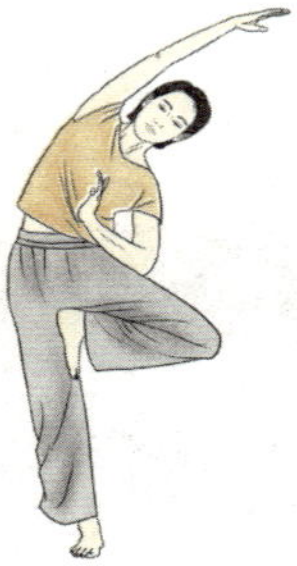

第三章

DISANZHANG

专家教你脊椎保健

人体衰老不是从眼角第一道皱纹、鬓间第一根白发、腰部第一块赘肉的出现才开始的，俄罗斯著名医生屁古拉·阿莫索夫认为，身体柔韧性的减弱才是人体衰老的第一征兆，所有的疾病都是因脊椎病变而引起的。而对于爱美的女性来说，健康的脊椎等于健全的心脏，而健全的心脏又等于平衡的油脂分泌，平衡油脂分泌又等于平滑的肌肤，由此将会展现一个美丽健康的你！对于脊椎保健，我们来看看专家们的建议。

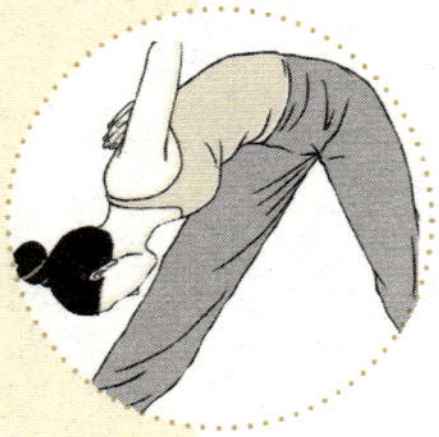

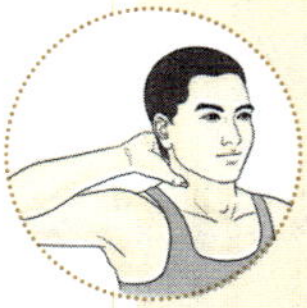

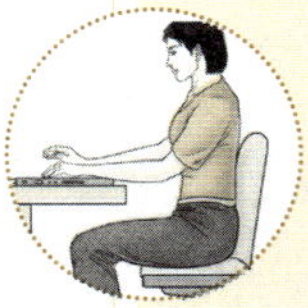

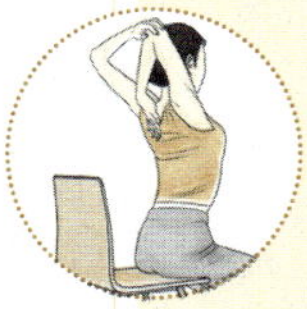

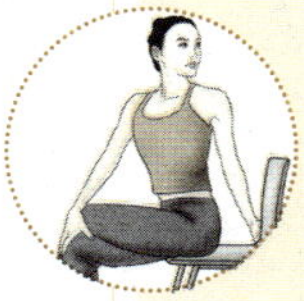

本章看点

- 睡觉整脊保健
- 小儿整脊保健
- 上班族整脊保健
- 整脊推拿延缓衰老
- 自我调脊延衰法
- 导引推拿保脊法
- 立式健脊增高法
- 整脊锻炼法
- 合并运动健脊法
- 金鱼运动强脊法
- 伸展运动健脊法
- 脊椎体操

015 睡觉整脊保健

睡觉对于每个人都是很重要的，只有高质量的睡眠才能使人精力充沛。在睡觉时，我们最好选择硬板床，不仅可以很好地缓解疲劳，还能维持固定的重心，对脊椎病变的预防和治疗都很有好处。

硬板床能矫正整个脊椎的异常，特别是对腰酸背痛等症状有很好的疗效。在人类直立行走之前，都是用四肢着地，脊椎承受的压力也比较小，而当人类开始用双腿行走后，脊椎承受的压力也随之变大，不仅受到头部的重力，还要承受走路、运动的冲力。为了适应这些压力，人类的脊椎在长期的进化中，逐渐形成了四个生理性弯曲，即颈椎向前凸、胸椎向后凸、腰椎向前凸、骶椎向后凸。

正是由于这四个生理性弯曲，人体的脊椎如同弹簧一样，能在剧烈运动或跳跃时缓冲震荡，保护胸腔和盆腔脏器。但是，也是因为四个弯曲在着力点和周围的小关节面上存在着间隙，一旦受到自上而下或自下而上的不均衡冲击，就会引起关节间的交合不正、歪斜等。尤其人类有 1/3 的时间是在睡眠中度过的，如果床铺的选择不当，很容易引起脊椎关节的异常。

现在，随着人们生活水平的提高，许多高档床出现在市面上，这些床具大多十分柔软，看起来非常舒适，但是从脊椎保健的角度上，这些床具却是不健康的。这是因为它们本身就很柔软，也很有弹性，因此在睡眠时不太容易维持一个固定的重心，会随着人们睡姿的改变而变换重心，不仅使脊椎的正常弯曲受到冲击，还会使人们变得更加疲倦。

近些年来，越来越多的人认识到了柔软床具对脊椎的损伤，硬板床也逐渐重新回到了人们的视野。日本医师渡边就曾指出睡眠时应该选择硬板床，这样可以帮助错位、偏歪的脊椎小关节复位，睡硬板床的婴幼儿能促进骨骼的正常发育，而女性则可以保持优美的形体。

此外，与柔软的床具相比，硬板床也比较容易保持身体的重心，使脊椎的椎体保持正常的平衡，同时也减少了脊椎相关疾病的发病率，有益于身体健康。

睡觉小常识

为了保护脊椎，我们在睡眠时最好采取仰卧和侧卧位，这样会伸展四肢，并使腰椎间隙压力明显降低，有利于脊椎的健康。

床垫稍软时

床垫在臀部下陷，使身体弯曲，会使腰椎处于较低的位置，不能维持脊椎的生理弯曲。

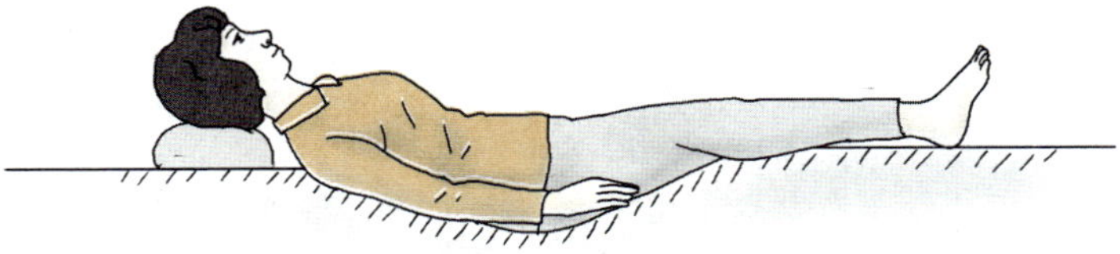

床垫过软时

床垫呈一弧度，头部和脚部位置较高，会使颈椎处于比较高的位置，身体的重心也不易固定。

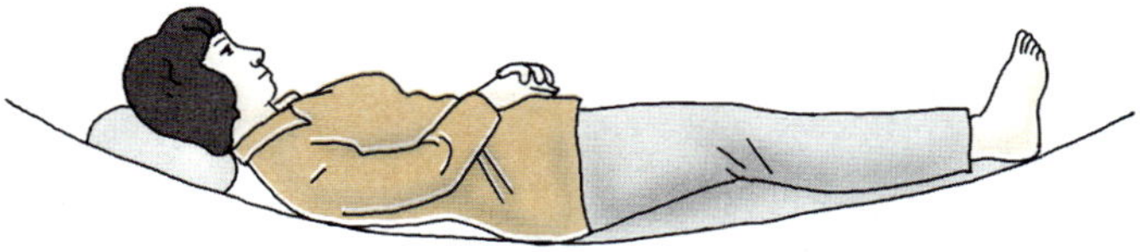

床垫适中时

床垫软硬适中，身体呈笔直状，脊椎维持正常的生理弯曲，较容易保持身体的重心，便于在睡眠中矫正脊椎。

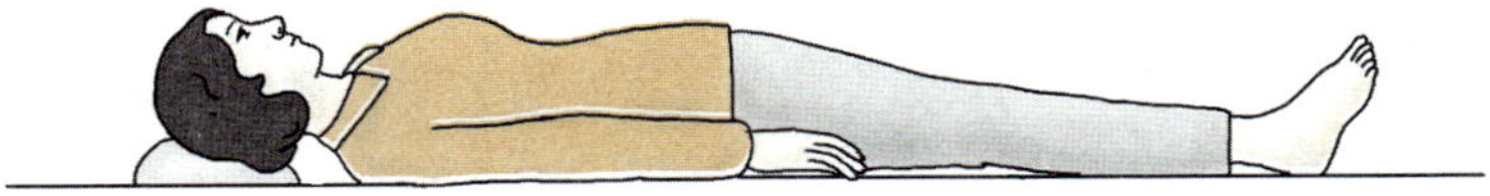

枕头过高

枕头超过 9 厘米，会使头部保持一个前仰的姿势，久之会导致头部或颈部肌肉硬化，所以枕头的高度约在 6 ~ 9 厘米。

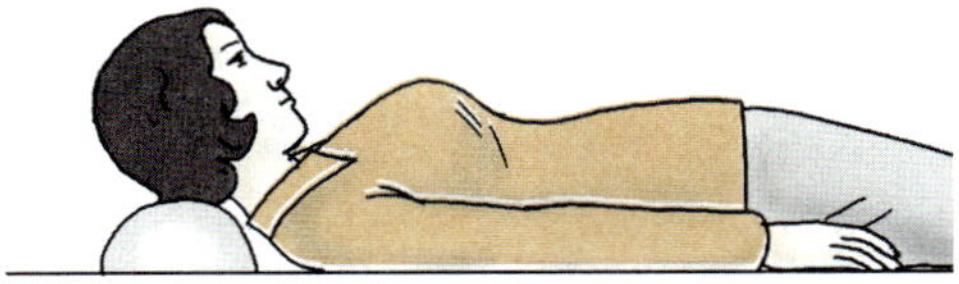

016 小儿整脊保健

每个父母都希望可以拥有一个聪明健康的宝宝，现在的准妈妈们更是从怀孕的第一刻起就开始注意对胎儿的培养。中医认为，小儿“稚阳未充，稚阴未长”，无论在物质基础和生理功能方面都是幼稚和不完全的，处在不断地生长发育过程中，即所谓“稚阴稚阳”之体。所以孩子出生以后，从新生儿、婴儿期、幼儿期、学龄前期，直到学龄期，都是人的一生中体格、神经系统等各方面生长发育最快、变化最大的阶段，也是最为重要的阶段。

小儿处于人体生长发育的最佳时期，具有特殊的生理和病理特点，其生长发育也有一定的规律，所谓“3 翻 6 坐 9 爬匐，1 岁下地会行走”，是指小儿的骨骼、肌肉发育情况，尤其是与脊椎发育密切相关。值得注意的是，如果过早地让小儿直立、行走等，将会影响小儿脊椎及下肢的发育，无法有效支撑其身体的重量，容易形成脊椎侧弯、“X”型或“O”型腿畸形等，所以小儿的脊椎保健至关重要。

新生儿的脊椎非常柔软，几乎完全是直的。出生后第 3 个月起，小儿开始出现抬头等动作，从而使肌肉得到强化，脊椎也开始形成第 1 个弯曲——颈曲。6 个月后，脊椎逐渐形成第 2 个弯曲——胸曲。此时小儿可以不用任何支撑就能单独坐立。1 岁前后，小儿开始爬行和学习走路，脊椎形成第 3 个弯曲——腰曲，但一直要到六、七岁，脊椎的生理弯曲才逐渐稳固形成。

小儿的整脊保健是以揉脊、按脊、推脊、捏脊等整脊手法为主，配合刺激相应的小儿特定穴位的方法来达到促进小儿生长发育，预防小儿疾病的目的。中医认为，小儿整脊手法可以疏通经络、流畅气血、调和脏腑，既能保健强身，又能治疗疾病。现代研究表明小儿整脊手法可刺激人体脊柱两侧的植物神经干和神经节，通过复杂的神经体液调节，提高小儿免疫系统功能，并整体地、双向地调节内脏的功能活动，从而促进小儿生长发育，防治多种疾病。

小儿整脊保健法

整脊保健技术作用于脊椎，不仅能促进脊椎的正常发育，还能保持脊椎的健康，促进儿童身心的健康发展。

抚摩背部

手掌面着力在小儿背部做轻柔抚摩1分钟，手法宜缓和协调，压力大小适当。

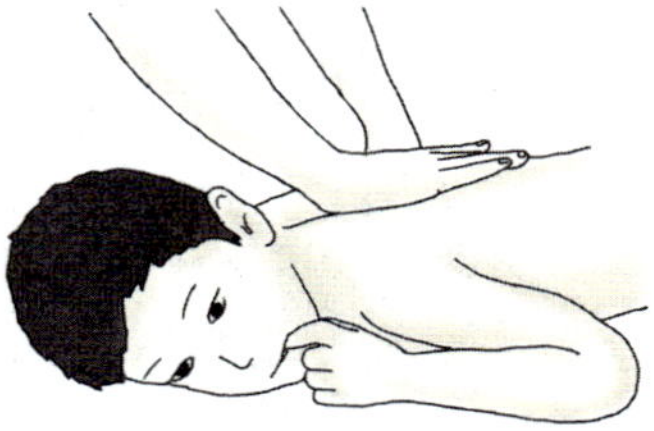

推拿法

掌跟着力，沿小儿脊椎及两侧膀胱经来回推动3分钟，父母操作时应沉肩、垂肘、悬腕，前臂主动运动，使手法的作用渗透于脊椎。

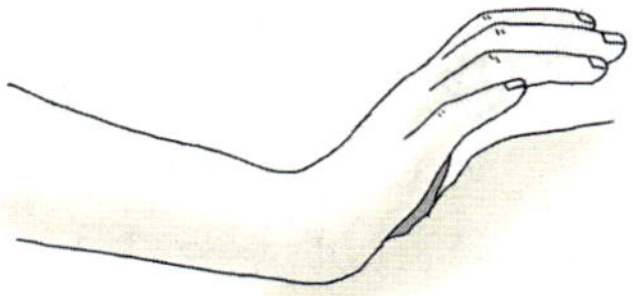

推揉法

在小儿脊椎及两侧膀胱经做来回推揉，操作时手法轻柔而均匀，不要离开接触的皮肤，并带动皮下组织随掌根的揉动而滑动。

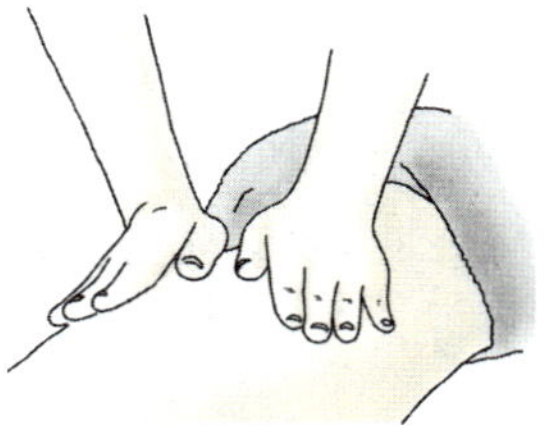

指按法

拇指指端着力，沿小儿脊椎及两侧膀胱经，自上而下的按压。本法用力须缓和渐进，切忌粗暴。

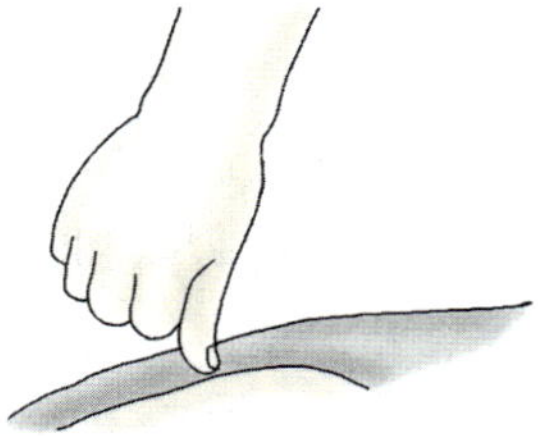

捏脊法

拇指与食、中两指相对用力，沿脊椎自下而上的捏拿长强至大椎的肌肤，操作时用力大小要适当，不可拧转，需作直线前进，不可歪斜。

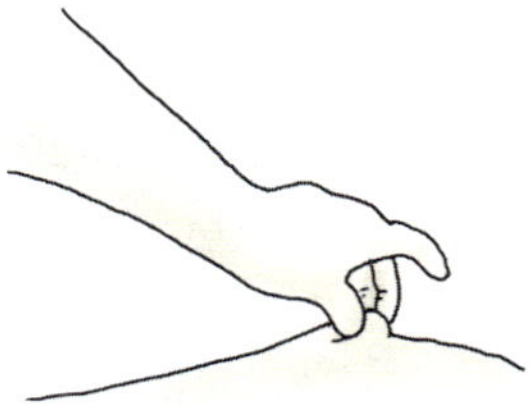

按揉法

双手拇指用力，分别按揉小儿脊椎两侧旁开1.5寸处的背俞穴，且以肺俞、脾俞、肾俞为重点。操作时按法与揉法结合，轻重适宜。

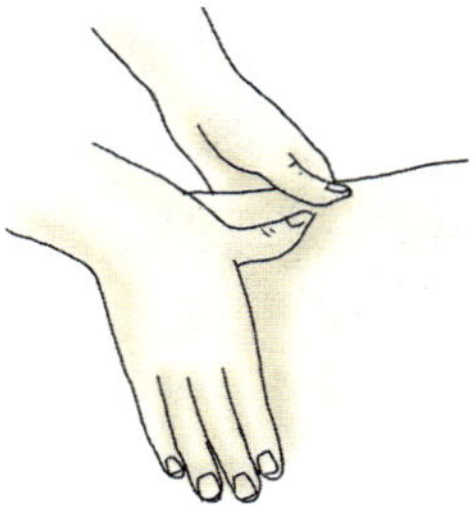

017 上班族整脊保健

上班族需要长时间伏案工作，如果能利用一天的空闲做一些简单的脊椎矫正运动，不但有利于缓解疲劳，也有利于脊椎的保健和疾病的防治。

让我们来了解一下每天24小时之内有哪些可以做的保健动作吧！

6：00：醒来后，先在床上做背部伸展运动、抱膝运动、双腿合并运动，大约做10分钟左右。

6：30：尽量双手合用来洗脸、刷牙，以使左右肌肉得到均衡的运动。如果时间充裕，还可以做一些腰、腿强化运动。

7：00：尽量用双手吃早餐，最好不要固定坐姿，以使腰部得到对称锻炼。

7：30：穿衣服时不要总是使用固定的一只手或脚，而应该尽量对称地使用手脚。穿鞋子时，尽量蹲下来，不要弯一半腰来穿鞋。

7：50：坐车时，如果是站立姿势，可以做踮起脚尖、放平脚底运动；如果是坐位，应保持正确的坐姿。

9：00：工作前可以利用墙壁或桌子做10分钟的腿部运动。在工作中，尽量抬头挺胸，正确坐在椅子上，每一个小时最好休息一次。如果有足够的空间，可以将一只脚放在另一只脚上，并竖起脚尖。

12：00：午休时最好做一些背部伸展运动，同时可以利用墙壁或桌子做腿部运动。如果有足够的时间和空间，也可以做一些弯腰运动、双腿合并运动，不仅能消除疲劳，也能矫正脊椎。

18：00：下班后做一些背部伸展运动、颈部旋转运动、肩部上下运动、腿部屈伸运动，大约坚持15分钟。

19：00：回到家后，慢慢地脱去衣服、鞋子，然后可以在地上做10分钟的背部伸展运动，再休息10分钟左右。

19：30：吃晚餐时，尽量活动一下较少用到的手腕、脚腕，最好用与早餐不同的姿势吃饭。

22：00：洗澡时，可做一些颈部、肩部运动。

23：00：睡觉之前，做30分钟的抱膝运动、弯腰运动及其他肩背动作。

24小时脊椎保健

24小时脊椎保健法主要针对上班族，他们可以利用空闲时间做一些简单的脊椎保健动作，能对保护脊椎起到较好的成效。

伸展膝盖

醒来后，身体仰躺，右手抱起右膝最大幅度向上半身拉扯，注意速度要缓慢，不宜过快。左右双腿交替着做，两边各5次。

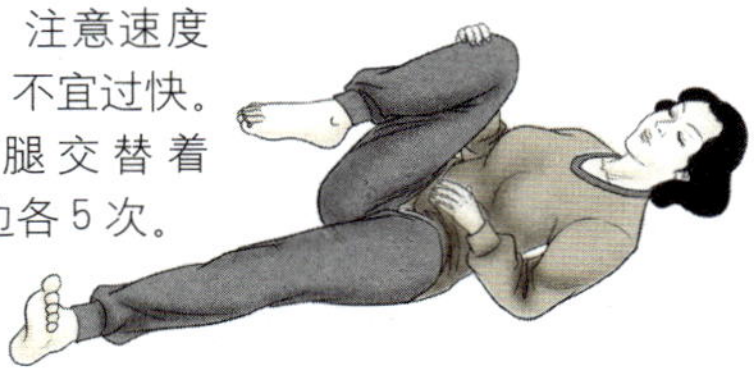

伸展运动

在起床后、上班前，可以做一些背部伸展运动，使僵硬的肌肉得到放松，大约做5分钟。

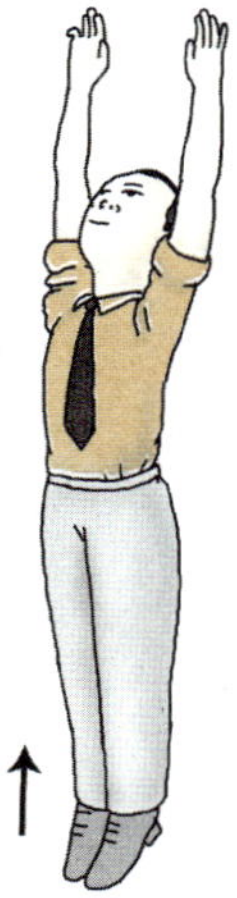

洗脸时

洗漱时，微微屈膝，用膝盖顶着洗脸台，这样能有效地将体重分散，不会对脊椎造成过大的负担。

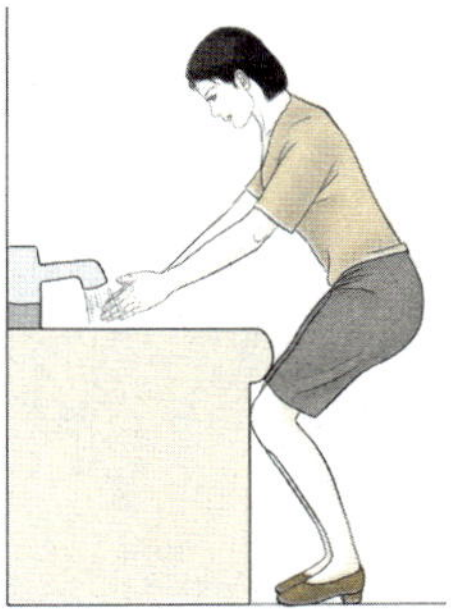

刷牙时

尽量双手都使用，可一手端杯子，一手拿牙刷，这样可以使左右肌肉得到均衡运动。

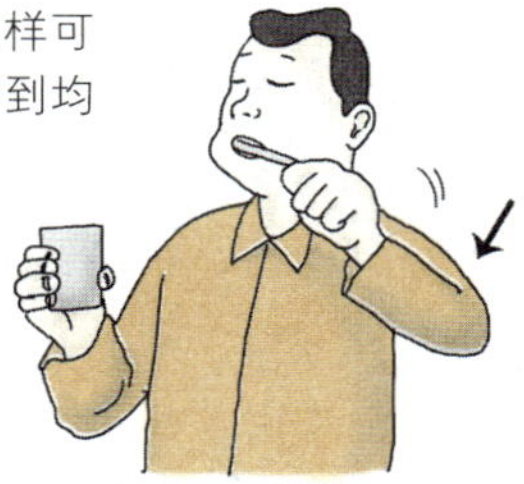

坐车时

如果在公车没有座位站立时，一手抓紧吊环，然后可以踮起脚尖使脚部直立，这个时候会收紧小腹，挺直脊背，使脊椎伸展。

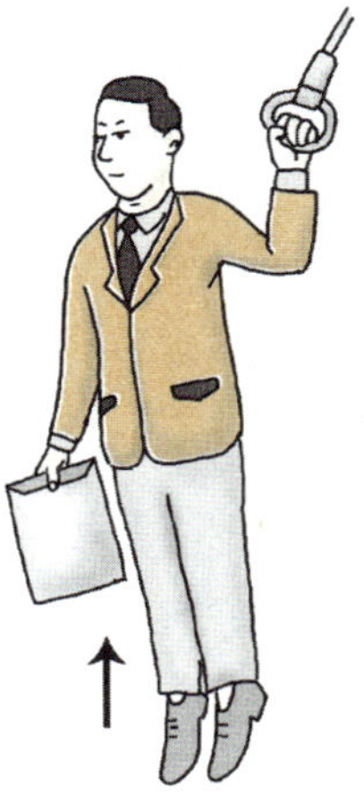

上班间隙中

在上班的空闲时间，可以做腰腿强化动作，双手扶住桌边，一腿伸直，一腿抬高后伸，双腿交替进行。

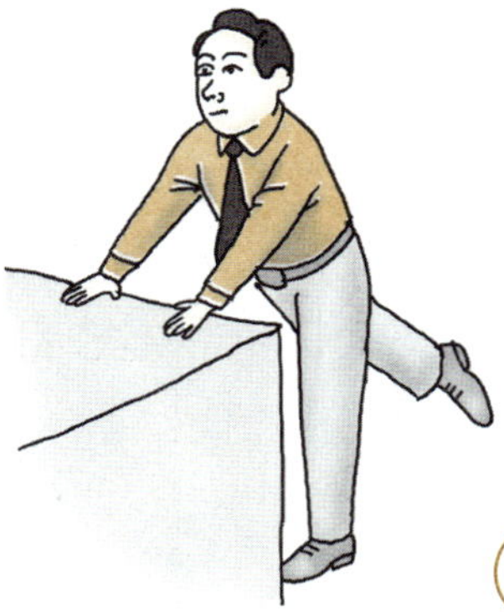

018 整脊推拿延缓衰老

根据人类的衰老机制，延缓衰老应从年轻时开始，延缓衰老的目的在于最大限度地延长整个生命历程中的青春和健康期，而不是单纯地延长寿命。按照整脊专家的多年经验，其总结出的整脊原则是：整骨不整肌，根本不懂医；整肌不整椎，病痛一大堆。

◉ 整脊延缓衰老的原理

整脊延缓衰老的作用机制主要体现在三个方面：

①通过整脊改善脊柱自身的功能状态，延缓脊柱的退变进程，进而延缓衰老，即延缓生理性衰老。

②通过整脊防治与年龄相关的脊柱及脊柱相关性疾病的发生与发展，改善中老年人的生活质量，达到延缓衰老的目的，即预防病理性衰老。

③在上颈段、下腰段和骶部脊柱施术，刺激副交感神经中枢，调节躯体—内脏功能活动，既可使全身代谢平衡、血压下降而处于储能状态，又可使与延年有关的组织器官如生殖腺的血流量和营养加强，从而发挥延缓衰老的作用。

◉ 整脊延缓衰老的手法

延缓衰老的推拿整脊保健手法可以单独运用，也可以与膏摩、药熨和药浴等辅助整脊方法配合运用以增强手法应用效果。推拿整脊的体位选择以既能让患者感觉舒适，可持续一定时间，又能方便操作为原则，其手法包括按、揉、拿、点、推、摩、弹拨、拍法、叩法等。

◉ 整脊延缓衰老的注意事项

1. 手法操作过程中可配合膏摩，如用各种芳香精油配合手法操作，一方面可以保护皮肤、增强手法的渗透作用；另一方面可使精油通过透皮吸收，促进皮下组织的新陈代谢，起到精油应有的作用。手法操作结束后，可在腰骶部使用药熨，能进一步温肾壮阳，激发人体阳气，加强延缓衰老的作用。

2. 药浴通常在手法操作之前适用，可以使受术者身心高度放松，常用鲜花或藿香、佩兰等具有芳香气味的中草药作为入浴药物，也可以直接采用桑拿或温水浴的方式利用温热的作用使患者放松。

整脊推拿的穴位

整脊推拿以脊椎段穴位为主，尤其是腰骶段，另外配以督脉、手足太阳、少阳和阳明经的经穴，还可以适当配合任脉及其他阴经的穴位。

背面图

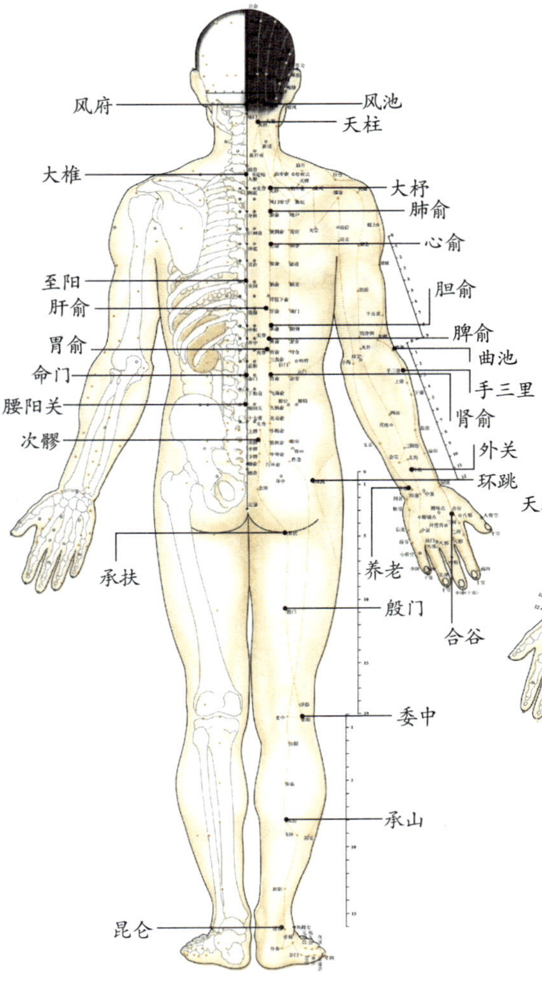

正面图

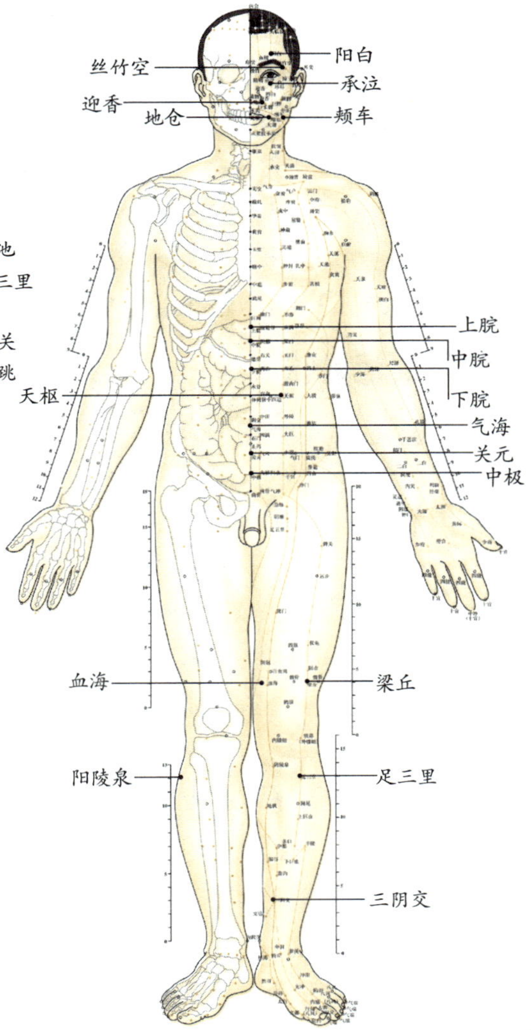

019 自我调脊延衰法

所谓的自我调脊，也就是自己做一些简单的腿部动作，因为腿部动作是通过牵引双腿来强化腰部和腿部肌肉的保健操，这些动作不仅可以锻炼髋关节附近的肌肉，还能保持身体的平衡，增强人的活力。

通过腿部运动，可以锻炼髋关节附近的肌肉，因此可以防治髋关节的脱臼，并能强化腰部和腿部的肌肉，从而保持身体的平衡，对防止老化有很大的帮助。腿部运动主要针对的是第 9 ～第 12 胸椎、第 1 ～第 5 腰椎以及骶骨的异常，是强化腰部和腿部肌肉的运动。

此外，腰部和骨盆的内脏器官是人体重要的部分，对人体的活力有很大的影响，特别是人体的腰椎附近有很多重要的俞穴。当腰部出现异常时，很容易影响到内脏器官，不仅使人体缺乏活力，还会表现在膝部。一旦膝部衰弱无力，人体的弯曲就变得困难，身体也无法保持平衡，进而使上半身乃至脑部的功能减弱，甚至使全身的功能钝化，出现提早老化。

根据姿势的不同，腿部运动可以分为站立运动法和仰卧运动法。

站立运动法

1. 双脚合拢，挺胸抬头，面对墙壁站立。

2. 右腿保持不动，将左腿往后拉 10 厘米。

3. 双手抵住墙壁，要好像抬起腰部一样，抬头挺胸，将左腿向后拉伸。

4. 上身姿势不变，将伸向后方的脚收回，向前抬起，形成似乎抱住膝盖的姿势，维持 10 秒钟左右后再放下。如此反复将整组动作做 10 次。

仰卧运动法

1. 仰卧在地上或坚硬的床上，以腰为支点，抬起双脚，然后在脚底放上一块板子，并在板子上放置 2 千克的物品。

2. 保持姿势不变，做屈膝运动，维持片刻。

3. 放下双脚，恢复原状。

在做仰卧运动时，如果运动者能轻易在 1 分钟做到 40 ～ 50 次，每次可增加 0.5 千克的重量，然后继续练习。如果担心脚底木板上的物品掉落，可以将木板固定在屋顶或其他地方，只要足底刚好接触到即可。

腿部站立运动法

腿部运动是强化腰部和腿部肌肉的保健操，可分为站立法和仰卧法，其中站立法操作较为简单，很容易学会。

动作一

双脚合拢，双臂在身体两侧自然下垂，挺胸抬头，面向墙壁笔直站立。

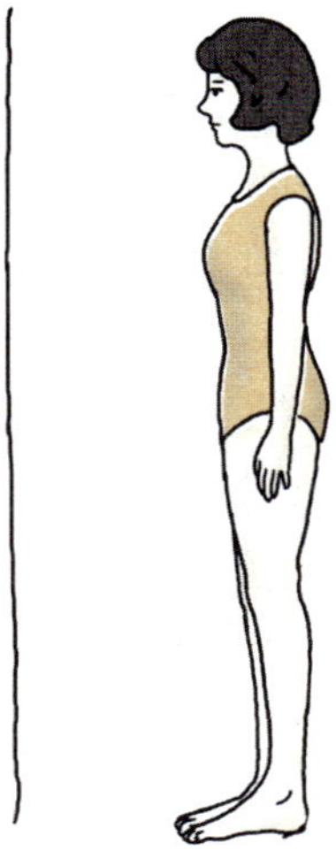

动作二

伸出双手使手掌贴着墙壁，手臂与地面平行，然后将左腿往后拉10厘米。

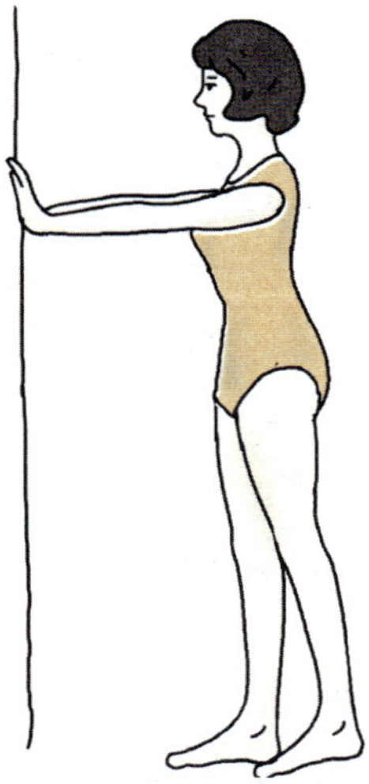

动作三

双手用力抵住墙壁，保持手臂伸直状态，将左腿尽可能向后拉伸，使脚尖着地。

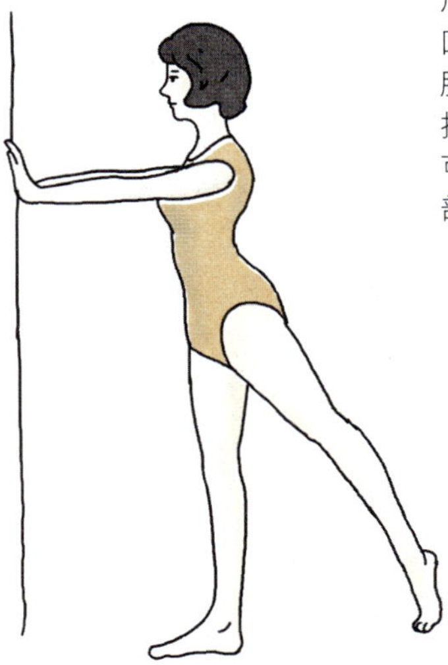

动作四

上身姿势不变，将伸向后方的左脚收回，然后再屈膝，使膝盖上抬到极限，尽可能地靠近胸部，脚背伸直。

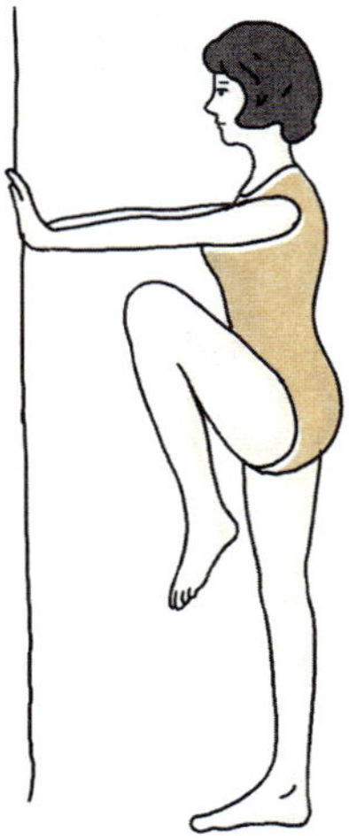

020 导引推拿保脊法

导引是一种常用的养生保健方法，可以通过发挥锻炼者的主观能动作用，更好地促进机体的健康，称为脊柱导引健康法；在导引整脊保健技术中，又称为脊柱整体导引技术。常用的脊柱整体导引技术有易筋经、龟蛇导引术、五禽戏、八段锦、太极拳等。

导引可追溯到原始社会或者更早，据《吕氏春秋·古乐》记载："昔陶唐氏之始，阴多滞伏而湛积，水道壅塞，不行其原，民气郁阏而滞著，筋骨瑟缩不达，故作舞以宣导之。"有些学者认为上古尧时洪水为患，造成"筋骨瑟缩"，当时的对策"舞"是导引的最早雏形。

推拿按摩起源于原始人类的零星的不完备的群体医疗实践，萌芽于人类本能的自我保护，也可追溯到原始社会。人类在最繁重艰苦的劳动过程中经常发生损伤和病痛，就会不自觉地抚摸和拍打疼痛局部，由本能动作逐渐发展到自觉的医疗行为，则形成了按摩术。

中医经典著作《黄帝内经》把导引和按摩作为防治疾病的重要手段纳入了医学体系之中，并且指出，导引按摩的发源地是中国以河南为中心的中原地区。《素问·奇病》、《灵枢·病传》等也有导引按摩以及其适应证的记载。

推拿导引不论是作为中医治疗的方法，还是作为养生康复的手段，都是简便易行、行之有效的方式。按摩导引具有调整脏腑阴阳、舒筋通络、行气活血、消肿散淤、解痉止痛及滑利关节等作用，明代徐春圃倡导从头到足的全身按摩，认为按摩可以行气血、宣壅滞、泻邪气，长期坚持可以永葆青春，"色如少女"。另外在手法上也有发展，除按法、摩法外还有搓、揉、捶、捻等方法。

现代医学的研究也表明，导引推拿是一种物理疗法，它通过按摩对机体的刺激，导致能量、信息的吸收、转换、传递，进而引起机体生物物理和生物化学反应，对机体的效应及局部组织超微结构及神经生理、神经生化及神经内分泌等产生系统性的影响。

现代导引推拿法

引导推拿法发展到现代，除按法、摩法外还有搓、揉、捶、捻等方法，在这里给大家介绍几种操作方便的方法。

按法

用手指的指端或螺纹面垂直向特定部位按压，也可以使用手掌或肘部进行按压。

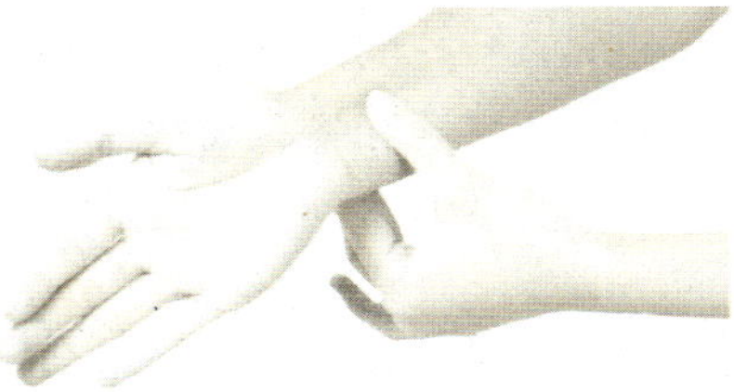

摩法

用手掌掌面或四指指腹附着于施术部位，做有节律的环形摩动。

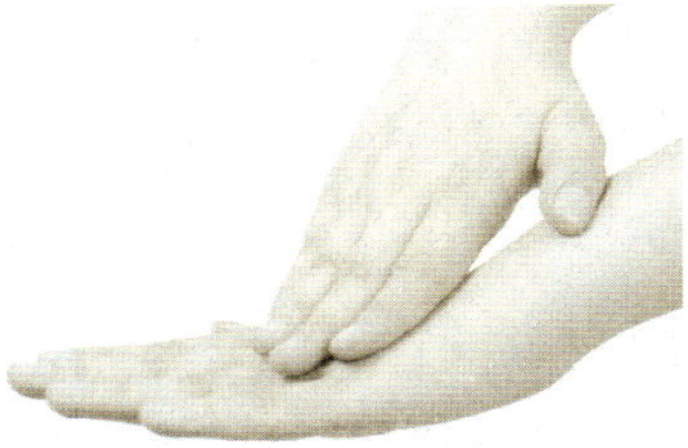

搓法

五指微屈，自然展开，用手指末端接触体表，做单方向滑动梳理的手法。

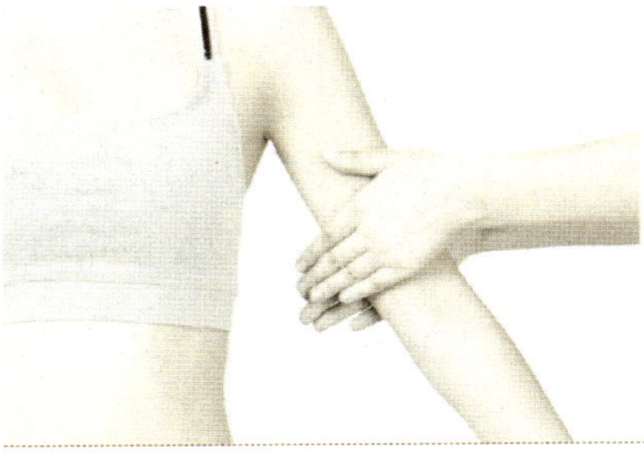

揉法

用拇指、食指、中指的指端或螺纹面垂直向特定部位按压，也可用手掌大鱼际和掌跟揉动。

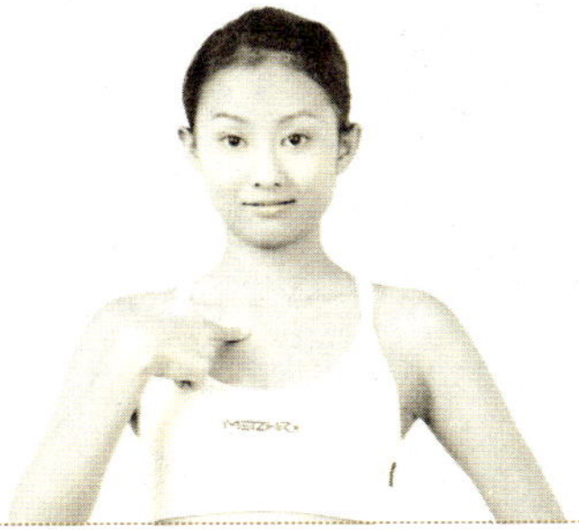

捶法

将手握成空拳，用拳背或小鱼际侧击打，也称为拳击法。

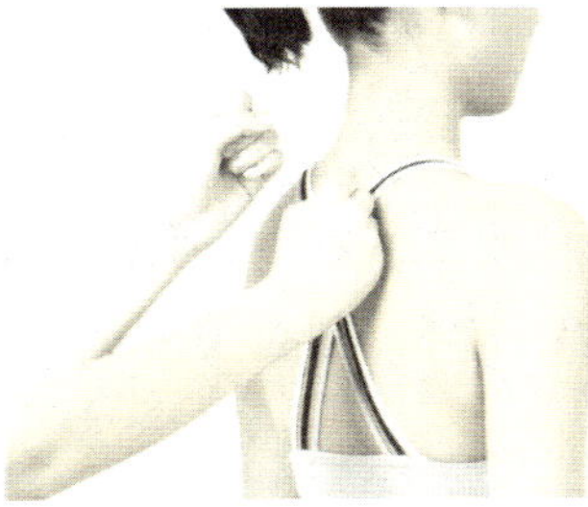

捻法

用拇指、食指指腹捏住施术部位，两指做对称有力的环转捻动的手法。

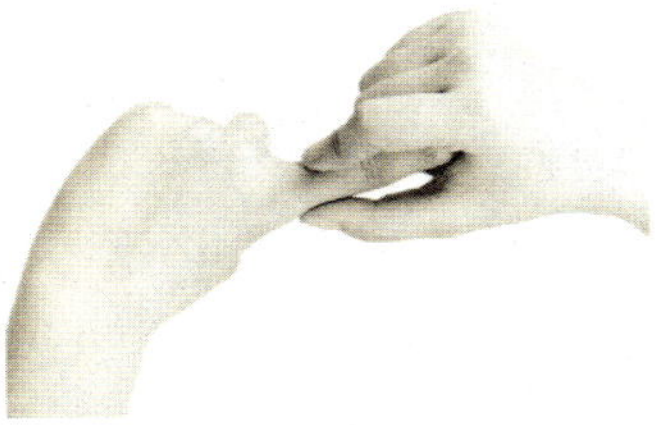

021 立式健脊增高法

现代年轻人的身高比过去增高了很多，然而，仍有许多个子矮小的青少年为增高而苦恼。从生理学角度讲，人的身高主要是由腿和脊柱的长度决定的。所以，为了增高，必须增加腿和脊柱的长度。

腿的发育除了受营养、运动和生活方式等因素影响外，还与脊柱的健康状态有极为密切的关系，这是因为支配下肢的神经来自腰、骶部脊柱神经，腰骶椎的结构和功能状态直接影响下肢的生长发育。由此可见，脊柱的健康发育在增高上起着非常重要的作用。下面我们重点介绍几种具有显著整脊和增高双重效果的立式导引增高法。

● 挺脊踮足

两脚合并站立，沉肩垂肘，挺胸拔背，眼睛平视前方，自然呼吸或腹式呼吸。吸气收腹，两足跟同时慢慢抬起，手臂也随之平抬与地面平行，手掌上伸与手臂垂直。保持此动作尽量长的时间后呼气松腹，同时两足跟慢慢落下，手臂收回，反复 20 ～ 30 次为 1 组，每日 3 ～ 5 组。

● 伸臂转腰

两脚分开站立，两臂伸直，双手掌在头顶上方合并。双臂向左旋转，同时头颈部和腰部也向左扭动，扭转至极限，维持 10 秒钟左右，恢复站立位，再向右扭转。如此左右交替，有节奏地进行 10 次。操作时上身及腰部的旋转要尽量用力，使脊柱、下肢骨关节和相关肌肉得到充分运动。

● 合掌划圈

站立位，双脚双膝靠拢，两臂伸直，双手掌在头顶上方合并。然后前后左右的扭转腰部，使手掌在空中画圈。做这个动作时要注意保持身体平衡，手臂外伸要适度，不要过度屈伸，以免对脊椎造成多余的负担。

● 提腿站立

站立位，右脚站立，左脚提起使脚掌贴于右腿的大腿部，同时左手屈肘，手掌在胸前伸直，右手臂在头顶上方伸直，然后尽量使身体偏向左侧。此时腰部、脚踝都会用力以保持身体平衡，从而达到锻炼全身脊椎及关节的目的。坚持片刻后恢复站立位，反方向相同方法进行。

立式健脊运动

腰、骶部脊柱神经，腰骶椎的结构和功能状态直接影响下肢的生长发育，所以立式健脊动作在有益于脊椎的同时也有助于身高的增长。

挺脊踮足

两脚合并站立，沉肩垂肘，挺胸拔背，眼睛平视前方，自然呼吸或腹式呼吸。吸气收腹，两足跟同时慢慢抬起，手臂也随之平抬与地面平行，手掌上伸与手臂垂直。

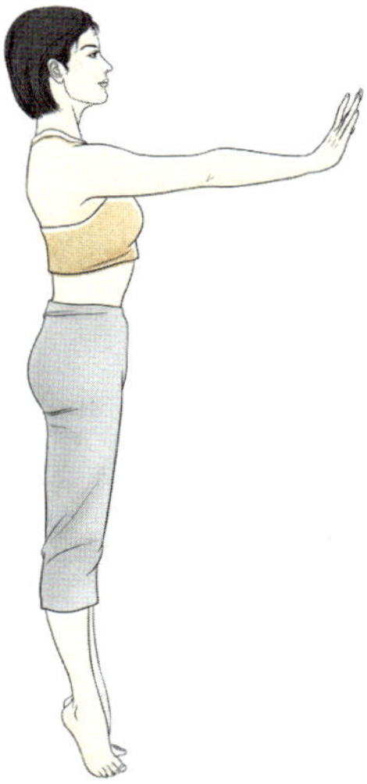

伸臂转腰

两脚分开站立，两臂伸直，双手掌在头顶上方合并。双臂向左旋转，同时头颈部和腰部也向左扭动，扭转至极限，维持10秒钟左右，恢复站立位。

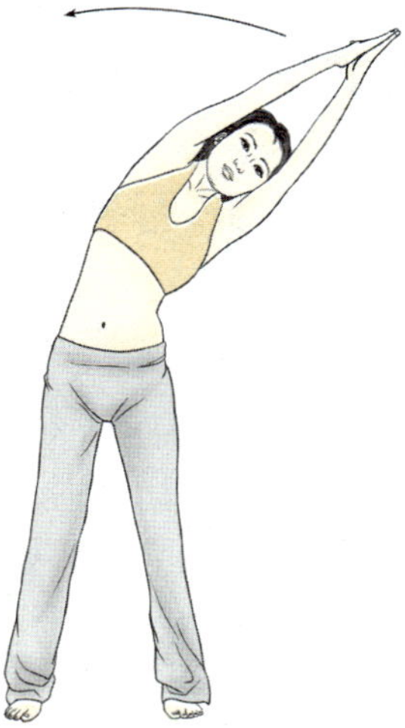

合掌划圈

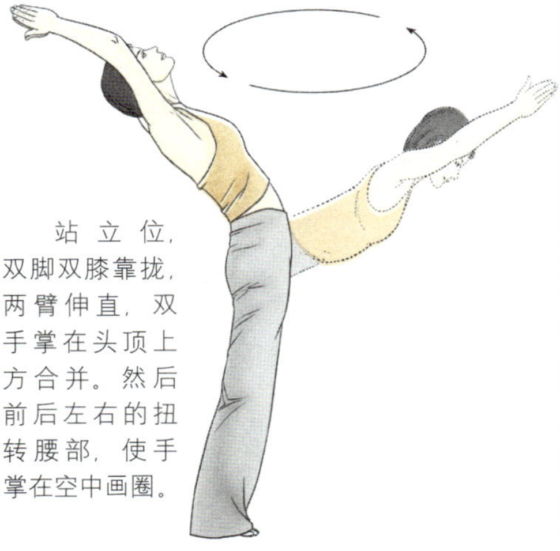

站立位，双脚双膝靠拢，两臂伸直，双手掌在头顶上方合并。然后前后左右的扭转腰部，使手掌在空中画圈。

提腿站立

站立位，右脚站立，左脚提起使脚掌贴于右腿的大腿部，同时左手屈肘，手掌在胸前伸直，右手臂在头顶上方伸直，然后尽量使身体偏向左侧。

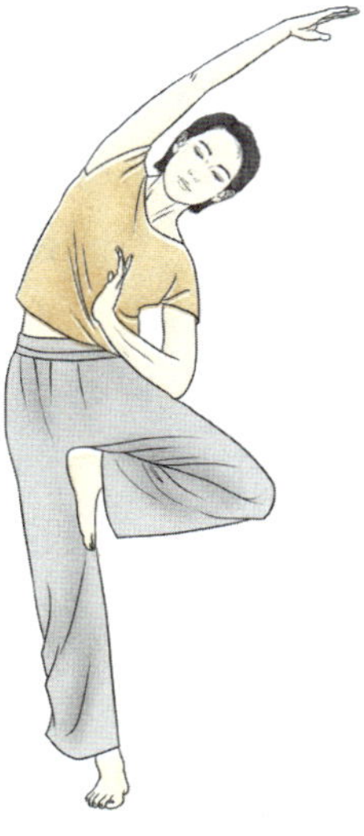

022 整脊锻炼法

脊椎瑜伽锻炼可以极大地改善身体形态。此外，它还可以有针对性地预防腰椎及颈椎疾病。随着脊椎疾病在人群中发病的增多，很多人开始通过瑜伽练习寻求脊椎保健的方法。

瑜伽的概念来自最古老的生活理念。它是由印度哲人身体力行并加以传播的。但他们想必不会料到，这种源自远东的古老沉思方式竟然会在美国成为时尚。当然，出现在健身房中的活力瑜伽、接触瑜伽以及脊椎瑜伽已经有了很大的变化，其中大胆地融入了西方运动所崇尚的活力。古典的瑜伽与西方运动的有机结合，给予锻炼者的是身心的双重收益。

脊椎瑜伽相对来说是一种较为柔和的锻炼方式。它能有效地增强背部肌肉，尤其适合于成天坐在电脑前面的人们。锻炼者伴着柔和的音乐节奏，轮番地收紧和放松背部肌肉，同时运用中国式的丹田吐纳和集中意念来放松身心、储蓄能量。

然而，我们发现许多人在练习瑜伽某些体式时，如：扭动颈椎的活动范围过大，让头部刻意进行大回转动作，转动中头部过于用力，这些出现在初学者身上居多，这样，对颈椎产生过大的冲击，是不利于颈椎健康的。正确的方法应当是做方向的运动时，即向左、向右、水平转动时，需要放松、轻松并柔和有度，配合呼吸才能有效，否则，生硬的扭动属于不良姿势，引发并加重颈椎病。又如：一些瑜伽练习者，身体的腰身向左、向右侧弯及向前、向后弯时，每个动作重复时过度用力，过于向难度或者所谓的标准姿势看齐，因此，常有练习者感到身体酸痛、疲劳等，正是如此，腰椎问题不但得不到治疗或者矫正，反而容易加重症状。

瑜伽之所以对健康有如此大的影响，很大程度上是因为它能直接作用于脊柱。瑜伽体式包含了脊柱各个方向的运动，如扭转、前弯后仰、左右侧展等。如此就能很好地梳理脊柱，并强化支撑脊柱的肌肉，使我们保持健康和年轻的状态。

瑜伽整脊法

瑜伽锻炼能很好地梳理整个脊椎，同时也能强化支撑脊柱的肌肉，使我们保持健康和年轻的状态。

扩胸张背

双腿交叉的坐下，将一只手经过同侧肩部往后伸，另一只手从下方伸向背后，两只手在背后握住，然后双手施力，使胸背部向后扩张。

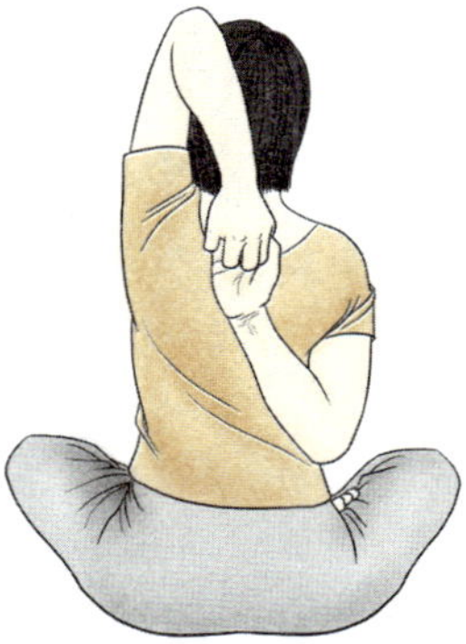

全身伸展

站立位，上身逐渐前屈 90°。一侧上肢向前伸展，另一侧下肢做后伸平举动作，与躯干成一直线。稍维持片刻后，再以同样方法做另一侧下肢平举动作。

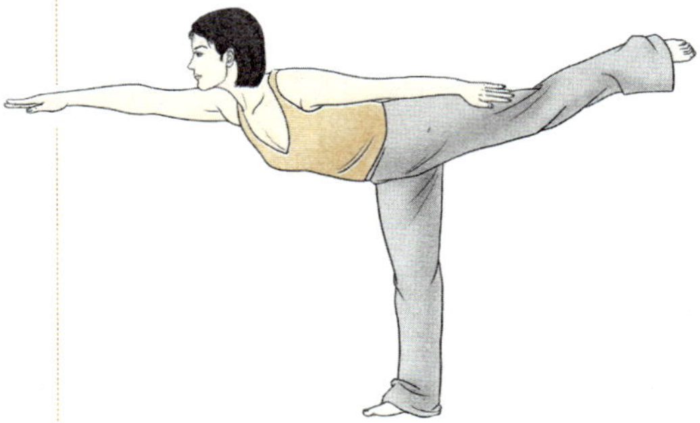

俯卧伸腰

取俯卧位，以腹部为支点，双上肢及胸部一起后仰离床，使背肌收缩，同时双腿保持并拢的姿势也尽可能的向上抬起。坚持片刻之后再恢复俯卧位，如此反复进行。

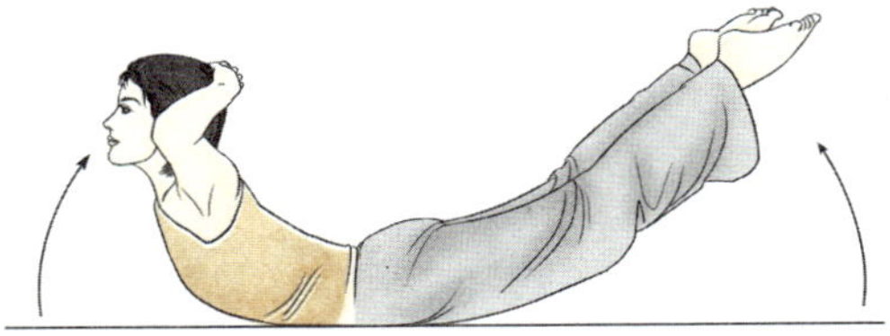

单侧抱膝

仰卧，保持双腿、双脚伸直的状态抬起下肢，然后将一侧下肢屈曲，上半身抬起，两手抱膝使其向腹部靠拢，另侧下肢尽量伸直。坚持片刻后恢复初始位，左右交替进行。

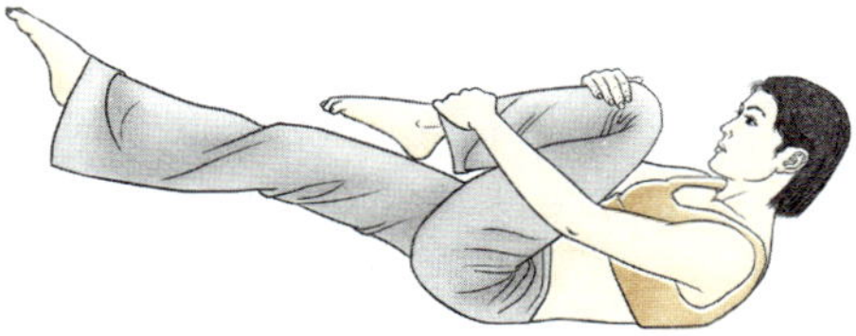

023 合并运动健脊法

合并运动是通过合并腿部来矫正髋关节脱臼的保健操，尤其是对于髋关节脱臼形成的 X 型腿有很好的功效。

合并运动是使双腿合并所进行的运动，其锻炼重点主要针对的是第 3 ~第 5 腰椎和骶椎的异常，特别是对髋关节脱臼及其引起的前方转位和后方转位有很好的矫正作用。

通过合并运动，可以使脱臼的髋关节恢复正常，尤其对于因髋关节脱臼形成的 X 型腿有较好的功效，如果在矫正手术后多加练习，效果会更加显著。

除此之外，后方移位综合征和月经痛的女性，也可以通过合并运动进行矫正，月经痛的症状也能得到缓解。但是如在运动中出现疼痛或不适，应立即停止运动。此外，合并运动通过双脚的拉伸可以运动腰部，对强化腰部肌肉、调整血管、神经和骨盆内的脏器都有一定的作用。

◉ 操作方法

1. 仰卧在地上或坚硬的床上，全身放松，使双手交叠的放在脑后，然后将双脚的脚掌立起来，屈曲双腿的膝关节使脚掌底相对合拢。

2. 维持上肢姿势不动，接着以双脚脚掌相合的姿势使脚部在地上向上滑行，慢慢向腰部移动，尽量使足踝接近髋关节。

3. 双脚上移到极限后，维持这个姿势直到不能坚持时，将双脚缓慢下滑，恢复初始姿势，休息片刻后，再反复进行。

刚开始做合并运动时，可能会觉得困难，只要循序渐进地让足踝接近髋关节即可。合并运动的基准是 1 天大约 20 次，如果严重的 X 型腿或是两腿长度相差很大的人，一天可以做 50 ~ 100 次，坚持 3 个月以上就会有良好的效果。在做完合并运动后，应原地休息 10 分钟，如果每天坚持练习，必会取得很好的效果。

合并运动

合并运动是矫正腰椎的保健操，长期坚持对髋关节脱臼有很好的治疗效果，同时也能减轻女性生理期时的腰部疼痛。

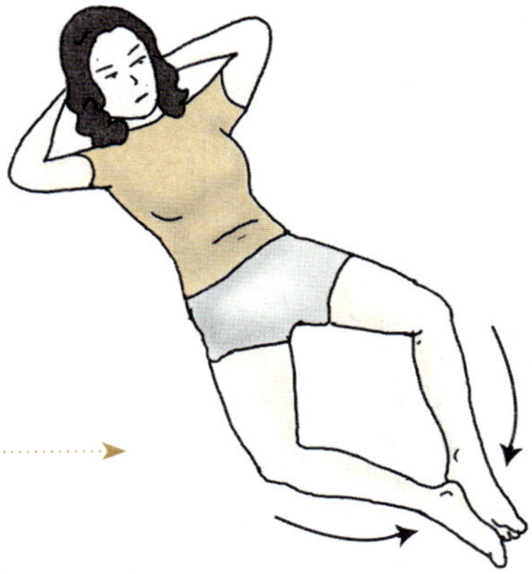

动作一

仰卧在地上或坚硬的床上，全身放松，使双手交叠的放在脑后，然后将双脚的脚掌立起来，屈曲双腿的膝关节使脚掌底相对合拢。

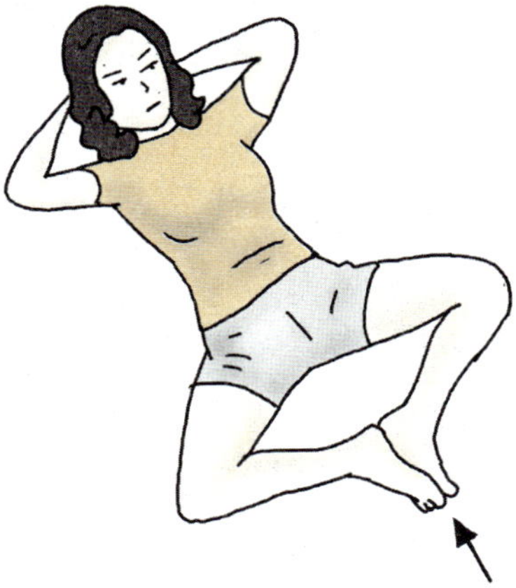

动作二

维持上肢姿势不动，接着以双脚脚掌相合的姿势使脚部在地上向上滑行，慢慢向腰部移动，尽量使足踝接近髋关节。

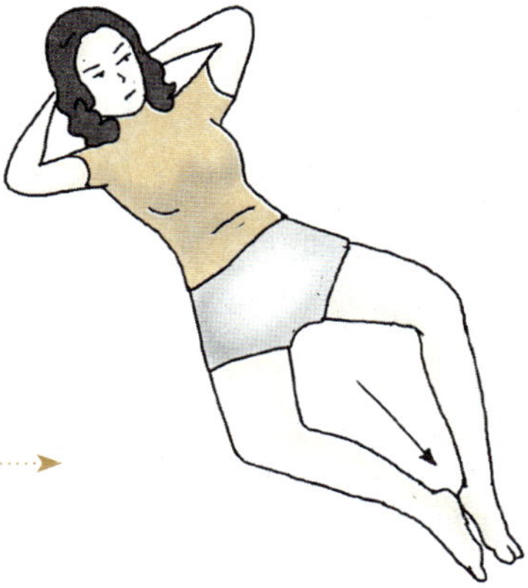

动作三

双脚上移到极限后，维持这个姿势直到不能坚持时，将双脚缓慢下滑，恢复初始姿势，休息片刻后，再反复进行。

024 金鱼运动强脊法

金鱼运动是受到金鱼在水中游泳姿势的启发而来，主要治疗的是脊椎的左右侧弯。由于此运动在强化内脏方面有着很好的效果，所以经常也被用来防治肠胃疾病。

金鱼运动主要针对胸椎和腰椎的异常，特别是对脊椎左右侧弯有很好的矫正效果，还能矫正脊柱小关节半脱位、椎间孔扭曲变小等，消除脊髓神经受压和末梢神经麻痹感，使全身神经功能恢复正常。

金鱼运动的动作幅度较大，独自很难完成时，可以请一个人帮忙抓住双脚，然后再做摆动的动作，这样运动也会比较轻松。但是，帮助的人应配合运动者身体的状态，以舒适的节奏进行，握住双脚的力度不可过强，动作的速度也不可太快，否则不仅会妨碍运动者，还有可能使运动者受到不必要的损伤。独自做金鱼运动时，可以在门上的横木或墙壁悬挂绳子，然后把脚吊起来，只要与地板稍有些距离，就可以独自轻松地完成动作。

◉ 操作方法

1. 仰卧在地上或坚硬的床上，身体尽量伸直，全身放松，双脚并拢上跷，双手交叠，放在脑后。

2. 手肘张开，上半身、下半身稍稍抬起，以腰部为支点，与地板保持水平，像鱼在水中游那样左右摆动身体 2 ~ 5 分钟，每日 2 ~ 3 次。

金鱼运动不仅能矫正脊椎左右侧弯，还能缓解脊椎神经的压力，对强化脊背肌肉也很有好处。此外，此运动能刺激腹部，对内脏功能也有强化作用，特别是对治疗和预防肠扭转、肠闭塞、便秘有较好的功效，中年肥胖者也可做金鱼运动来使腰部变细。

近些年来，日本养生学家提出了一套名为“西氏健康法”的养生保健操，金鱼运动就被列入这套保健操的内容之中。根据相关资料，日本养生学家指出金鱼运动有着和谐交感神经与副交感神经及全身的神经机能、预防脊椎侧弯症、加强胃肠蠕动的功效，不仅能降低患阑尾炎的概率，还能增进骨髓的生成。

金鱼运动

金鱼运动主要是利用左右扭转腰部的方式来矫正脊椎的左右侧弯，长期坚持这一动作，还能使腰部变细，爱美的女生们也不妨试试这一动作！

动作一

仰卧在地上或坚硬的床上，身体尽量伸直，全身放松，双脚并拢上跷，双手交叠，放在脑后。

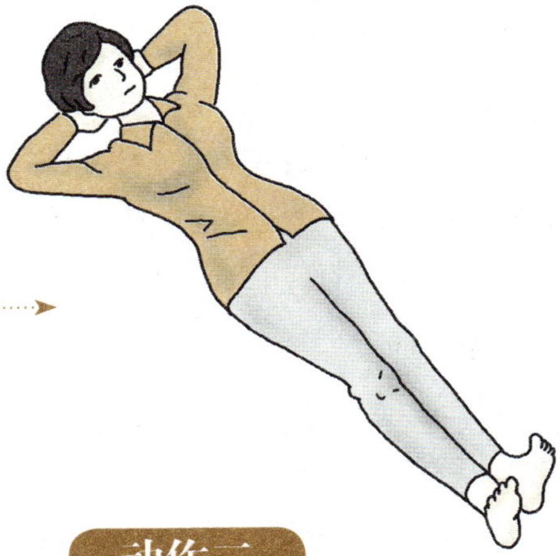

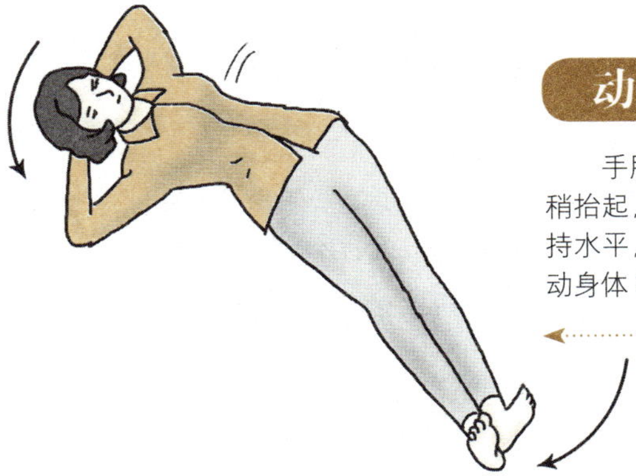

动作二

手肘张开，上半身、下半身稍稍抬起，以腰部为支点，与地板保持水平，像鱼在水中游那样左右摆动身体 2 ~ 5 分钟，每日 2 ~ 3 次。

延伸动作

在金鱼动作的基础上，还可以做一下这个延伸动作。首先是动作一的姿势，然后腹部用力，双手抱头，抬起上半身，同时脚背向内即小腿方向弯曲，坚持片刻后恢复初始姿势。

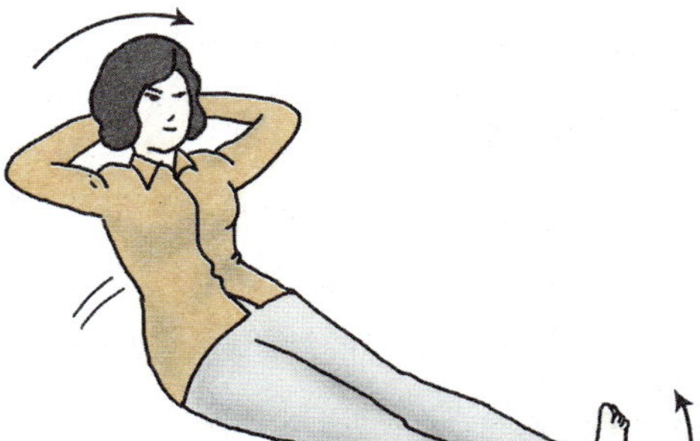

025 伸展运动健脊法

伸展运动是一种简单而方便的身体保健运动，长期坚持这项运动，能增强身体的柔软度，使肌肉放松，进而减少肌肉的受伤机会和酸疼情况，有效地预防脊椎病症。

下面给大家介绍的这几个简单的伸展运动动作，都能很好地缓解运动所带来的疲劳，促进身体各关节的血液循环，缓解脊椎疲劳。无论采用哪种姿势做伸展运动都可以让全身的肌肉适度伸缩，它对因坐办公室或站着工作所产生的疲劳等症状有很好的缓解作用。

抬腿动作

身体仰卧，两眼向上平视，右腿伸直抬起，双手置于右腿膝盖后部并夹紧，将膝盖向胸前靠拢，脚背保持尽可能大的弯曲状态，呼气的同时双臂肘部弯曲，牵拉上体，并头颈部前倾，维持 10 ~ 15 秒，重复 2 ~ 3 次。左腿相同方法进行。

转动膝盖

身体平躺，两眼直视上方，放松肌肉，然后轻轻呼气，左腿 90° 屈膝，右手按在左腿弯曲的膝盖上向右转动，同时保持左肩稳定不转动，头部偏向左方，腰部跟着最大幅度的转动，左右腿各做 2 ~ 3 次。此动作可以缓解日常生活中累积的腰部无力、沉重感。

扭腰动作

站立姿势，双臂自然下垂，双脚打开与肩同宽，保持背肌伸直，然后右腿前弓，左腿后屈。呼气的同时，身体尽可能向右侧转动，左臂在头上方向右最大程度的伸展，肘部尽可能平伸不弯曲。左腿相同方法进行。

俯卧伸展

俯卧，用双肘和前臂支撑，将上半身抬起离开床面，需要注意的是，在上半身抬起的时候，骨盆和双腿都不能跟着上抬，要有意放松腰椎部肌肉，使腰部下陷，维持姿势 5 ~ 10 分钟。该方法对腰椎后方移位综合征和腰椎不稳定的患者有积极的治疗意义。

伸展运动

适当的坚持这些伸展运动，不仅能消除脊椎的负荷，减轻身体的疲劳感，更有益于保持一个健康的身体。

抬腿动作

身体仰卧，右腿伸直抬起，双手置于右腿膝盖后部，将膝盖向胸前靠拢，脚背保持尽可能大的弯曲状态，呼气的同时双臂肘部弯曲，牵拉上体，并头颈部前倾。

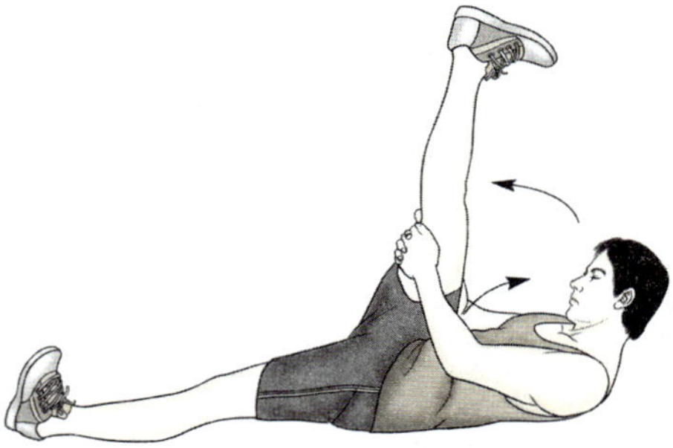

转动膝盖

身体平躺，轻轻呼气，左腿 90° 屈膝，右手按在左腿弯曲的膝盖上向右转动，同时保持左肩稳定不转动，头部偏向左方，腰部跟着最大幅度的转动。

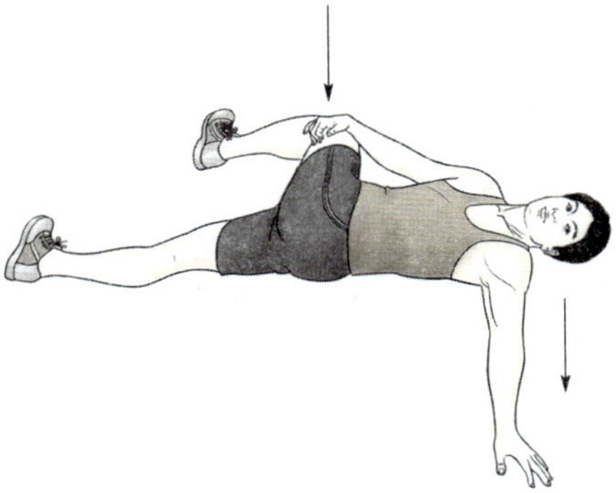

扭腰动作

站立，双脚打开与肩同宽，然后右腿前弓，左腿后屈。呼气，身体尽可能向右侧转动，左臂在头上方向右最大程度的伸展，肘部尽可能平伸不弯曲。

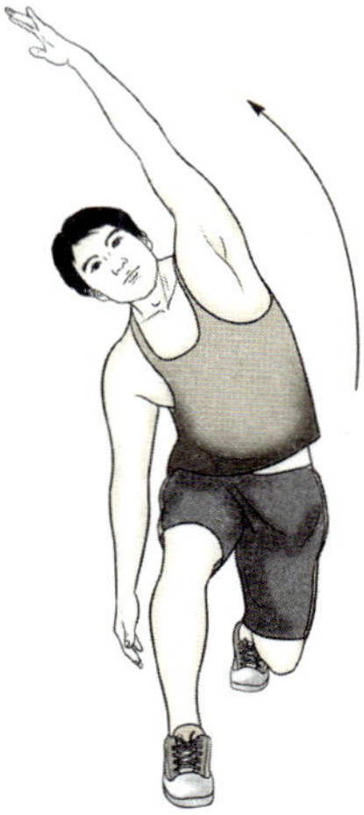

俯卧伸展

俯卧，用双肘和前臂支撑，将上半身抬起离开床面，此时骨盆和双腿都不能跟着上抬，要有意放松腰椎部肌肉，使腰部下陷，维持姿势 5 ～ 10 分钟。

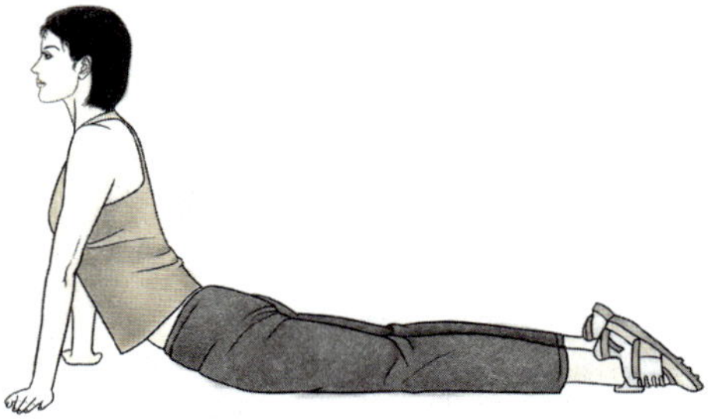

026 脊椎体操

脊椎作为人体的中轴，是我们活动的重要支柱。它的任何一个椎骨受到伤害，都会使与其相关的器官受到影响，从而引发人体的疾病，所以在日常生活中做一些脊椎体操，能有效地保护脊椎不受伤害。

脊椎体操有一整套完整的动作，在这里针对不同的椎体我们选择一个动作，详细的动作读者可以参照本书最后的附录二。

● 颈椎体操

仰躺，全身放松，双腿伸直，双脚打开，脚背伸直。双手握拳屈肘，使手臂上肢紧贴身体，小臂垂直于身体。扩胸将肩胛骨靠拢，然后把头部尽可能的往上抬起，直至下巴贴到胸口，接着深吸一口气后憋住气息，做挺胸的动作，直到不能再支撑时，回到初始姿势。

● 胸椎体操

跪坐在地板上，将上半身向后仰，直至双手握住双脚脚踝。放松腰部，保持双手紧握脚踝的状态，抬起上半身，注意膝盖一定不能浮起来，也可以让家人帮助压住膝盖，以免抬起。然后深吸一口气维持上半身抬起的姿势，直到无法支撑时，呼气放松，恢复到初始姿势。

● 腰椎体操

身体仰卧，两手张开与身体垂直，两腿膝盖并拢弯曲 90° 向胸部靠拢。两膝保持弯曲 90°，并向上抬起与腰部垂直，然后慢慢向左侧转动。轻轻呼气，并用左手按住右膝，注意双膝不要分开，腰部最大程度地向左转动，同时保持右肩紧贴地面，头部向右转动。反方向采用相同方法。

● 骶尾椎体操

仰躺，全身放松，双脚打开，手掌朝上的将双臂在身体两侧端平伸直，使人体呈“大”字形。深吸一口气的同时抬起左腿，向身体右侧最大程度的伸展，此时腰部也向右侧扭转，保持双臂伸直状态，憋气到无法承受时，呼气放松，恢复到“大”字形，反方向相同动作进行。

脊椎体操

在进行脊椎体操动作时，尽可能使用腹式呼吸法，吸气要快，吐气要长，一分钟之内呼吸 1 ~ 2 次为最佳状态。

颈椎体操

仰躺，双手握拳屈肘，使小臂垂直于身体。扩胸将肩胛骨靠拢，把头部尽可能的往上抬起，直至下巴贴到胸口，深吸一口气后憋气，做挺胸的动作。

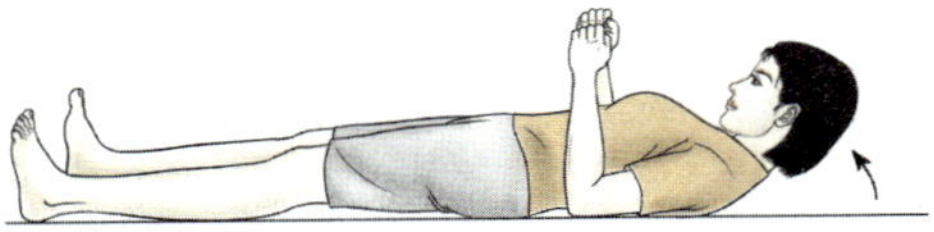

胸椎体操

跪坐，上半身后仰使双手握住脚踝，放松腰部，抬起上半身，注意膝盖一定不能浮起来。然后深吸气维持上半身抬起的姿势，直到无法支撑时，呼气放松。

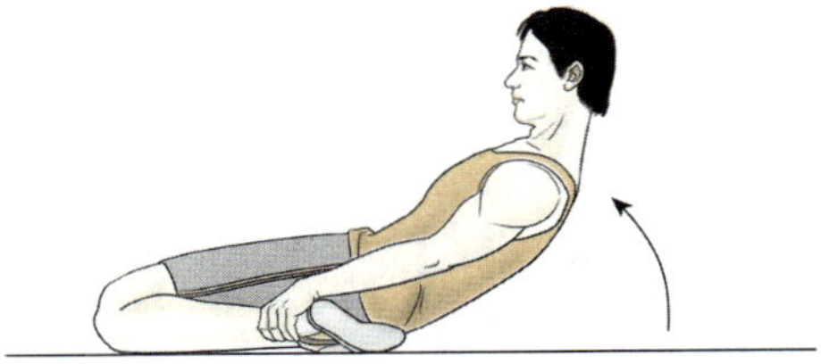

腰椎体操

仰卧，两膝并拢弯曲 90° 向上抬起，然后向左侧转动。轻轻呼气，用左手按住右膝，腰部最大程度地向左转动，同时保持右肩紧贴地面，头部向右转动。

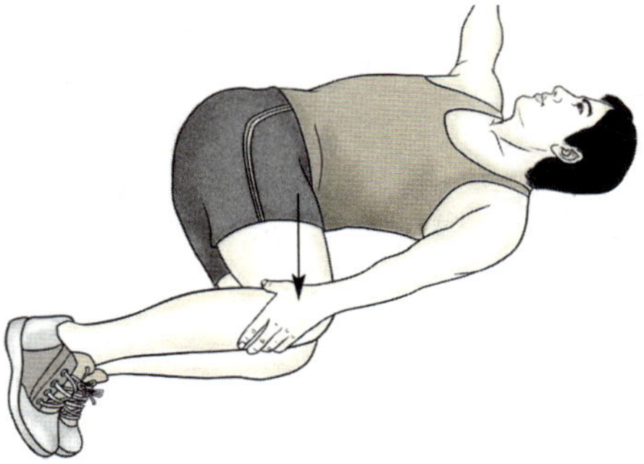

骶尾椎体操

仰躺，人体呈“大”字形。深吸气的同时抬起左腿，向身体右侧最大程度的伸展，腰部也向右侧扭转，保持双臂伸直状态，憋气到无法承受时，呼气放松。

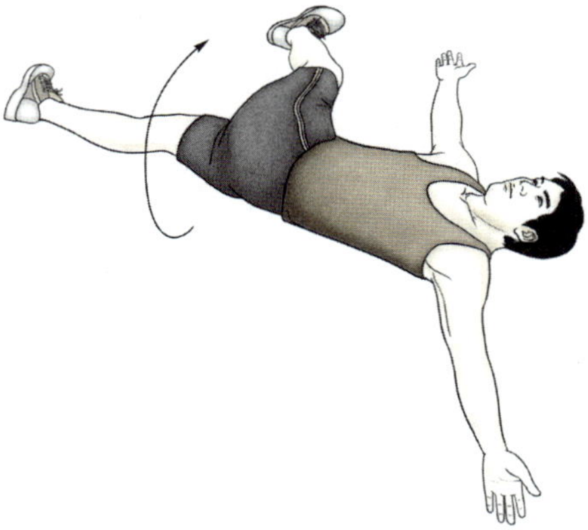

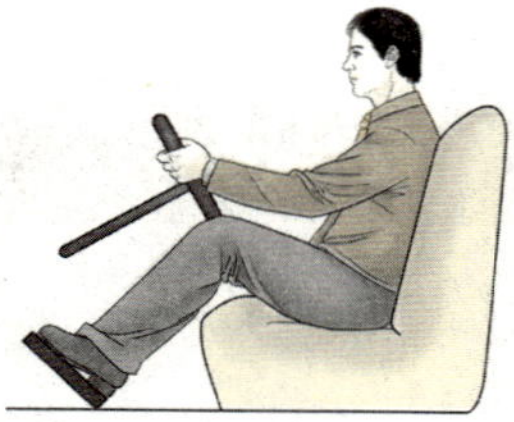

第四章

DISIZHANG

专家帮你答疑解惑

脊椎中不同椎体会因为不同的原因出现病变，并由此引发出不同的症状，相对的，治疗方法也会不同。每一个患者都要根据自己的具体情况，弄清是哪段椎骨出现了问题，对症下药，才能有效治疗。本章中，我们根据专家的经验总结了一些常见的病症，呈现在读者面前，以便您从中找到与自己相同的问题所在，有助于病症的缓解。

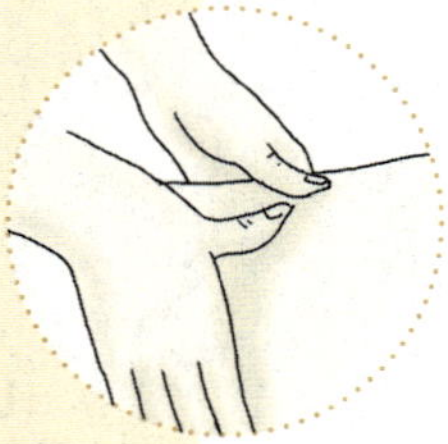

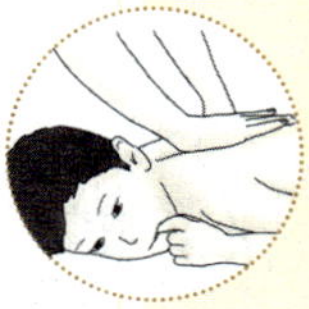

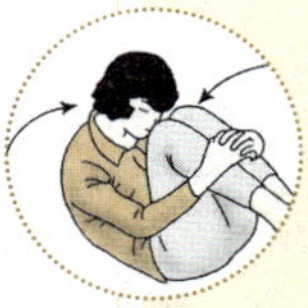

本章看点

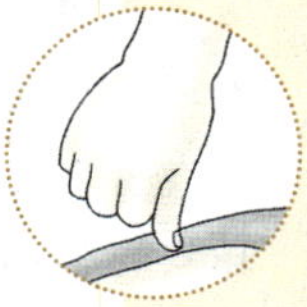

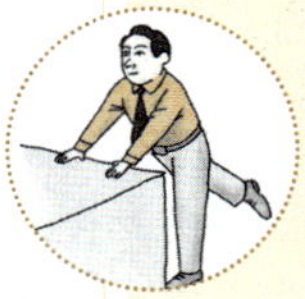

- 哪些人易患颈椎病?
- 颈椎病会影响人的视力吗?
- 真假腰椎滑脱如何区分?
- 从肩膀如何诊断脊椎异常?
- 哪节脊椎最易受伤?
- 为什么人变懒了?
- 人的身高会变化?

哪些人易患颈椎病?

问 我身边总是听到有人说脖子疼、得了颈椎病什么的，我想问一下到底哪些人容易患上颈椎病啊？是什么原因导致的呢？

答 从年龄上讲，中老年人患颈椎病者较多。随着年龄的增长，颈椎的慢性劳损会引起椎间盘变性，弹性减弱，椎体边缘骨刺形成，韧带增厚等一系列退行性改变，而这些都是颈椎病形成的因素。

从职业上讲，长期低头伏案工作或头颈常向某一方向转动者，易患颈椎病。这些职业包括办公室工作人员、打字员、计算机工作人员、手术室护士、长期观看显微镜者、交通警察等。这些工作由于长期低头，造成颈后肌群、韧带等组织劳损，因而发病率较高。

从睡眠姿势上讲，枕头过高、过低或枕的部位不当，不良睡姿持续时间长，均易造成椎旁肌肉、韧带、关节平衡失调而产生不同程度的劳损。因此，睡觉时喜欢使用高枕头者及反复“落枕”者易患颈椎病。另外，有头部外伤史及有颈椎先天性畸形者也易患颈椎病。

颈椎病会影响人的视力吗?

问 今天跟一个朋友聊天，他说他孩子因为天天低头写作业，现在已经有颈椎病倾向了，还可能会影响到视力呢。颈椎病可以影响视力吗？没听说过呀，所以想咨询一下是这样的吗？

答 准确的说，视力是会因患有颈椎病而受到影响。轻则造成视力下降、视力模糊、眼睑疲劳、睁眼无力、眼睛胀痛、抽痛、怕光流泪、眼前冒金星等；重则导致视野缩小、视力锐减，甚至失明等。颈椎病影响视力的原因可能与其造成的植物神经功能紊乱和椎—基底动脉供血不足有关。颈椎病变造成的视力障碍称为“颈性视力障碍”，有以下特点：①眼部症状与头颈部姿势改变有明显联系，多数人感到头部在某一特殊姿势时，眼部症状和颈椎症状会减轻，而变换到另一姿势时则均加重；②多数患者有颈椎病史，眼部症状和颈椎症状同时发生或相继出现；③眼科检查无法找出明确的病因，而按颈椎病方法进行治疗时，则效果极佳。

所以，视力出现障碍时，要区别对待。对于由颈椎病引起的视力障碍，主要应从治疗颈椎病入手，如果单纯从眼科去治疗，不仅达不到应有的效果，可能还会造成其他后果。

真假腰椎滑脱如何区分？

问 **我邻居大婶腰痛了很长时间，最近去医院做了检查，腰椎拍了正侧位X线片，医生说是第五腰椎滑脱，但还要再拍左右两个斜位片，看看滑脱是真是假。不是说已经是滑脱了吗？为什么还要再拍呢？滑脱还有假的吗？**

答 医学上，根据病变基础不同将腰椎滑脱分为崩裂性腰椎滑脱，又称“真性腰椎滑退”，和退行性腰椎滑脱，也称为“假性腰椎滑脱”。前者是指在椎弓上下关节突之间的部分也就是峡部发生断裂，使腰椎骨分为两部分，前部是椎体、椎弓根、上关节突和横突；后部则为下关节突、椎板及棘突。断裂的前部向前移动与后部分开后就形成了滑脱。假性滑脱并不是说椎体没有向前移位，而是指由于肌肉或韧带的松弛，椎间盘的退行性改变，或者是其他一些原因使这个节段的关节突关节发生退变磨损、绞锁甚至是丧失其原本功能，使这一节段的椎体连带其上的各个腰椎骨一起向前移动而造成的，但椎骨的峡部仍然保持完整。

真性滑脱的峡部崩裂多发生在第五腰椎骨，假性滑脱的关节突关节损害多在第四腰椎与第五腰椎之间。判断滑脱是真是假，最简单的办法就是拍照腰椎斜位片，只有在这个位置才能观察到椎弓峡部有没有断裂，才能确诊。

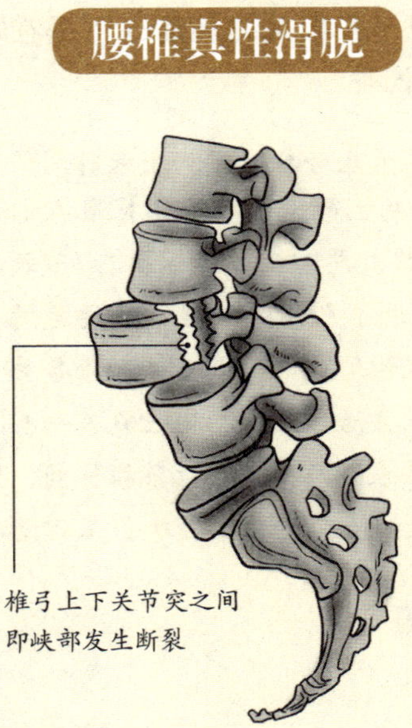

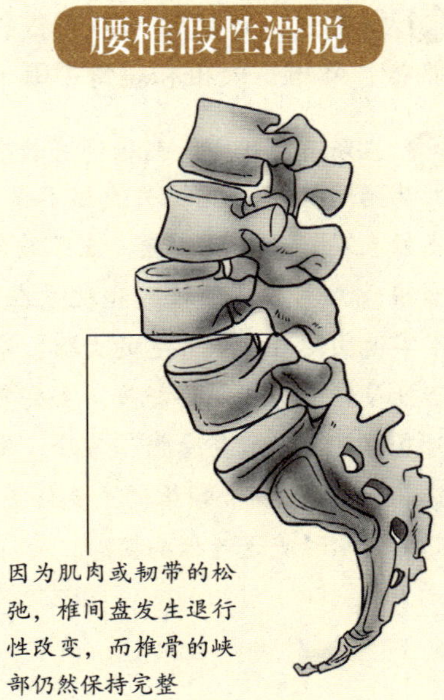

从肩膀如何诊断脊椎异常？

问 今天上课时，老师说如果双肩不能保持水平，就表明脊椎出现了异常，应及时进行矫正。为什么从肩膀就可以看出脊椎有问题呢？

答 脊椎是人体的中轴，如果脊椎出现问题，与其活动相关的部位如肩膀、肩胛骨、双足、臀部也会出现功能性障碍，因而通过检测这些部位的平衡情况也有助于诊断脊椎的健康情况。对于人类而言，肩膀最理想的形状是保持水平，无论是站立还是步行，肩膀水平都是最好的状态，相反，如果在站立或步行时，肩膀不能保持水平，就表示脊椎出现了歪斜或扭曲，这种扭曲主要是因为双腿长度的差异。当个人的生活环境、运动时的体位以及髋关节等出现问题时，双腿的长度就会出现差距，人在无意识中为了达到身体的平衡，往往会使上半身向相反的方向倾斜，这样一来，脊椎就会逐渐扭曲，从而不能使肩膀保持水平的状态。

一般而言，由于脊椎扭曲、肩膀水平异常所诊断出的症状，往往有好几个。如一边的肩膀严重下垂，往往是由气喘、胸部疾病、内脏下垂引起；而一边的肩膀严重上扬，往往是由于肩周炎、背痛、妇科病、坐骨神经痛而导致。

哪节脊椎最易受伤？

问 脊椎是人体活动的重要支柱，很容易出现一些相关的病症，可是在颈椎、胸椎、腰椎、骶椎和尾骨中哪一部分最容易受伤呢？

答 在所有脊椎中，颈椎的活动度最大，也最容易发生劳损。再加上长时间低头工作、生活方式不当及枕头使用不正确等因素，颈椎病已越来越多地困扰着人们，最突出的表现就是肩颈疼痛、上下肢麻木、头晕、耳鸣、恶心、心悸等。在7节颈椎里，寰椎作为第一节颈椎，和枕骨在韧带的帮助下形成了人体最坚强、最稳定的关节，牢牢地固定着装载智慧的大脑。而第二节枢椎和寰椎形成的关节，是脊椎各关节中灵活性最好的，我们要扭头，主要靠的是它，不过，灵活性好，稳定性就差一些，外伤时寰枢关节很容易受损。另外，常见的颈椎病主要表现在第3～第6节椎体间，因为低头、抬头是这4节颈椎的主要任务。颈椎关节每天的活动达几十万次，工作量非常大，很容易形成退行性病变。

为什么人变懒了？

问 俺村里的老李原来是有名的勤快人，年轻那会儿扛麻袋、搬石头，什么活没干过啊，可这两年都不愿意走路了，总是想坐着，没地方坐也得蹲着，大家都说老李变懒了。他自己也很奇怪，只要一走路就觉得腰疼，小腿外边儿也胀的酸疼，可是自行车骑多远都没事儿，这是怎么回事啊？

答 由您叙述的来看，老李不是变懒了，应该是他的腰椎管变窄了。当他站着的时候，腰前凸加大，椎管里面的硬膜囊、黄韧带松弛、打褶，导致椎管变窄，神经根的压力负荷也增加了。这样一来，走路的时候马尾神经就需要增加氧气，而狭窄的椎管必然阻碍血液循环，形成相对缺血缺氧，从而出现缺血性神经根炎性疼痛、麻木、乏力和间歇性跛行，只能被迫改变姿势，弯腰蹲坐休息，通过减少需氧量来减轻疼痛。但病人身体前屈时，腰前凸减小，后纵韧带绷紧，椎管容量相应加大，血液供应也会增加，所以在骑自行车、下蹲、坐着时，疼痛症状不明显。老李的情况都是腰椎管狭窄症的典型症状，应该及时去看医生。

脊椎管狭窄

骨髓从脊骨背后的脊椎管通过，一旦脊椎管出现异常，变窄，就会压迫马尾神经，出现腰痛麻木、脚痛等。

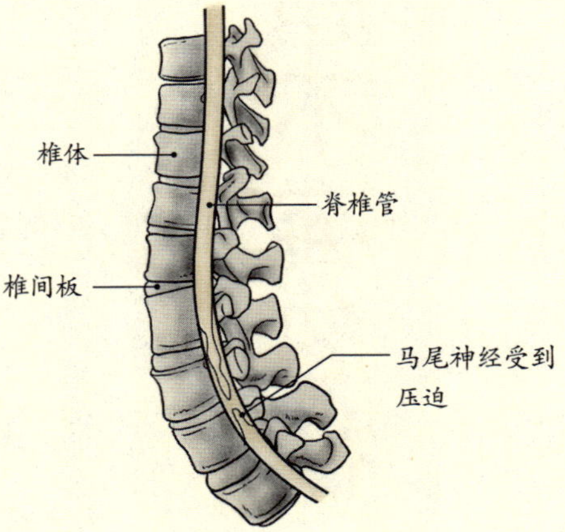

人的身高会变化？

问 总是听老人们在说，你的身高白天和晚间不一样，而且等你老了就会越来越矮啦，请问这种说法有科学依据吗？

答 这种说法是有一定道理的。人体整个椎间盘的高度占脊柱高度的1/5，成人发育终止后，脊柱的高度随体位而改变。正常情况下，椎间盘一直处于正压下，后者由重力、肌肉张力、肌肉运动共同产生。晚上睡眠时因重力减少及肌肉松弛，此时渗透压超过间盘流体静脉压，水分进入间盘内；白天时情形相反，间盘水分减少，所以人的高度白天较晚间矮。据观察，男性在白天身长缩短约2.5厘米，女性缩短1.6厘米。老年时椎体或椎间盘的水分减少，高度变小，故老年人较其青壮年时期身高变矮。

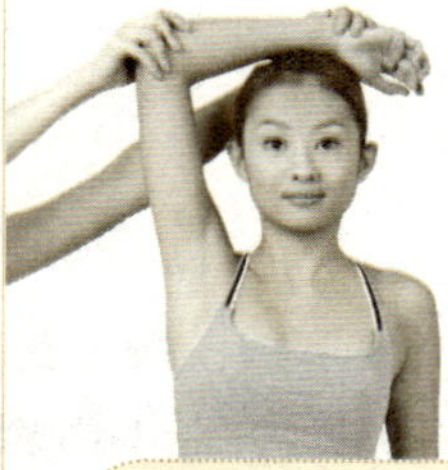

第五章

DIWUZHANG

颈椎问题不容忽视

人体脊椎骨的第1～7节是颈椎，这一部分椎骨的活动度比较大，很容易在日常行为中受到损伤。很多人在工作中长时间的低头或者在睡觉、劳动等生活中使用不正确的姿势，这些习惯都会造成颈椎的劳损，衍生颈椎病。另外，我们对于颈椎还有一些误区，大家觉得扭扭脖子、摇摇头就可以缓解一下颈部的疼痛，而事实上，这些动作会增加颈椎的压力，加重颈椎关节磨损。那么，到底怎样才能正确保护自己的颈椎呢？在这一章里，就让我们一起来了解一下自己动手保护颈椎有哪些正确有效的方法。

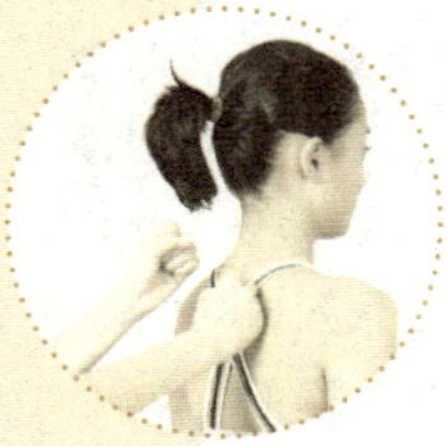

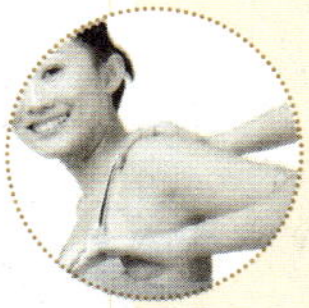
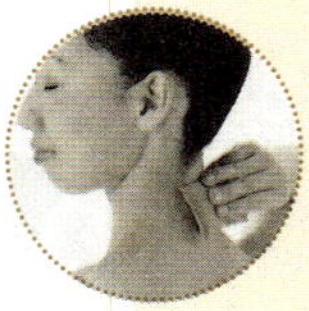

本章看点

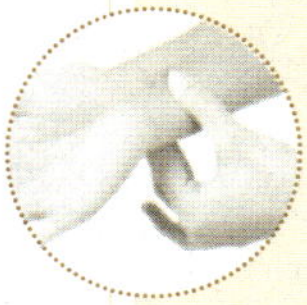
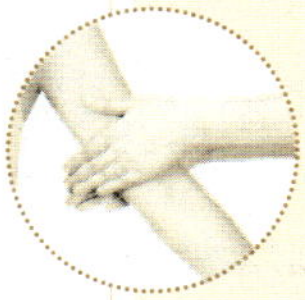

- 颈椎病
- 落枕
- 斜颈
- 颈椎关节半脱位
- 寰枢椎关节紊乱症
- 颈椎小关节紊乱症
- 颈椎间盘突出症
- 前斜角肌综合征
- 颈部软组织损伤
- 颈源性头痛
- 颈源性眩晕
- 颈源性心律失常
- 颈源性血压异常
- 耳鸣
- 三叉神经痛
- 神经衰弱
- 冠心病
- 高血压

027 颈椎病

颈椎病又称颈椎综合征，是一种以退行性病理改变为基础的疾病，是颈椎骨关节炎、增生性颈椎炎、颈神经根综合征、颈椎间盘脱出症的总称。它的高发人群是办公室工作人员、教师、计算机操作人员、刺绣女工、司机、刻字工等。

诊断

1. 颈椎病的主要症状是头、颈、肩、背、手臂酸痛，脖子僵硬，活动受限。颈肩酸痛可放射至头枕部和上肢，有的伴有头晕，重者伴有恶心、呕吐。肩背部有沉重感，上肢无力，手指发麻，肢体皮肤感觉减退，手握物无力。

2. 当颈椎病累及交感神经时，可出现头晕、头痛、视力模糊、两眼发胀、发干、两眼张不开、耳鸣、耳堵、平衡失调、心动过速、心慌，有的甚至出现胃肠胀气等症状。有少数人出现大、小便失控，性功能障碍，甚至四肢瘫痪。

治疗方法

摇颈法

必须在颈部各关节生理功能许可的范围内进行。使用该方法时，患者端坐，推拿者站立在患者身后，用一手扶住患者头顶，另一手托住其下颏，使患者头部微微抬起，然后左右适度的环转摇动颈部，以此来缓解颈部的疼痛不适。

刮痧疗法

这里使用面刮法，即手持刮痧板向刮拭的方向倾斜 30° ～ 60° ，以 45° 最为普遍。将刮痧板的 1/2 长边或全部长边接触皮肤，自上而下或从内到外均匀地向同一方向直线刮拭。刮痧的穴位有：风池、肩井和外关。患者在刮拭时采用俯卧或站立位，以适度的力道自上而下的在每个穴位上刮拭 50 次。

拔罐法

拔罐穴位是大椎穴。让患者在椅子上倒座以充分暴露背部，在对穴位皮肤进行消毒后，用梅花针重叩穴位，以轻微出血为度，然后再用闪火法将大号火罐吸拔在大椎穴上，留罐 10 ～ 15 分钟，以被拔罐部位充血发紫，并有少量淤血和黏液（约 5 ～ 10 毫升）被拔出为度。这样的治疗两日 1 次，10 次为 1 个疗程。

治疗方法

颈椎病在治疗时的原则是行气活血，理筋整复，在使用推拿方法时要注意力道，缓慢柔和，以免动作过大产生其他伤害。

摇颈法

患者端坐，推拿者站立在患者身后，用一手扶住患者头顶，另一手托住其下颊，然后左右适度的环转摇动颈部。

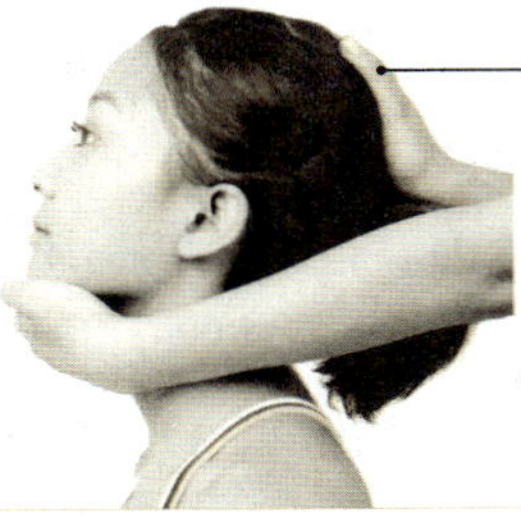

一手扶住患者头顶，患者头部保持微微抬起

刮拭部位及刮拭方法

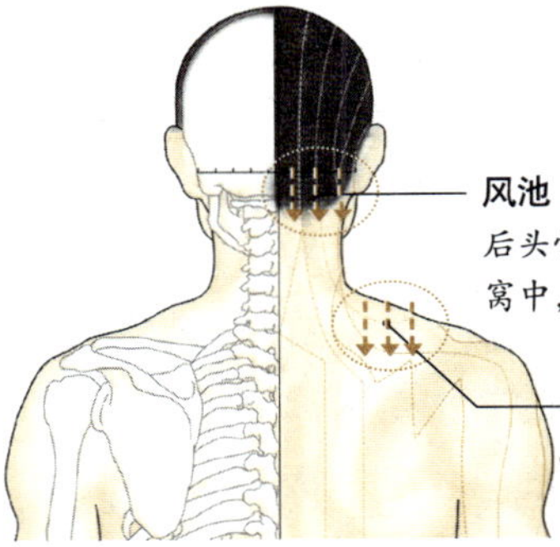

风池

后头骨下，两条大筋外缘陷窝中，相当于耳垂齐平

肩井

大椎与肩峰端连线的中点，即乳头正上方与肩线交接处

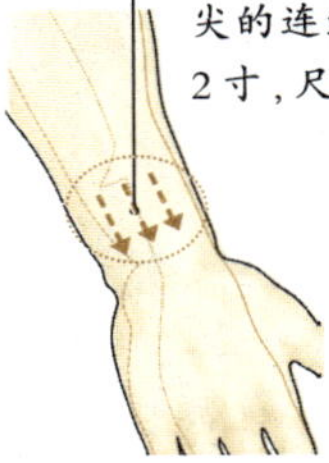

外关

在前臂背侧，当阳池与肘尖的连线上，腕背横纹上2寸，尺骨与桡骨之间

拔罐方法

患者在椅子上倒座以充分暴露背部，先用梅花针重叩穴位，以轻微出血为度，然后再用闪火法将大号火罐吸拔在大椎穴上，留罐 10 ～ 15 分钟。

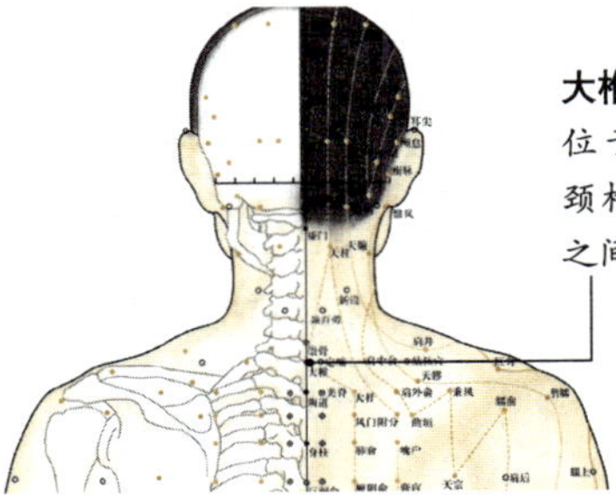

大椎

位于人体背部，第 7 颈椎与第 1 胸椎棘突之间即是

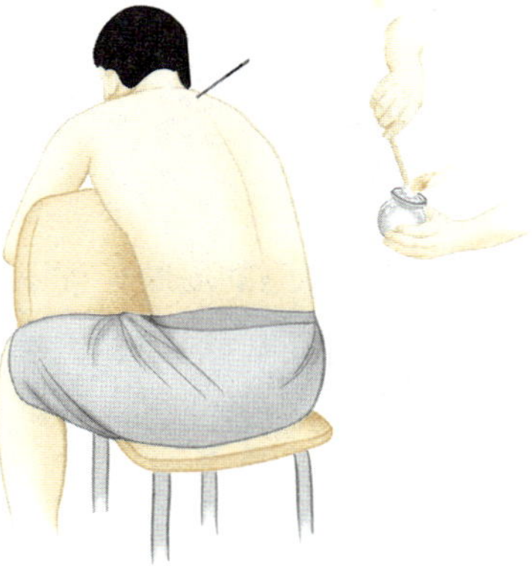

028 落枕

落枕或称“失枕”，是一种常见病，好发于青壮年，以冬春季多见。落枕的常见发病经常是入睡前并无任何症状，晨起后却感到项背部明显酸痛，颈部活动受限。这说明病起于睡眠之后，与睡枕及睡眠姿势有密切关系。

诊断

1. 落枕的临床表现为晨起突感颈后部、上背部疼痛不适，以一侧为多，或有两侧俱痛者，或一侧重，一侧轻。

2. 多数患者可回想到昨夜睡眠位置欠佳，或有受凉等因素。

3. 由于疼痛，使颈项活动欠利，不能自由旋转，严重者俯仰也有困难，甚至头部强直于异常位置，使头偏向病侧。

治疗方法

抓捏法

因为脖子两侧有静、动脉流经，所以抓捏时手指要左右移动地轻轻施力。抓捏时，患者端坐，推拿者站立在患者身后，先从颈窝开始，可以将颈窝两侧到颈部与肩膀接合处这一段分成 4 ～ 5 点来抓捏，而抓捏的方法是以大拇指与食指捏住颈肌，用均匀的力道来轻轻的捏揉。

拔罐法

在这里使用走罐法，所选部位是患侧的颈背部。让患者俯卧，首先在患侧部位涂上风湿油，以便于罐具的滑动；接着再用闪火法将罐吸拔在疼痛处，然后一手按住罐口前缘皮肤，另一手则握住罐底稍倾斜推，作上下左右的移动，推拉程度以皮肤潮红为度，最后再将罐留在痛处 10 ～ 15 分钟，每日 1 次。

刮痧疗法

用刮痧板角部的平面小于 20° 的按压在穴位上，做柔和迟缓的旋转，刮痧板角部平面与所接触的皮肤始终不分开，按揉压力应当渗透到皮下组织或肌肉。刮痧的穴位有：风府、风池、大椎、肩井、天宗、光明和悬钟。患者在刮拭时俯卧或站立，刮拭的力道使用轻度力量，自上而下的在每个穴位上刮拭 30 次。

治疗方法

治疗落枕的原则是舒筋活血，温经通络。在使用不同疗法进行治疗时，也要注意防护，睡觉时枕头的高低要适中，同时也要注意颈项部的保暖。

抓捏法

患者端坐，推拿者站在患者身后，从颈窝两侧到颈部与肩膀接合处分成 4 ~ 5 点抓捏，而抓捏的方法是以大拇指与食指捏住颈肌，用均匀的力道来捏柔。

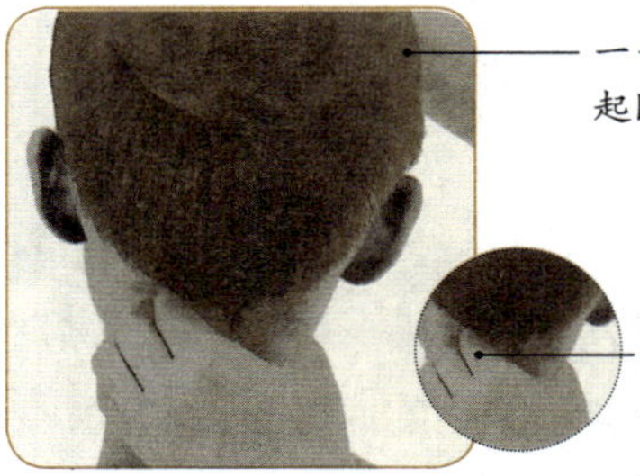

走罐法

1 在患侧部位涂上风湿油，以便于罐具的滑动。

2 一手按住罐口前缘皮肤，另一手则握住罐底稍倾斜推，作上下左右的移动。

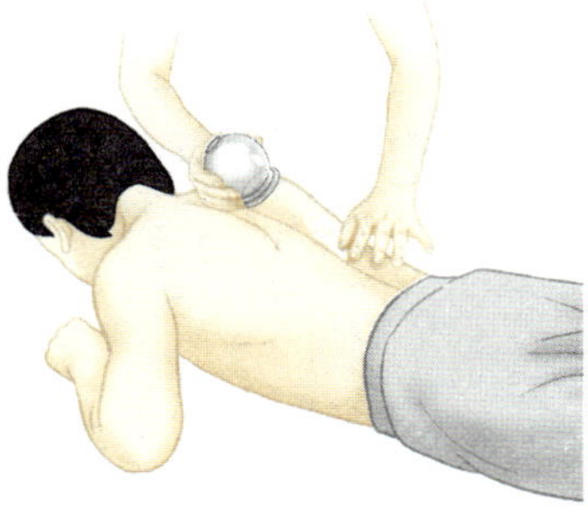

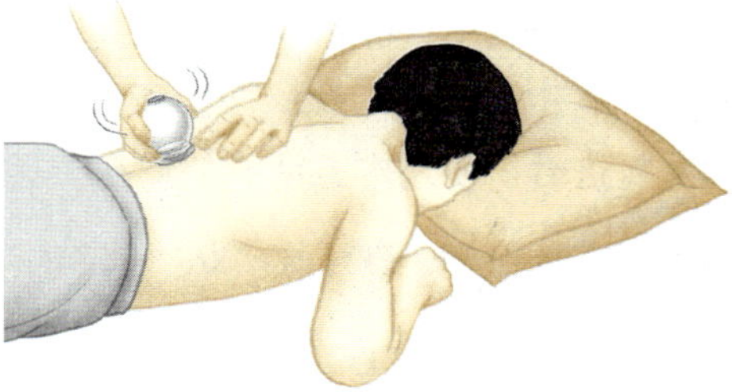

刮拭部位及刮拭方法

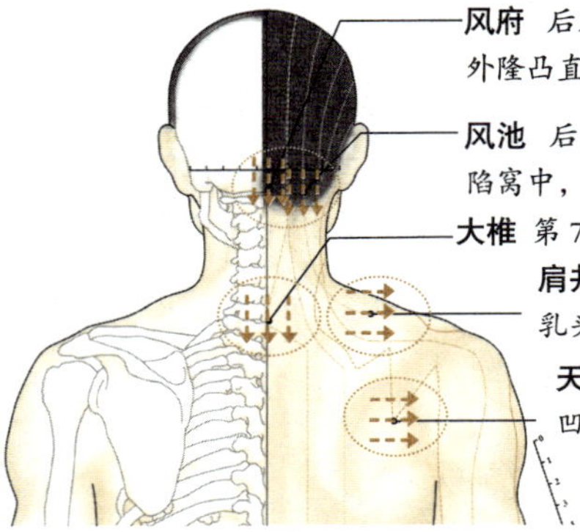

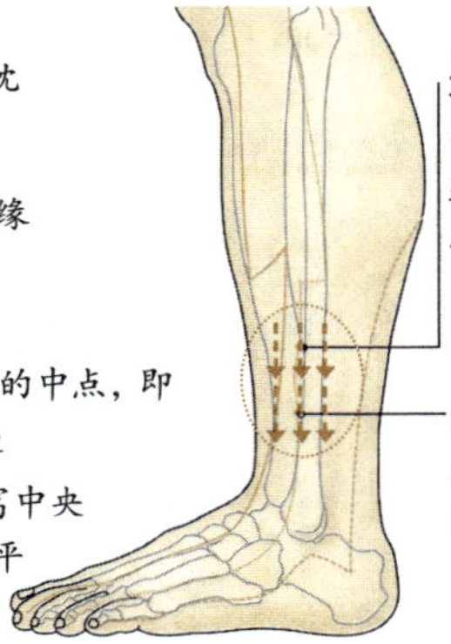

029 斜颈

幼儿的斜颈发病率比较高，所以又被称为小儿肌性斜颈或先天性斜颈。一般情况下，患此病的幼儿出生后不久就会在其颈部的一侧发现一个梭形的肿块，慢慢发展会使患侧的胸锁乳突肌挛缩紧张并凸出，久而久之，便会造成头部歪斜。

诊断

1. 幼儿出生后 1 ～ 2 周，会在其颈部的一侧发现一个梭形的肿块，慢慢发展会使患侧的胸锁乳突肌挛缩紧张并凸出，最终会使患儿的头部向患侧方倾斜，以及脸部向健侧歪斜。肿块的底部可以移动，在头部向健康侧旋转时，肿块会凸出的比较明显，使旋转活动受到限制。

2. 如果在幼儿患病初期没有及时治疗，会影响幼儿面部的发育，最终可能导致面部左右大小不对称，到晚期还可能会出现代偿性的胸椎侧凸。

治疗方法

推揉法

患儿可以取仰卧位，父母坐在其健康的一侧，一手扶住患儿的头顶起固定作用，一手用大拇指的螺纹面沿着小孩患侧的顺肌纤维，自下至上的慢慢推揉，如此反复进行。使用本方法的关键在于通过推揉，使颈部发热，舒经活血。

扭转颈部法

患儿端坐，父母可站立在幼儿的身后，一只手握住幼儿的肩膀起固定作用，以免头部轻易转动而影响扭转的方向及施力，接着将另一只手的大拇指放在患儿耳后的凹窝处，指尖朝向脸部，四指拖住后颈，然后以掌心拖住颈部的方式慢慢转动患儿的颈部向健侧方向扭转，以此方法逐渐拉长患侧的胸锁乳突肌。

拔伸法

患儿端坐，父母站立在幼儿的斜后方，一手扶住健侧一方的头部，接着可将另一只手的大拇指放在患侧的眼睛斜下部，其他四指拖住下巴，然后以颈椎为纵轴，使患儿的头部在垂直方向上向上缓缓拔伸，至极限后再慢慢恢复到初始位置。如此反复进行，便能有效地改善和恢复颈部的活动功能。

治疗方法

在使用推拿按摩手法对此病进行治疗时，所操作部位应以局部为主，主要是通过舒筋活血、软坚消肿达到缓解疼痛的目的。

推揉法

患儿可以取仰卧位，父母坐在其健康的一侧，一手扶住患儿的头顶起固定作用，一手用大拇指的螺纹面沿着小孩患侧的顺肌纤维，自下至上的慢慢推揉，如此反复进行。

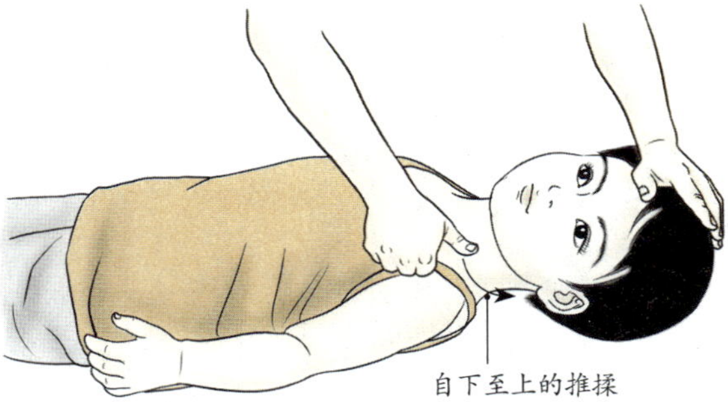

扭转颈部法

患儿端坐，父母站在其身后，一只手握住幼儿的肩膀，另一只手的大拇指放在患儿耳后的凹窝处，指尖朝向脸部，四指拖住后颈，然后以掌心拖住颈部的方式慢慢转动患儿的颈部向健侧方向扭转。

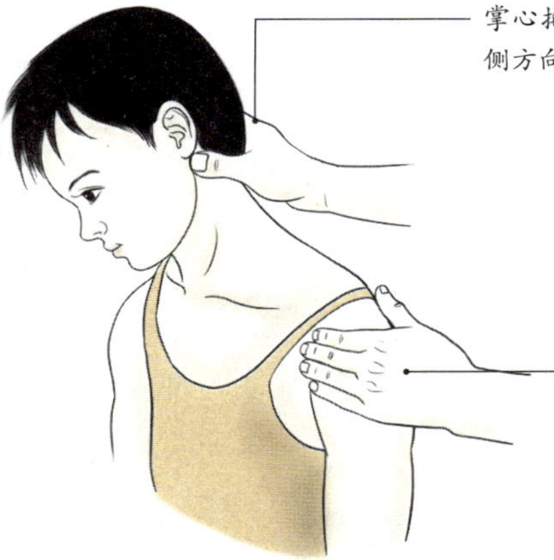

拔伸法

患儿端坐，父母站立在其斜后方，一手扶住健侧一方的头部，另一只手拖住患儿下巴，然后以颈椎为纵轴，使其头部向上缓缓拔伸，至极限后再慢慢恢复到初始位置。

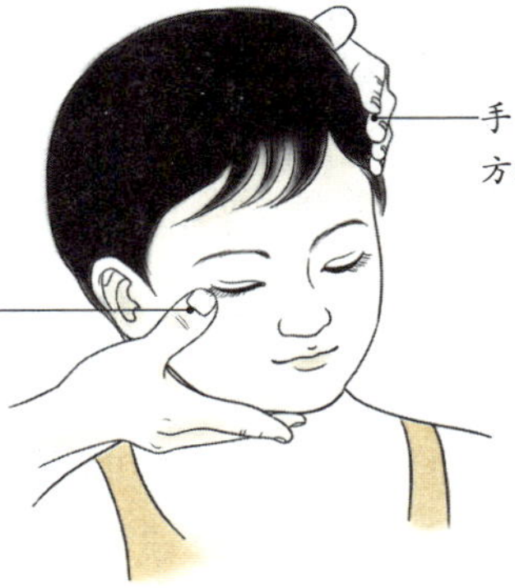

030 颈椎关节半脱位

颈椎关节半脱位属于屈曲性损伤，从颈椎的第 2 节段到胸椎的第 1 节段之间，都有可能发生，其中以颈 4 以下节段发生的损伤最为多见。此病主要是指上位颈椎的下关节突向前发生了滑动，致使原本与下位颈椎的上关节突之间的正常解剖关系遭到破坏，从而引发病症的出现。但在这种破坏中，上下关节突的关节面还有一部分仍然相接触，所有并没有完全脱位。

诊断

1. 单纯的颈椎损伤会在颈部出现一些局限性的症状，如颈部肌肉痉挛、疼痛、酸胀、沉重、乏力等。曾经有明显的外伤史，使颈椎部受到极大的压力，进而导致颈椎伸屈或旋转活动受限，如头颈部受到撞击、头部朝下的跌落等。

2. 用手触摸受到损伤侧的颈椎，会发现其棘突向患侧偏斜，同时也向前凹陷，而下一个棘突会微微向后凸显。

治疗方法

拇指按摩法

如果突然按摩颈部的话，效果可能会适得其反，在按摩前可以先用拳头轻轻地敲打头顶的穴道，如此将会使停滞的气血畅通，使头脑清醒不少。然后将两手的大拇指按在颈部的左右两侧，以其他四指来固定头部，像是要抬高下巴似的，用大拇指以仿佛要深入头内的方式按摩，效果最为显著。

扳肩法

扳肩法常与下面的擦揉法配合应用。患者取坐位，推拿者立于其身体一侧，用双手握住患者患侧的手臂，使患者屈肘 90° ，然后向健侧用力扳动手臂，使移位的关节在正常活动范围内被动的达到最大限度的活动。

手掌擦揉法

手掌擦揉法具有疏通经络，通利气血，滑利关节等作用，在按上述推拿之后，可选择对肩背部进行擦揉，以调整和改善颈、肩、背部，减轻推拿后的不适。患者取坐位，推拿者站在患者前面，一手扶住患者肩膀，一手绕过患者的头部用全掌附着于颈肩部，用小鱼际由上至下推动，使局部发热。

治疗方法

对颈椎关节半脱位的治疗原则是舒筋通络，解痉止痛，另外可以通过牵引、推拿等手法整复错位的椎骨，或矫正畸形，最终达到治疗的目的。

拇指按摩法

患者可取站立位，将两手的大拇指按在颈部的左右两侧，以其他四指来固定头部，像是要抬高下巴似的，用大拇指以仿佛要深入头内的方式按摩，效果最为显著。

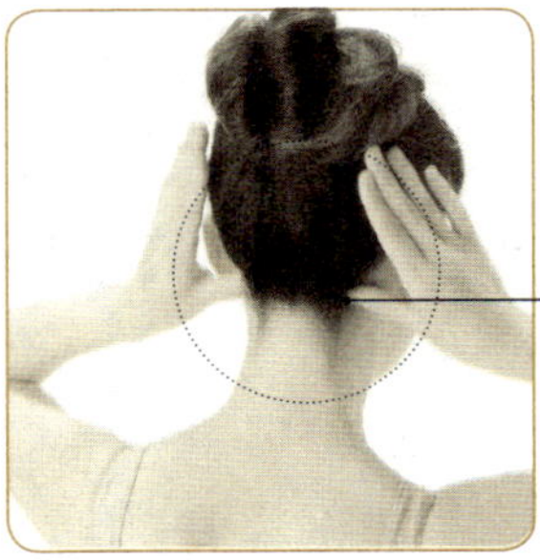

扳肩法

患者取坐位，推拿者立于其身体一侧，用双手握住患者患侧的手臂，使患者屈肘90°，然后向健侧用力扳动手臂，使移位的关节在正常活动范围内被动的达到最大限度的活动。

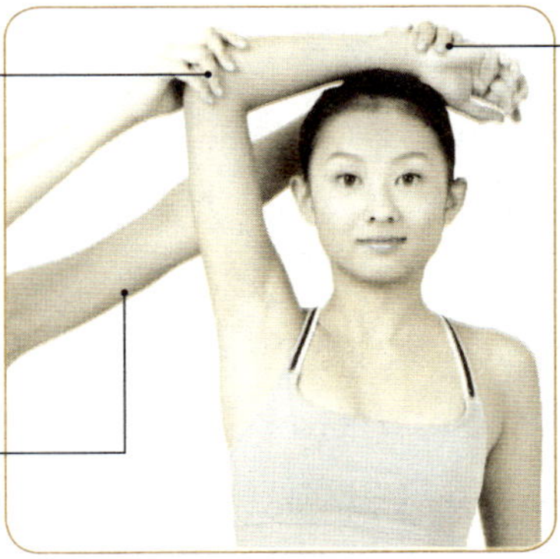

手掌擦揉法

患者取坐位，推拿者站在患者前面，一手扶住患者肩膀，一手绕过患者的头部用全掌附着于颈肩部，用小鱼际由上至下推动，使局部发热。

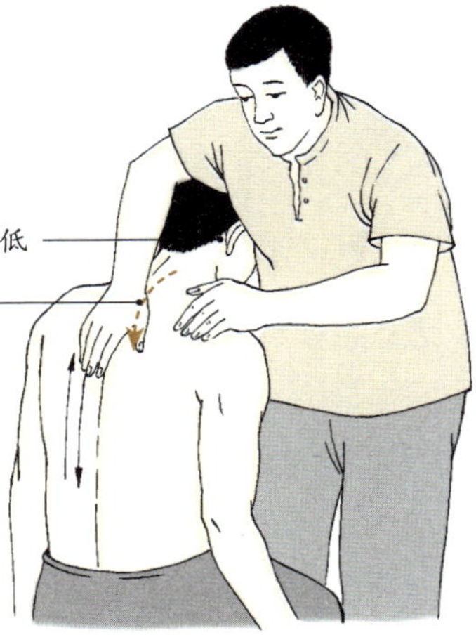

031 寰枢椎关节紊乱症

寰枢椎关节紊乱症的高发人群是儿童和青壮年劳动力者，它主要是因为颈椎受到外力的作用使寰椎和枢椎构成的关节发生了细微的错位，从而导致疼痛或活动受限的状况出现。另外风寒湿邪的侵入也是诱发本病的原因之一。

诊断

1. 寰椎和枢椎的关节部位压痛明显，触摸时有明显的凸出感。枕后部的压痛显著，严重时疼痛会向头部扩散。

2. 颈部受到损伤，一侧的斜方肌和胸锁乳突肌出现紧张痉挛，致使颈部活动不便。另外长时间的低头工作或睡觉时的体位不正，会改变颈椎的生理曲度，但肌肉张力超过限度时，就会出现肌肉血管痉挛，最终导致寰枢椎关节失稳。

治疗方法

点按风池穴

风池穴位于后颈部，后头骨下，两条大筋外缘陷窝中，相当于耳垂齐平即是，按摩该穴对颈项强痛有一定的调理功效。患者可取坐位或站立位，用左手扶住左侧头部，以保持头部的稳定，然后右手可握住一只笔，用笔的前端对准风池穴，进行点压。笔端的着力点小，可以准确的对穴位点施力刺激。

颈部旋扳法

患者端坐，手臂自然下垂，推拿者站在患者一侧，左手放在患者的头顶，右手用手掌心托住患者的下颌，然后使患者的颈部以颈椎为中轴，向患侧徐徐地做旋转摇动，当听到“咔嚓”的声音时，便是已经将错位的关节整复成功。此方法多用来整复错位的寰椎和枢椎关节。

药敷法

在进行推拿的过程中，有时需要热敷，这样有利于病症的治愈，但要注意防止烫伤皮肤。取羌活、独活、川桂枝、路路通、生川、草乌、杜红花各 15 克，香樟木 25 克，用清水煎煮，然后将毛巾浸在烧热的药水里，取出绞干折叠成方形敷于颈部即可，每次热敷 20 ~ 30 分钟，7 天为一个疗程。

治疗方法

对寰枢椎关节紊乱症的治疗以疏通经络、整复错位为主，在不同的治疗方法中，都要注意遵循稳、准、轻、巧的原则，避免给颈部造成新的伤害。

点按风池穴

风池

位于后颈部，后头骨下，两条大筋外缘陷窝中，相当于耳垂齐平

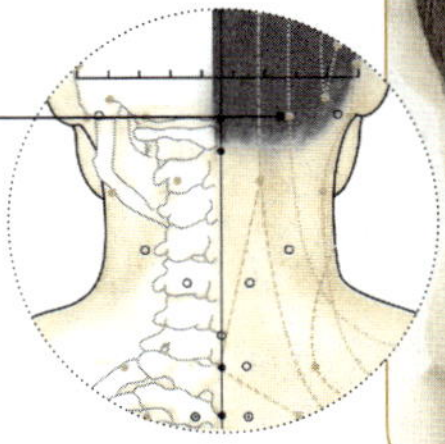

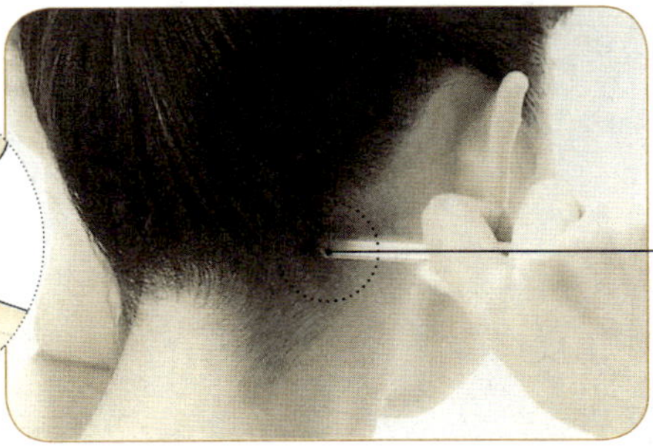

笔端的着力点小，可以准确的对穴位点施力刺激，但注意控制力度，以免伤到皮肤

患者可取坐位或站立位，用左手扶住左侧头部，右手握住笔的前端对准风池穴，进行点压。

颈部旋扳法

患者端坐，手臂自然下垂，推拿者站在患者一侧，双手支撑患者的头部，使其以颈椎为中轴，向患侧徐徐地做旋转摇动，当听到"咔嚓"的声音时，便是已经将错位的关节整复成功。

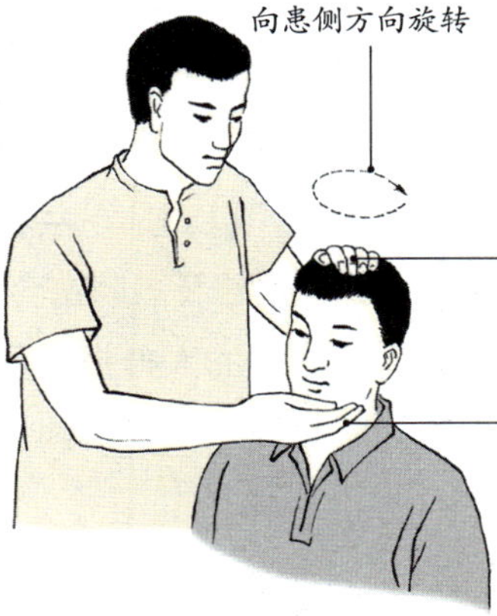

药性药理

羌活	独活	草乌	香樟木
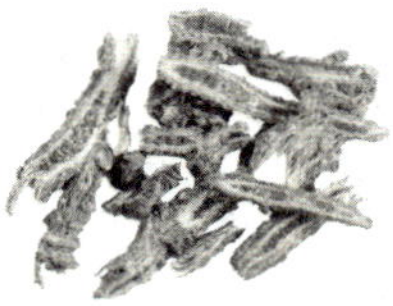	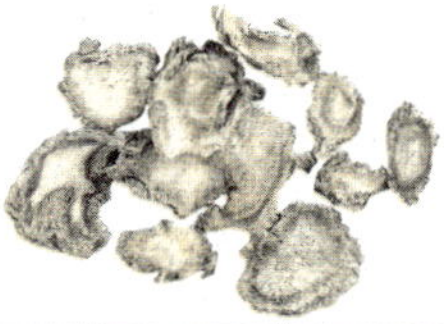	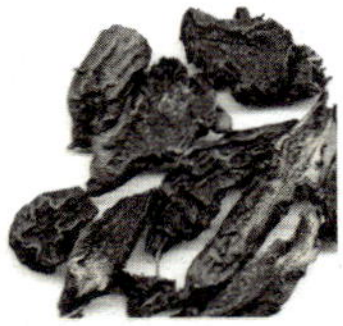	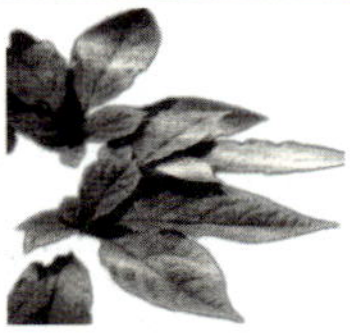
属性：味辛苦，性温。	**属性**：味辛苦，性微温。	**属性**：味辛苦，性热，有大毒。	**属性**：味辛，性微温。
功效：散表寒、祛风湿、利关节，可治骨节酸疼、感冒风寒、头痛无汗、风寒湿痹、痈疽疮毒等病症。	**功效**：驱风除湿，通痹止痛，可治风寒湿痹、腰膝疼痛、少阳伏风头痛，以及风湿、风寒头痛等。	**功效**：祛风除湿，温经止痛，多用于关节疼痛、风寒湿痹、心腹冷痛、寒疝作痛、麻醉止痛等。	**功效**：通经络，祛风湿，止痛，消食，可治跌打损伤、风湿痹痛、心腹冷痛、霍乱腹胀、宿食不消。

032 颈椎小关节紊乱症

当人体的颈椎小关节活动越出了正常的承受范围，使小关节面之间产生了细小的移位，从而造成颈椎机能失常，并由此所引发的一系列病症统称为颈椎小关节紊乱症，又被称为颈椎椎骨错缝、颈椎小关节半脱位、颈椎小关节错缝等，也就是中医上所说的“骨错缝、筋出槽”。

诊断

1. 在头部急剧扭转或者受到撞击后，可能会使颈椎小关节偏向一方发生错位，使其周围的软组织出现痉挛、紧张，刺激脊神经根，从而引发颈部疼痛、颈部及上肢活动受限等症状。

2. 用手触摸时，能明显的感觉到颈椎向一侧弯曲，颈部僵硬活动不便，而且在颈部活动时小关节可能会出现弹响声，在颈后部有固定的压痛点。

治疗方法

拿捏肩井穴

肩井穴在脖子与肩膀连接处，也就是在左右两侧的肩头上，该穴对颈项不得回顾有特殊疗效。拿捏此处时，颈部及肩膀都会有刺痛感。拿捏时，患者取坐位，拿捏者站在患者身后，分别用两手的大拇指按住肩井穴，其余四指在前同大拇指一起以对称的力道，用力提起该穴对应的肌肉、筋腱，以此达到舒经通络、散结止痛的目的。

摇肩法

摇肩法必须在颈肩部各关节生理功能许可的范围内进行，不可用力过猛，具有润滑关节、松解粘连、解除痉挛、整复错位等作用。患者取坐位，推拿者立于其身后，用一手扶住患者肩部，另一手握住其手腕部或托住其肘部，然后做环转活动，以此带动颈关节的活动，整复错位的颈椎小关节。

药敷法

使用药敷能舒经通络，调和气血，有效配合其他方法的治疗。取木瓜、苍术、灵仙、乳香、没药、红花、独活、黄柏各 15 克，当归 20 克，加清水 3000 毫升进行煎煮，然后将药汁倒出，把毛巾浸在烧热的药水里，取出绞干折叠成方形敷于颈部患处，另外也可以用热水袋或者是盐袋放在药巾上以延长药巾的热度。

治疗方法

针对颈椎小关节紊乱症，重在舒经通络，调和气血，从而散结止痛，整复关节。此病症的患者要避免长时间维持同一个姿势，以减少颈部肌肉劳损。

拿捏肩井穴

肩井穴位于左右两侧的肩头上，患者取坐位，拿捏者站在患者身后，用大拇指同其余手指以对称力道挟住该穴对应的肌肉、筋腱，用力提起。

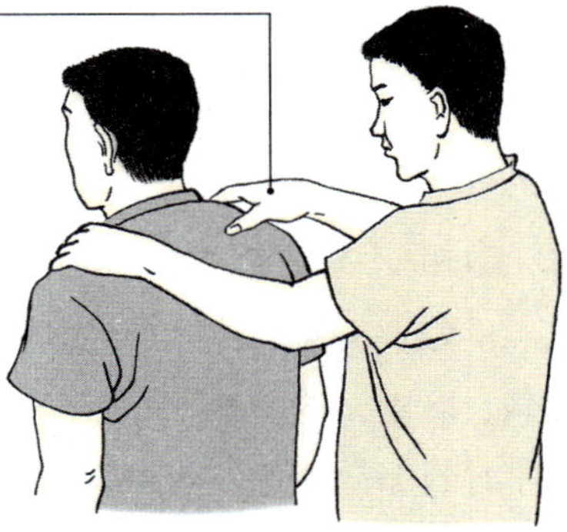

摇肩法

患者取坐位，推拿者立于其身后，用一手扶住患者肩部，另一手托住其肘部，然后做环转活动，以此带动颈关节的活动，整复错位的颈椎小关节。

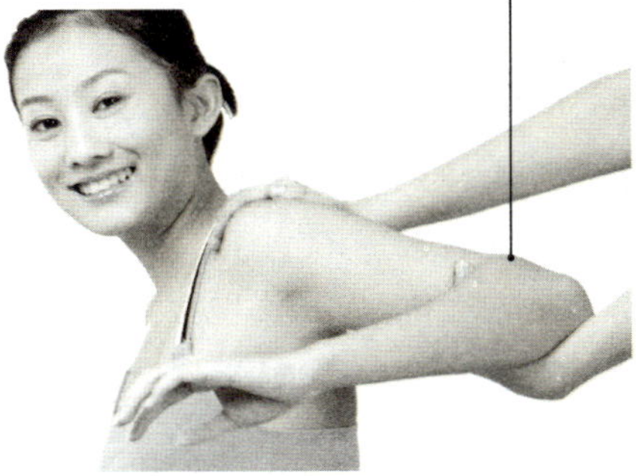

药性药理

木瓜	苍术	红花	当归
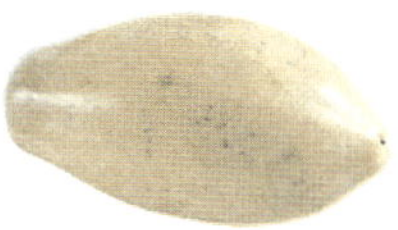	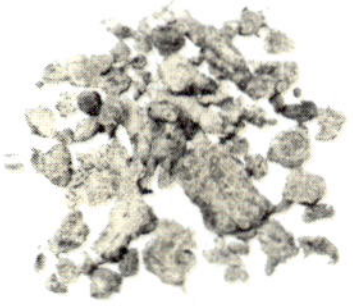	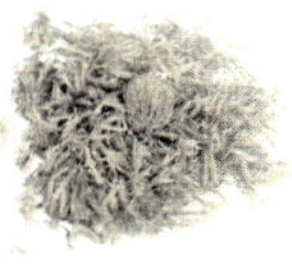	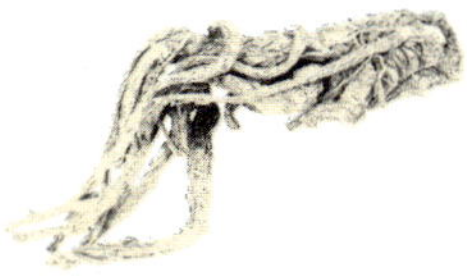
属性：味酸，性温。	**属性**：味辛苦，性温。	**属性**：味辛，性温。	**属性**：味甘辛，性温。
功效：对腰足无力、关节肿痛等症状疗效显著。可治脚气剧痒、呕逆、心嗝痰唾、心腹痛等。	**功效**：燥湿健脾、驱风湿、健胃、利尿、镇静、降血糖，适用于消化不良、胃脘满闷、食欲不振等症。	**功效**：活血通经、祛淤止痛，可治难产、死胎、产后恶露不已、淤血作痛、痈肿、跌打损伤等症。	**功效**：补血活血、润肠通便，用于血虚萎黄、晕眩心悸、月经不顺、痛经、虚寒腹痛、跌打损伤等。

033 颈椎间盘突出症

人体从颈椎的第 2 节段下方一直到胸椎的第 1 节段上方一共有 6 个颈椎间盘。颈椎间盘是每相邻两个颈椎椎体之间的主要连接结构，它带有弹性，具有缓冲外力的作用。因为人体下部颈椎的活动较多，因此负担也相对较大，再者它与相对稳定的胸椎相连，很容易由于劳损发生退行性改变，而颈椎间盘突出症也就由此引发。该病多见于第 5 ~ 6 和第 6 ~ 7 颈椎间盘处。

诊断

1. 如果头颈部曾经有明显的外伤史，就更容易引起颈椎的退行性改变，使颈部疼痛、麻木，诱发颈椎间盘增生。

2. 颈部脊神经根受到刺激或压迫时，颈部疼痛一侧的上肢会出现麻木感，严重者伴有剧烈疼痛，或针刺、触电感，更有甚者咳嗽、打喷嚏时痛感也会加重。

治疗方法

颈肌按压法

对颈部侧面的肌肉进行按压，以松解其软组织。患者取坐位，按摩者站立在患者一侧，左手扶住患者的头顶，以轻微的力道使其固定不转动，右手大拇指和其他四指分别放在颈部的两侧，以大拇指从上往下的指压。分成四点来按摩较好，其技巧在于施力轻微，慢慢地按压，右侧也同样以大拇指按压。

颈肩肘压法

患者取坐位，挺直背脊坐正，头部微微偏向不肘压的一侧，推拿者立于患者身后，抬起一只手臂将肘关节弯曲，置于颈椎尾端，用突出的尺骨鹰嘴着力按压。将身体的力量垂直施加于肘部，确定肘部不会滑动后，再慢慢地增加力量，直到有舒畅感时才停止施力。

足部按摩法

人体各器官和部位在足部都有相对应的反射区，按摩足部的颈椎反射区也可以达到缓解颈椎间盘突出症引发的疼痛症状。患者取坐位，屈膝，可用左手的大拇指按压左脚的颈椎反射区，时间为 3 ~ 5 分钟，右脚同样方法进行。

治疗方法

对颈肩部的软组织进行松解，提高颈部肌肉的柔顺性，以及对颈椎功能进行锻炼，提高颈椎的稳定性，是治疗颈椎间盘突出症的主要方法。

颈肌按压法

患者取坐位，按摩者站立在患者一侧，左手扶住患者的头顶，右手大拇指和其他四指分别放在颈部的两侧，以大拇指进行按压。

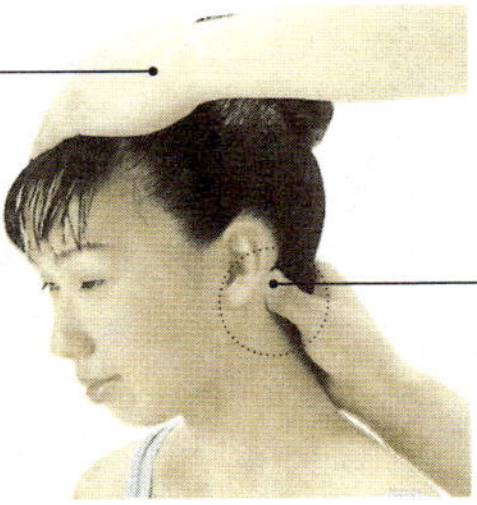

颈肩肘压法

患者取坐位，挺直背脊坐正，推拿者立于患者身后，屈肘置于患者颈椎尾端，用突出的尺骨鹰嘴着力按压。

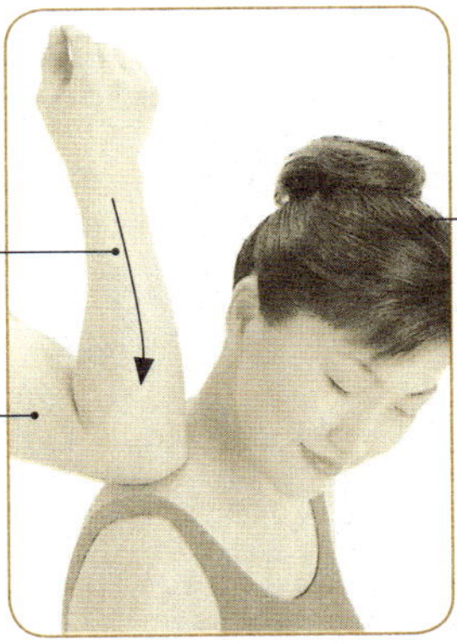

足部按摩法

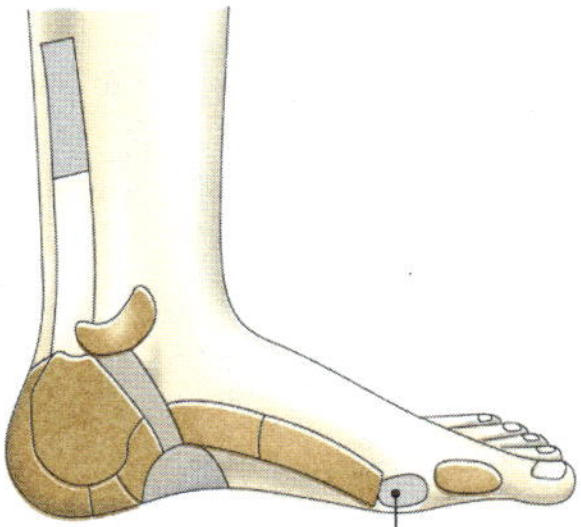

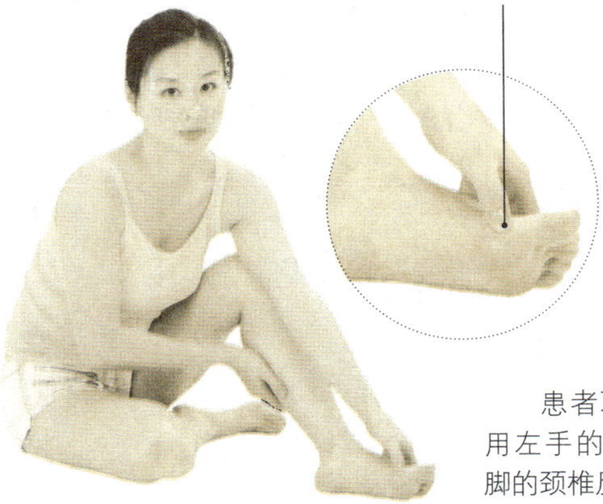

患者取坐位，屈膝，用左手的大拇指按压左脚的颈椎反射区，时间为3～5分钟，右脚同样方法进行。

034 前斜角肌综合征

前斜角肌位于人体颈椎外侧的深部，它从颈椎第 3 ~ 6 横突的前结节一直到第 1 肋骨的内缘斜角肌结节。当前斜角肌受到致病因素作用时，锁骨上窝部的臂丛和锁骨下动脉的血管神经束会在经过第 1 肋骨上缘处时受到压迫，或者神经根从椎间孔发出后，经过颈椎横突前侧时受到压迫，由此引发的各种症状就统称为前斜角肌综合征。

诊断

1. 如果锁骨下窝部的臂丛受到压迫，患者就会出现锐性疼痛，而且痛感会向前臂内侧以及第 4、5 手指蔓延，此症状多发生在病程较长的患者身上。

2. 如果是锁骨下动脉的血管神经束受到压迫，病情是骤然出现的，开始于颈部，并且不断向手部蔓延，伴有酸痛、麻木、针刺感。

治疗方法

指压天容穴

天容穴位于下颚骨的下方靠近胸锁乳突肌前缘，此穴位能有效治疗颈部两侧的酸痛及头痛。患者可取站立位或坐位，头部偏向右侧，接着抬起左手，将左手的中指和食指置于左侧的天容穴之上，然后轻轻向内按压，如果在按压的时候配合呼吸，则更可提升疗效。

肌肉按摩法

前斜角肌综合征病发时大多会伴有胸锁乳突肌的僵硬，对其进行仔细推拿，会舒适不少。患者取坐位或站立位，左手握拳并伸直大拇指，用大拇指的指腹对准颈部左侧的胸锁乳突肌，以适当的力度向内按压，然后再进行画圈似的按摩，缓解肌肉的僵硬状态。右侧也以同样方法进行。

肩背肘按法

运用肘部进行按压可以深度刺激肌肉，有效带动颈部的活动。患者取坐位，身体上肢向前倾，以充分暴露背部，推拿者站在患者身体一侧，右臂屈肘，左手握住右手腕，用肘尖突出的尺骨鹰嘴施力，从上到下的按压肩背部，反复进行。

治疗方法

对前斜角肌综合征的治疗以舒筋活络、解痉止痛为主，患者平时要注意颈部的保暖，以免受凉，而且也要避免劳累。

指压天容穴

患者可取站立位或坐位，抬起左手，将左手的中指和食指置于左侧的天容穴之上，然后轻轻向内按压。若在按压的时候配合呼吸，则更可提升疗效。

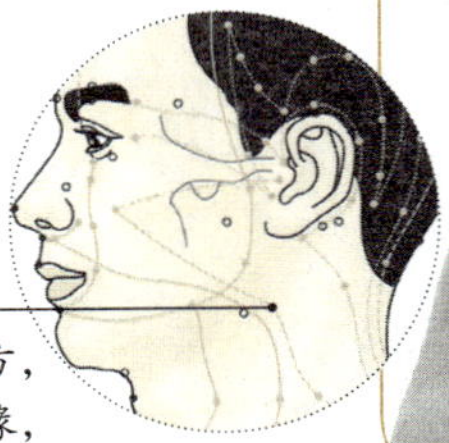

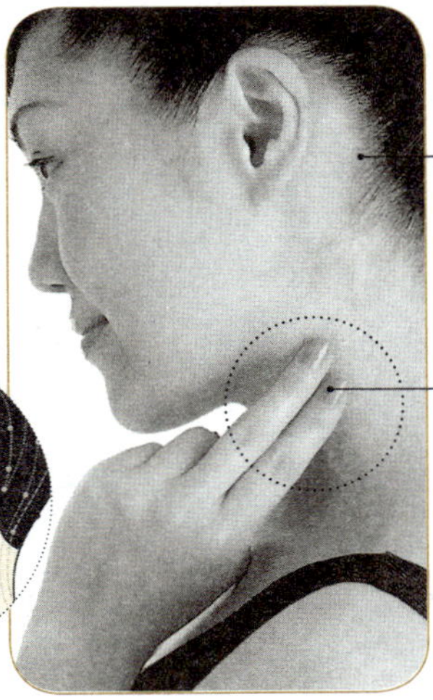

肌肉按摩法

患者取坐位或站立位，用大拇指的指腹对准颈部左侧的胸锁乳突肌，以适当的力度向内按压，然后再进行画圈似的按摩，缓解肌肉的僵硬状态。

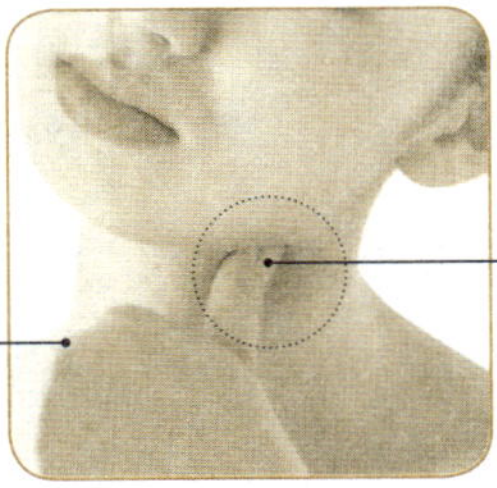

肩背肘按法

患者取坐位，充分暴露背部，推拿者站在患者身体一侧，右臂屈肘，左手握住右手腕，用肘尖突出的尺骨鹰嘴施力，运用肘部对肩背进行按压可以深度刺激其肌肉。

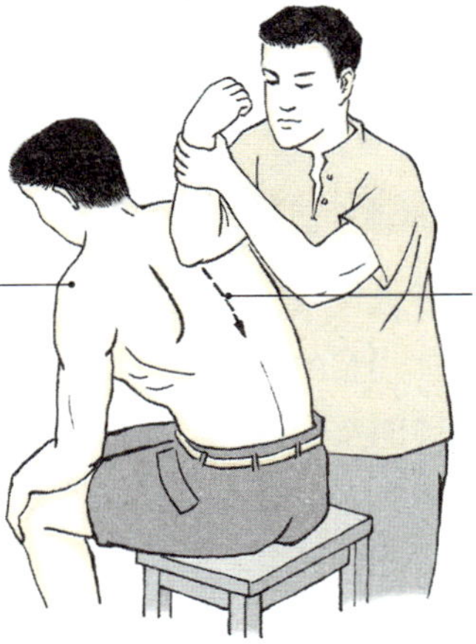

035 颈部软组织损伤

人体颈椎的活动范围较大，如果突然受到外伤、扭挫或者是使颈部过度弯曲时，就会使颈部肌肉在没有任何准备的情况下过度拉伸或强烈收缩，以致于造成颈部肌肉、韧带、筋膜等软组织损伤，严重者会出现软组织撕裂，这种症状就称为颈部软组织损伤。

诊断

1. 曾经有颈部外伤史或者长时间低头使颈部弯曲的患者，会出现不同程度的颈部疼痛、头部偏向疼痛侧、局部压痛明显、颈部活动不利等症状。

2. 长时间坐着而又姿势不正确，或者睡眠姿势不良，会加重颈椎椎间盘的压力，使颈椎周围软组织的劳损程度增加，就容易使本病的发生率呈上升趋势。

治疗方法

颈肌按摩法

后颈肌位于颈骨两侧，约在颈骨左右 3 ～ 5 厘米的宽度，颈后侧的斜方肌很容易因疲劳而感到僵硬，这时候对其进行按摩可以舒缓肌肉劳损状况。患者取站立或坐位，双臂抬起并屈肘，将双手拇指之外的四指指尖置于颈后肌上，以指尖稍微立起的方式作指压按摩，若能配合呼吸来进行，效果更显著。

牙签刺激法

因为颈部是极敏感纤细的地方，体力较差的孩童及老人并不适合刺激太强的针灸治疗，这时候可以将如牙签般的东西集合起来以轻微的力道进行指压刺激。将 20 ～ 30 支牙签绑成一捆，患者取站立或坐位，单臂抬起并屈肘，手拿牙签束，用牙签的尖端来刺激颈后根，此刻你会有一种被小鸟啄食的疼痛感。如果再将脖子微微向前倾，指压起来则会更舒服。

温热刺激法

温热刺激法是使人感到无比舒畅的治疗法之一，其特色在于它能使怕冷及酸痛的毛病从身体中自然消失。患者可取站立或坐位，一手拿暖暖袋，使手臂屈曲将暖暖袋放在颈部及肩膀部温热，如果觉得很烫就赶快移开以免烫伤，反复几次。

治疗方法

通过穴位按摩、痛点按压、肌肉放松等方法可以有效地减轻颈部压力，缓解肌肉劳损状态，恢复颈部活力。

颈肌按摩法

患者取站立或坐位，双臂抬起并屈肘，将双手拇指之外的四指指尖置于颈后肌上作指压按摩，若能配合呼吸来进行，效果更显著。

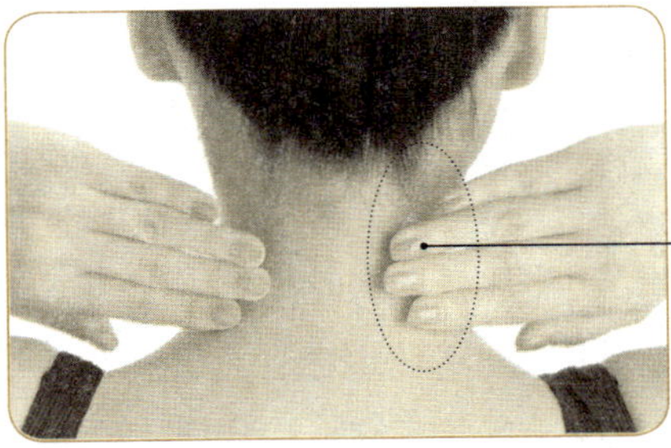

牙签刺激法

患者取站立或坐位，单臂抬起并屈肘，手拿牙签束，用牙签的尖端来刺激颈后根，此刻你会有一种被小鸟啄食的疼痛感。

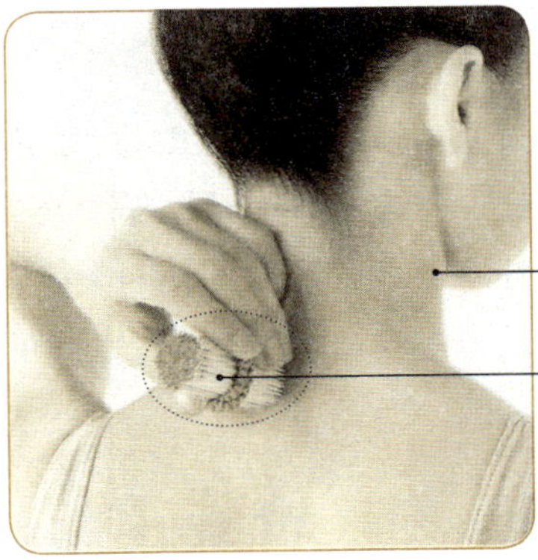

温热刺激法

温热刺激的特色在于它能使怕冷及酸痛的毛病从身体中自然消失。患者可取站立或坐位，一手拿暖暖袋，将其放在颈部及肩膀部温热，如果觉得很烫就赶快移开以免烫伤，这样的动作反复几次即可。

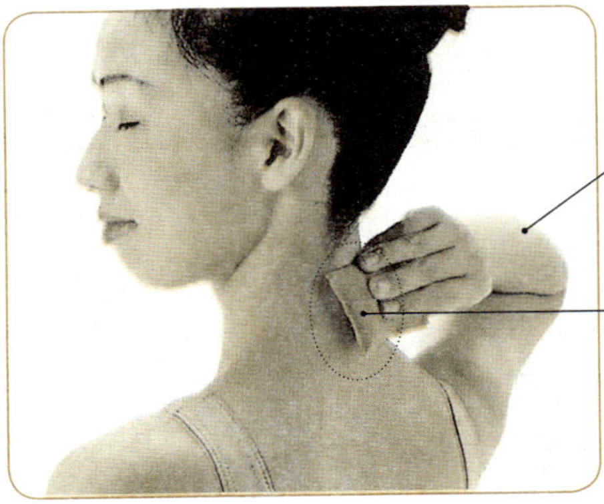

036 颈源性头痛

整脊学研究表明，头痛可以分为颈源性头痛和单纯性头痛。所谓颈源性头痛就是指由颈椎所引起的头痛。颈椎小关节错位压迫和刺激颈神经根所诱发的颈肌痉挛，椎体、椎间盘病变引起的神经根压迫，颈部肌肉持续收缩引起的缺血、供血不足等，这些颈椎问题都是导致头痛出现的诱因。

诊断

1. 由颈椎引发的疼痛多发生在枕部或枕下部，并且痛感会向疼痛侧的前额及眼部蔓延，呈现出牵拉痛症状，有时也会表现为钝痛或刺痛。

2. 在头痛时，颈部的活动也会受到限制，用手触摸颈部时会发现明显的压痛点，而且在用手指按压压痛点的时候会使痛感加重。

治疗方法

轻压天柱穴

天柱穴在项部大筋（斜方肌）外缘之后发际凹陷中，约后发际正中旁开 1.3 寸处，经常按摩此穴对后头痛、颈项僵硬、肩背疼等有很好疗效。患者可取站立或坐位，将两手的大拇指按在颈部左右两侧的天柱穴上，以其他四指来固定头部，用大拇指要深入头内的方式向内进行轻压，以此可使血液流通顺畅。

按摩天窗穴

天窗穴在颈外侧部，由喉结平行向外，旁开 3.5 寸，胸锁乳突肌的后缘即是，按摩这个穴位，可治疗头痛、眩晕、惊悸、健忘等症状。患者可取站立或坐位，然后抬起双臂，以中指按住天窗穴，用四指以画圆般的手法来按摩，若只按压单侧，可施以较重的力道，但如果左右同时进行，则需用较轻的力道。

中药疗法：头痛方

药材：珍珠母（先煎）30 克，菊花、白芍、生地、蔓荆子各 15 克，龙胆草、当归、川芎、僵蚕、地龙各 10 克，牛膝 23 克，全虫 6 克，防风 12 克。

服法：清水煎煮，每日一剂，每剂分两次服用。

功效：疏风散寒，清利头目。

治疗方法

对颈源性头痛的治疗中不同于神经性头痛的一点就是，可以通过对颈部穴位或肌肉的按摩，理筋整复，通筋活络，达到止痛的目的。

轻压天柱穴

患者可取站立或坐位，将两手的大拇指按在颈部的左右两侧的天柱穴上，用大拇指要深入头内的方式向内进行轻压，以此可使血液流通顺畅。

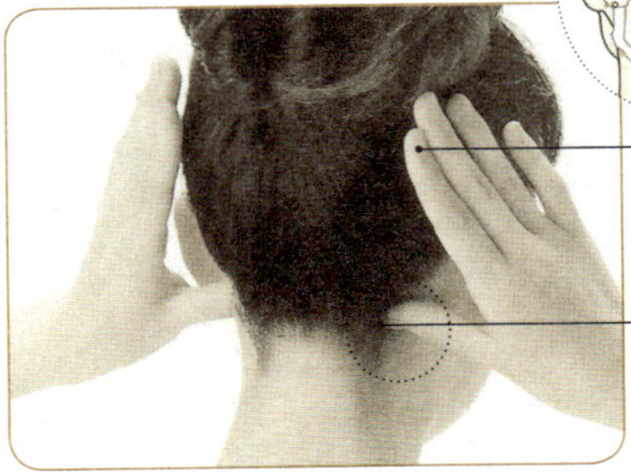

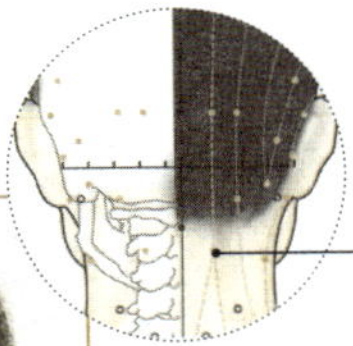

按摩天窗穴

患者可取站立或坐位，用四指以画圆般的手法来按摩，若只按压单侧，可施以较重的力道，但如果左右同时进行，则需用较轻的力道。

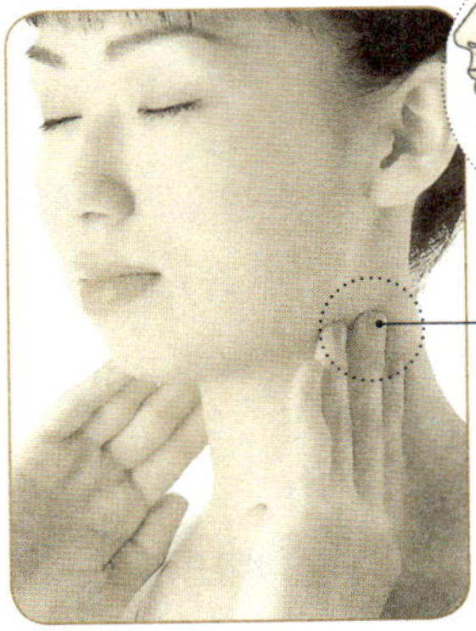

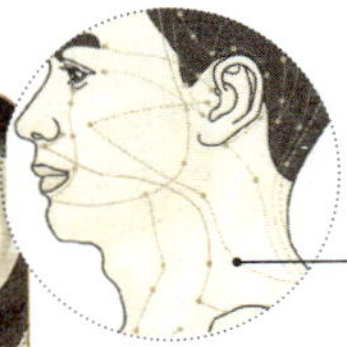

药性药理

菊花	龙胆草	牛膝	当归
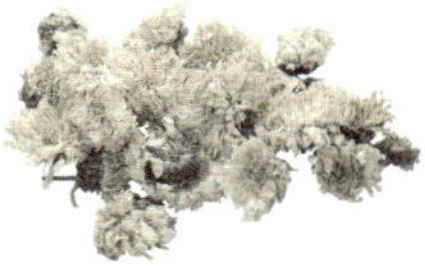	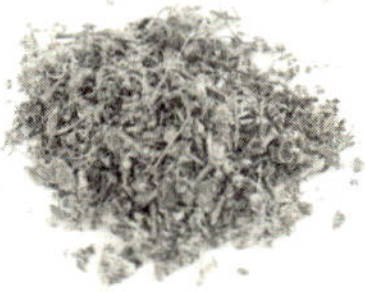	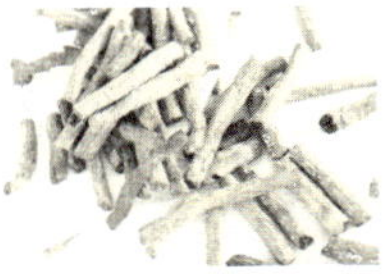	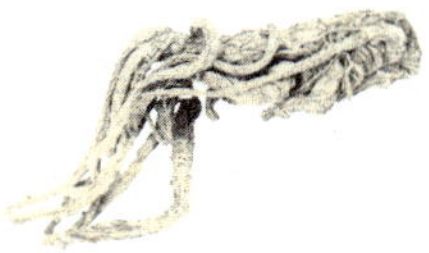
属性：味甘苦，性凉。	**属性**：味甘苦，性寒。	**属性**：味苦酸，性平。	**属性**：味辛甘，性温。
功效：具有疏风、清热、消渴明目、解毒等功效。可治头痛、晕眩、目赤、心胸烦热、疔疮、肿毒等病症。	**功效**：有清热利湿、凉血散淤的功效。主治急性肝炎、急性胆囊炎、痢疾、肠炎、跌打淤肿等病症。本品适宜在秋冬季节饮用。	**功效**：散淤血、消痈肿，可治淋病、尿血、经闭、瘕症、难产、产后淤血腹痛、喉痹、痈肿等病。	**功效**：驱风、除湿、止痛，可治外感风寒、头痛、目眩、风寒湿痹、骨节酸痛、四肢挛急、破伤风等症。

037 颈源性眩晕

如果颈椎出现病理性变化，如关节突长出骨刺、后伸性椎体半脱位导致上关节突向前移位、后侧型颈椎间盘脱出或钩椎关节向侧方增生骨刺等，都会使颈椎软组织痉挛，刺激压迫椎动脉，进而导致供血不足，引发脑内微循环障碍。这些是导致头痛眩晕的根本，也是颈源性眩晕的病因。

诊断

1. 颈源性眩晕病发时，会感觉自己或周围的事物在不停的沿同一个方向进行旋转，身体站不稳，不断地摇晃，感觉地面也在晃动。

2. 患者会出现头痛、恶心呕吐、视物不清、四肢麻木、耳鸣耳聋、血压异常等症。部分患者还会伴有失眠、神经衰弱等症，颈部酸痛、胀痛，活动不利。

3. 利用 X 线检查，看颈椎的第 2 椎体、椎间孔、椎间关节等是否发生病变。

治疗方法

颈肌按摩

按摩颈部可使血液正常循环，有效缓解眩晕。颈骨的左右两侧均有颈肌经过，指压时要特别针对僵硬的肌肉作重点指压。患者可取站立或坐位，双手四指并拢做环抱脖子状，以指尖左右同时指压颈肌，并以每次下移 2 厘米的方式作指压。

指压外关穴

对于眩晕的治疗，在按摩颈肌之后可以再指压手部的外关穴，左右手的此穴位皆要仔细指压，症状才会消除。经常按摩此穴，对热病、感冒、高血压、偏头痛、失眠等有很好的调理作用。患者可取站立或坐位，量出距手腕约两根手指的地方，立起拇指指尖，使之与肌肤成垂直方向揉按穴位，可消除眩晕感。

中药疗法：逍遥散

药材：当归、柴胡、茯苓、白术、丹皮、决明子各 12 克，赤芍、白芍、香附、薄荷（后下）各 15 克，甘草、白芥子各 8 克。

服用：用清水煎服，空腹服用，每日一剂。

功效：主治经脉不通，头痛目眩。

治疗方法

理筋通络，调和气血，镇静止痛是治疗颈源性眩晕的主要原则，可以在使用穴位、肌肉按摩方法的同时配以中药治疗，双管齐下，效果更佳。

颈肌按摩

患者可取站立或坐位，以指尖左右同时指压颈肌，并以每次下移 2 厘米的方式作指压，要特别针对僵硬的肌肉作重点指压。

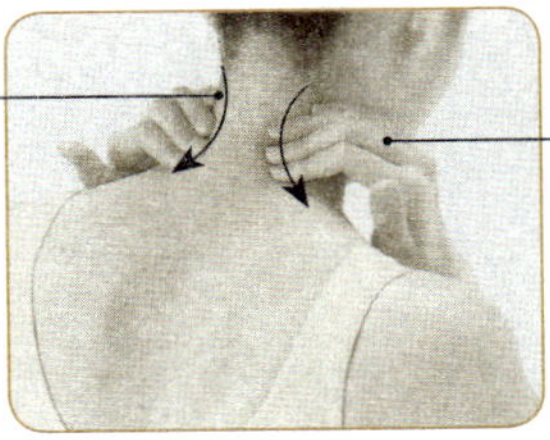

指压外关穴

患者可取站立或坐位，立起拇指指尖，使之与肌肤成垂直方向揉按穴位，可消除眩晕感。

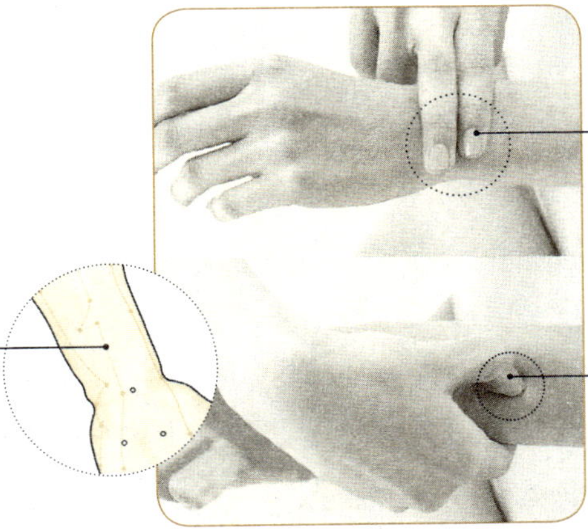

药性药理

茯苓	白术	白芍	当归
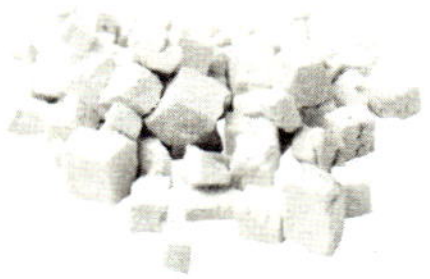	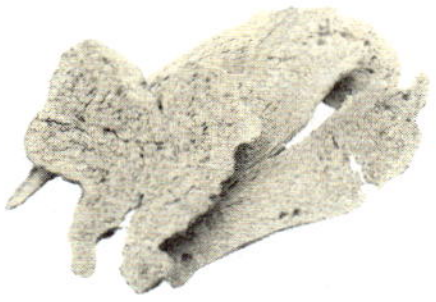	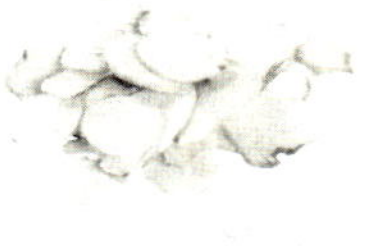	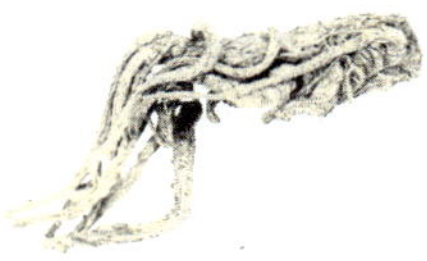
属性：味甘淡，性平。	**属性**：味苦甘，性温。	**属性**：味苦酸，性凉。	**属性**：味甘，性平。
功效：渗湿利水、益脾和胃、宁心安神，可治小便不利、水肿胀满、腹泻、遗精、淋浊、惊悸、健忘等症。	**功效**：补脾益胃、燥湿和中，可治脾胃气弱、倦怠少气、虚胀腹泻、黄疸、自汗、胎气不安等症。	**功效**：养血柔肝、缓中止痛、敛阴收汗，可治胸腹胁肋疼痛、泻痢腹痛、自汗盗汗、阴虚发热等症。	**功效**：和中缓急、润肺解毒，可治脾胃虚弱、劳倦发热、心悸惊痫、咽喉肿痛、消化性溃疡，解药毒。

038 颈源性心律失常

颈源性心律失常作为交感神经型颈椎病综合征候群的一种，它的出现，是由于颈椎发生病变挤压到交感神经，累及椎动脉周围的交感神经丛，并向下蔓延影响到心脏交感支，致使内脏感觉产生反射，导致冠状动脉供血不足，从而诱发心律失常、心绞痛等症状出现。

诊断

1. 在头颈部位骤然改变时，会诱使病症突然出现，心悸、心前区闷痛等，另外在通常情况下还伴随着颈项肩背部的疼痛或者上肢胀痛等。

2. 用手触摸颈肩部时，会在颈椎的第 2、3 节椎骨和胸椎的第 6、7 节椎骨附近发现有明显的压痛点。

治疗方法

刮痧疗法

在这里使用面刮法，即手持刮痧板向刮拭的方向倾斜 30°~60°，以 45° 最为普遍，将刮痧板的 1/2 长边或全部长边接触皮肤，自上而下或从内到外均匀地向同一方向直线刮拭。刮痧的穴位有膻中、中府、内关和神门。患者在刮拭时可以采用仰卧或站立位，以适度的力道自上而下的在每个穴位上刮拭 50 次。

滑擦法

滑擦法的接触面较广，比较轻柔缓和，具有宽胸理气、疏通经络等作用。患者取坐位，双臂自然下垂，上半身保持挺直姿势，推拿者站在患者身后，一手可以扶住患者的腰背部，起支撑作用，一手绕到患者身前用全掌附着于其心胸部，左右来回滑擦，使局部发热，达到理筋通络、宽胸理气的效果。

中药疗法：血府逐淤汤

药材：当归、桃仁、柴胡、桔梗各 10 克，生地、赤芍各 15 克，枳壳、牛膝各 12 克，红花 8 克，丹参 25 克，甘草 6 克，川芎 9 克。

服用：清水煎服，每日一剂。

功效：本方适用于淤血型颈源性心律失常患者，可活血化淤，调和理气，舒筋止痛。

治疗方法

颈源性心律失常在治疗时的原则是疏通经络、宽胸理气，在使用推拿按摩方法时要注意力道，缓慢柔和，避免其他伤害的出现。

刮拭部位及刮拭方法

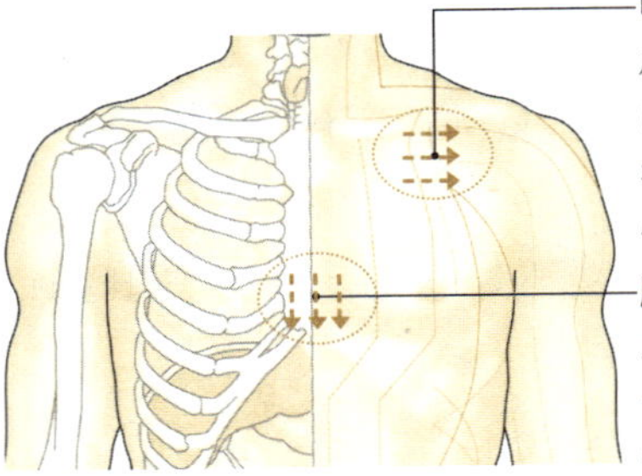

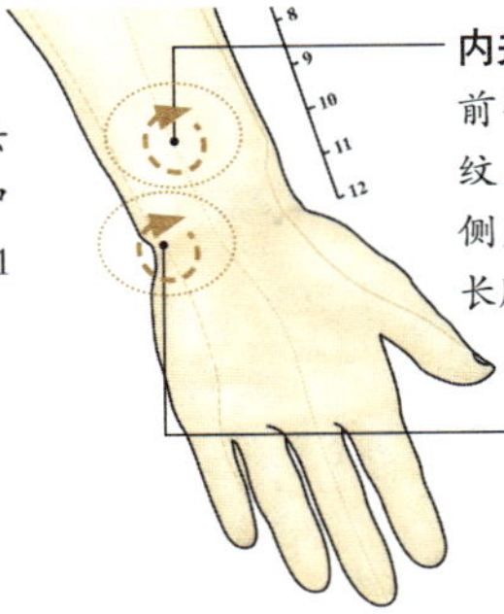

滑擦法

患者取坐位，推拿者站在患者身后，一手可以扶住患者的腰背部，起支撑作用，一手绕到患者身前用全掌附着于其心胸部，来回滑擦，使局部发热。

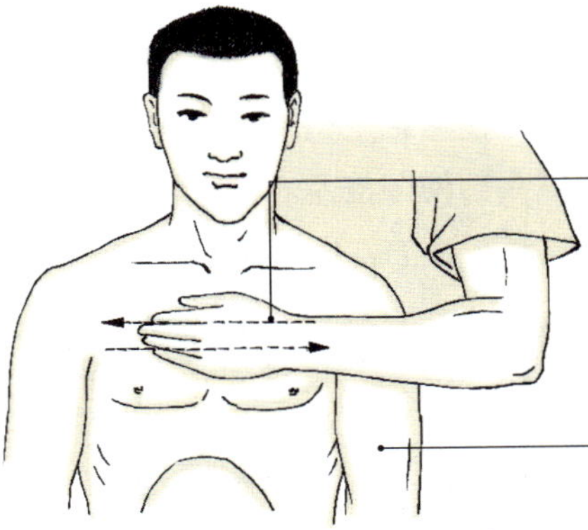

药性药理

桃仁	桔梗	丹参	川芎
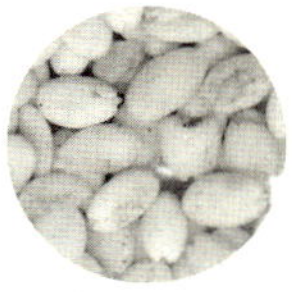	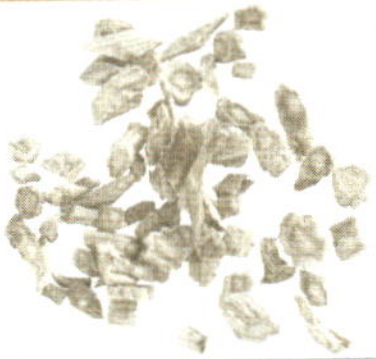	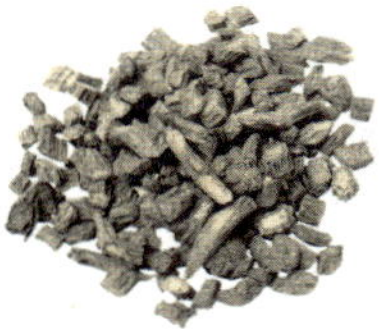	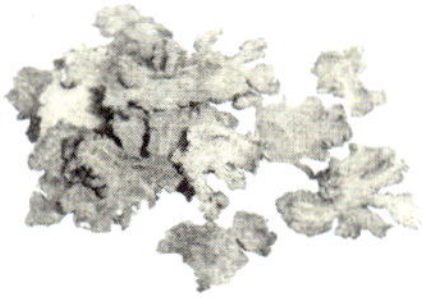
属性：味苦甘，性平。	**属性**：味苦辛，性平。	**属性**：味苦，性微寒。	**属性**：味辛，性温。
功效：活血祛淤，润肠通便，止咳平喘。可用于治疗经闭、痛经、跌扑损伤、肠燥便秘等症状。	**功效**：又名“铃铛”、白药等，能开宣肺气、祛痰排脓。多用于治疗外感咳嗽、咽喉肿痛、肺痈吐脓、胸满胁痛、痢疾腹痛等。	**功效**：活血祛淤、安神宁心、止痛，主治心绞痛、血崩带下、淤血腹痛、骨节疼痛、惊悸不眠等症。	**功效**：行气开郁，驱风燥湿，活血止痛，主治风冷头痛晕眩、胁痛腹疼、产后淤阻疼痛、月经不顺。

039 颈源性血压异常

颈源性血压异常的高发人群是中老年人，多是因为颈椎不稳定引起局部软组织痉挛或松弛，使颈交感神经和椎动脉受到压迫或刺激，从而导致脑组织缺血和血管壁的舒缩中枢功能发生紊乱，由此便引发了中枢性血压异常。

诊断

1. 颈源性血压异常的患者，会在颈椎的第 2 ~ 6 节段椎骨和胸椎的第 5、6、9 节段有明显的压痛点。

2. 由颈椎的第 2、3 椎体发生错位和胸推的第 5、6 椎体病变所引起的血压异常在早期时血压波动频繁，但会在两到三周后得到缓解。

治疗方法

颈部按摩法

颈部是一处自己不易按摩的部位，但是，你只要利用毛巾或丝巾就能达到轻松按摩的效果。患者可使用站立位或坐位，将丝巾放在颈后，头向后倾，然后拉紧丝巾，以丝巾支撑头部使颈部左右摇摆。如果头部顺势在丝巾上移动，就能利用颈部的重量来达到刺激颈部穴位的效果。

温热穴位法

自己在家里时可以利用吹风机进行温热刺激，在距离皮肤 10 厘米处对着穴位吹热风，并左右微微摇动吹风机来刺激穴位，这是任何人都能办得到的最佳刺激法。患者取站立位，单手执吹风机在颈肩部的斜上方，用吹风机温热颈部下方的穴位，然后左右轻微地摇动吹风机，不让热风固定地吹同一处，脊椎所感到的温暖会让筋骨完全伸展开来，缓解交感神经受压迫的状态。

中药疗法：金匮肾气汤

药材：制附子（先煎）9 克，生地 18 克，川芎、茯苓、泽泻 15 克，山茱萸、白芍各 12 克，丹皮 10 克，肉桂 3 克。

服用：清水煎服，每日一剂。

功效：化气利水，消肿止渴，增强免疫力。

治疗方法

颈源性血压异常是因为颈椎不稳定而引起的局部软组织痉挛或松弛，它会使颈交感神经和椎动脉受到压迫或刺激。此时对颈椎进行按摩或温热刺激有助于缓解病情。

颈部按摩法

患者可使用站立位或坐位，将丝巾放在颈后，然后拉紧丝巾，以丝巾支撑头部使颈部左右摇摆，使头部顺势在丝巾上移动，利用颈部的重量来达到刺激颈部穴位的效果。

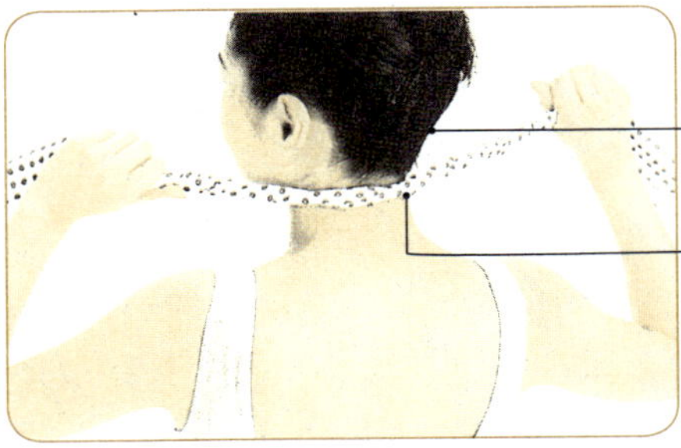

温热穴位法

患者取站立位，单手执吹风机在颈肩部的斜上方，用吹风机温热颈部下方的穴位，然后左右轻微地摇动吹风机，不让热风固定地吹同一处，脊椎所感到的温暖会让筋骨完全伸展开来，缓解交感神经受压迫的状态。

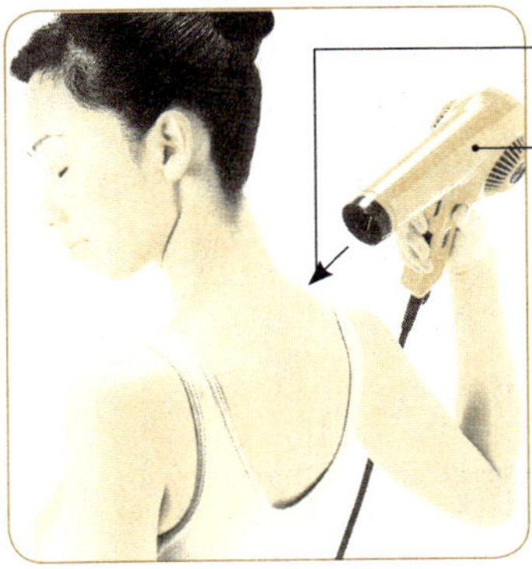

药性药理

制附子	泽泻	肉桂	山茱萸
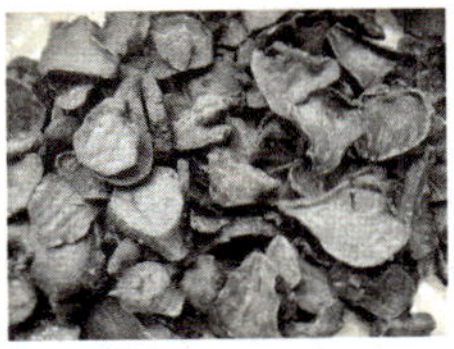	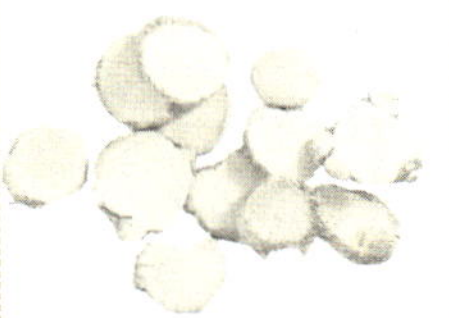	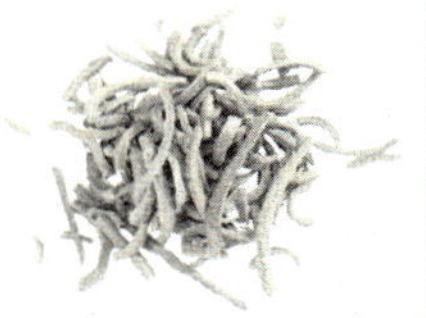	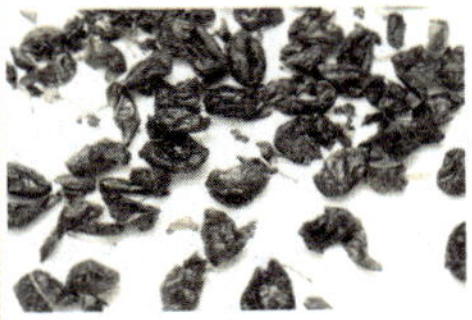
属性：味辛甘，性大热。	**属性**：味甘，性寒。	**属性**：味辛甘，性热。	**属性**：味酸，性微温。
功效：回阳救逆，补火助阳，逐风寒湿邪。用于亡阳虚脱，肢冷脉微，阳痿，宫冷，心腹冷痛，虚寒吐泻，阴寒水肿，阳虚外感，寒湿痹痛。	**功效**：利水渗湿、泄热，可治小便不利、水肿胀满、呕吐、泻痢、脚气、淋病、尿血等。	**功效**：补元阳、暖脾胃、除积冷、通血脉，可治肢冷脉微、腹痛腹泻、腰膝冷痛、虚阳浮越、上热下寒。	**功效**：补肝肾、涩精气，固虚脱，可治腰膝酸痛、晕眩耳鸣、阳痿遗精、频尿、虚汗不止等症。

040 耳鸣

当颈椎受到急、慢性损伤或退行性改变时，会引起颈椎内外平衡失调，导致颈椎解剖位置的改变。这些异变会刺激、压迫椎动脉或颈部交感神经，致使椎—基底动脉系统供血不足，并影响到内耳血液循环引起耳鸣，耳鸣的症状会随着颈椎损伤程度的不同而不同。

诊断

1. 在隔声室或安静的深夜，耳内会听见身体的血管搏动、血液流动、肌肉收缩等声音，感觉到微弱的响声。因听觉系统的传导部分发生障碍，听取外界声音的能力降低，但耳内声音的感觉提高，能听到一种低频的、刮风似的呼呼响声。

2. 内耳病变时，听神经、听觉中枢遭受外伤或炎症时，以及颅内各种病变影响到听神经或听觉中枢时，都可能形成高频性蝉鸣或刺耳的尖声。

治疗方法

颈部扭转法

患者端坐，推拿者可站立在患者的身后，一只手握住患者的肩膀起固定作用，以免头部轻易转动而影响扭转的方向及施力，接着将另一只手的大拇指放在患者耳后的凹窝处，指尖朝向脸部，四指拖住后颈，然后以掌心拖住颈部的方式慢慢使患者的颈部向健侧方向旋转，以此方法活动患侧的颈部肌肉，调节颈部交感神经。

垂直拔伸法

患者端坐，推拿者站立在患者的斜后方，一手扶住健侧一方的头部，接着可将另一只手的大拇指放在患侧的眼睛斜下部，其他四指拖住下巴，然后以颈椎为纵轴，使患者的头部在垂直方向上向上缓缓拔伸，至极限后再慢慢恢复到初始位置。如此反复进行，便能有效地改善和恢复颈部的活动功能，以调节血液循环，改善由此引起的耳鸣症状。

按压下关穴

下关穴位于人体的头部侧面，耳前一横指，颧弓下陷处，经常按摩，能够有效治疗耳聋、耳鸣、聤耳等病。患者可站立或端坐，闭口，手掌握拳，食指和中指并拢，食指贴在耳垂旁边，以中指的指腹按压穴位处，有酸痛感；也可用双手食指指腹同时按压两侧穴位，每次大约 1 ～ 3 分钟。

治疗方法

由颈椎问题引起的耳鸣现象，在使用推拿疗法的同时，在饮食上应减少肥甘，应多食含铁丰富或含锌丰富的食物，多吃豆制品。

颈部扭转法

患者端坐，推拿者可站立在患者的身后，一只手握住患者的肩膀起固定作用，接着将另一只手的大拇指放在患者耳后的凹窝处，以掌心拖住颈部的方式慢慢使患者的颈部向健侧方向转动。

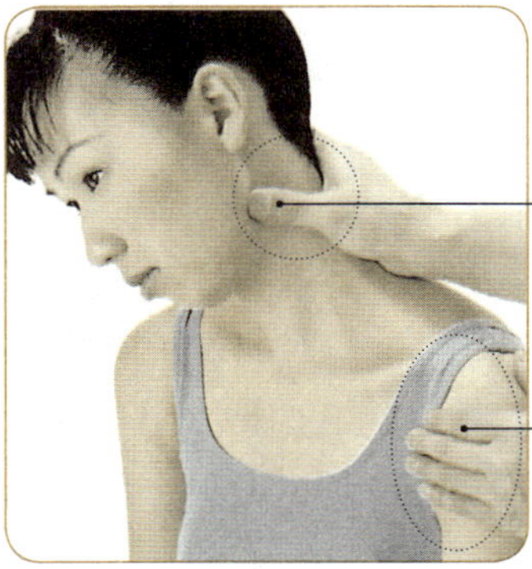

垂直拔伸法

患者端坐，推拿者站立在患者的斜后方，一手扶住健侧一方的头部，一手拖住下巴，然后使患者的头部在垂直方向上向上缓缓拔伸，至极限后再慢慢恢复到初始位置。

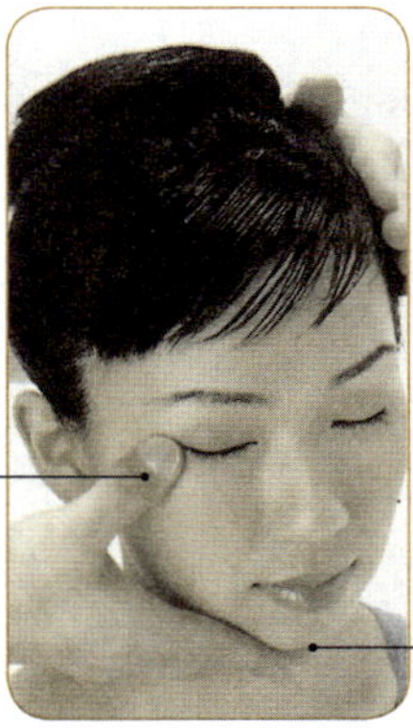

按压下关穴

患者取站立位，闭口，手掌握拳，食指和中指并拢，食指贴在耳垂旁边，以中指的指腹按压穴位处，有酸痛感；也可用双手同时按压两侧穴位，每次大约 1 ～ 3 分钟。

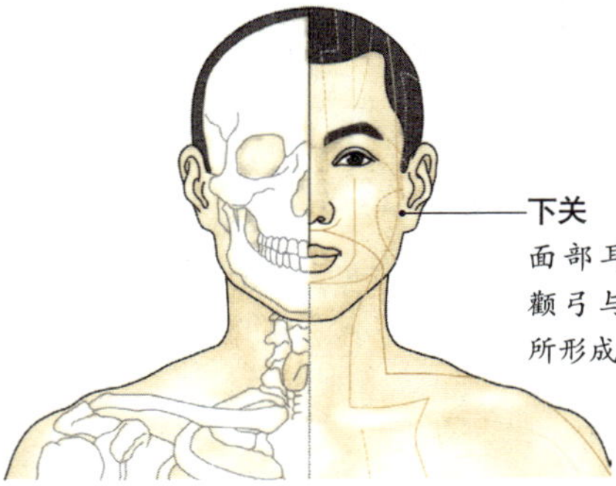

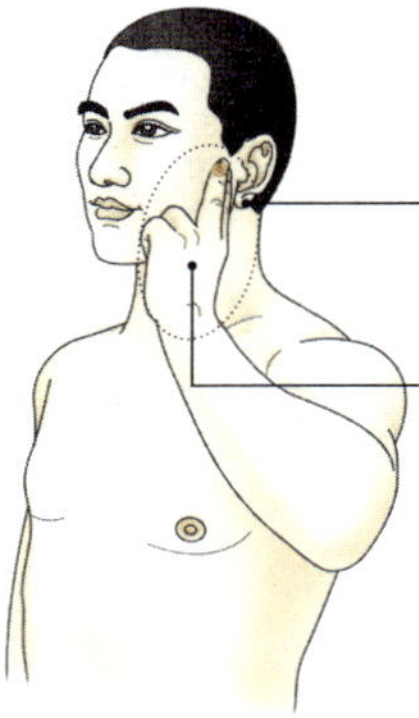

041 三叉神经痛

从脊椎结构来看，椎动脉的最大分支、小脑下后动脉的分支供应三叉神经脊髓束和三叉神经脊束核。当颈椎第 4~5 节段、第 5~6 节段受到损伤时，其水平的钩椎关节会出现侧生骨刺，或椎间盘脱出、后伸性椎体半脱位，使颈周围软组织受到痉挛，压迫椎神经，导致交感神经丛供血受阻，最终引发三叉神经痛。

诊断

1. 当病症发作时，疼痛十分剧烈，伴有面肌抽搐、流泪、流涎、面潮红、结膜充血等症状，持续数秒至 1 ～ 2 分钟才能好转。

2. 疼痛常有一个起始点，如上下唇、口角、门齿、颊部等，只要稍微触动就会引起发作。严重时，说话、洗脸、刷牙，甚至晃动头部就可能引起疼痛。

治疗方法

揉按颧髎穴

颧髎穴属于手小肠经经脉，长期按压此穴，对于三叉神经痛、颜面神经麻痹，以及口眼歪斜等疾病有调理功能。患者正坐，目视前方，口唇稍微张开，这样更易深入穴道。轻举双手，指尖朝上，掌心朝向面颊；用大拇指的指尖垂直按压穴道，按压的时候，由下往上轻轻揉按，容易体会出穴位处的酸胀感；左右两侧，每次各按揉大约 1 ～ 3 分钟，或者两侧穴位同时按揉。

掌抹法

使用此法改善颈部周围受到痉挛的软组织，避免椎神经压迫形成三叉神经痛。患者俯卧趴在床上，双手交叠放在额头下方，推拿者站在患者身体一侧，用双手的掌心从上到下，从肩部向背部进行抹擦，力道由浅变深，慢慢渗透。从肩部下抹到背部为一次，反复进行，有利于肩背部肌群的放松。

小鱼际揉按法

患者取站立位，推拿者站在患者身后，用手掌的小鱼际或掌根着力，对患者的颈肩部从上至下的进行揉按，揉按顺序是先健康一侧，后疼痛一侧，边揉按边移动，反复做 3 ～ 5 次。也可以双手在两侧同时进行揉按，以此达到舒筋通络、调和气血的目的。

治疗方法

三叉神经痛患者在治疗之外要注意气候变化，避免风吹和寒冷气候对颜面部的刺激，应用温水洗脸和刷牙，避免冷水刺激。在饮食上戒烟酒，少吃刺激食物。

揉按颧髎穴

患者正坐，轻举双手，指尖朝上，掌心朝向面颊；用大拇指的指尖垂直按压穴道，按压的时候，由下往上轻轻揉按，容易体会出穴位处的酸胀感。

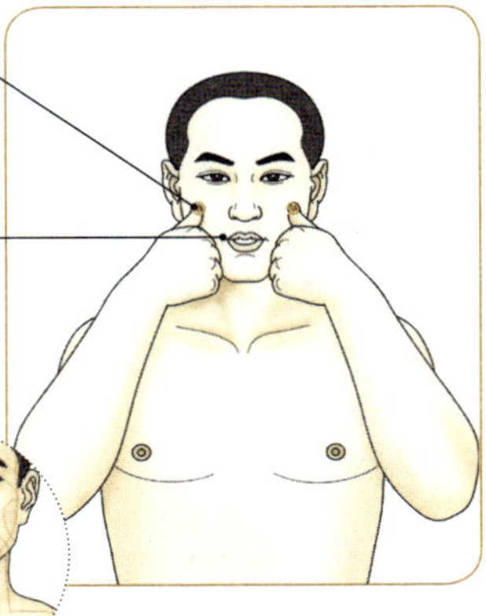

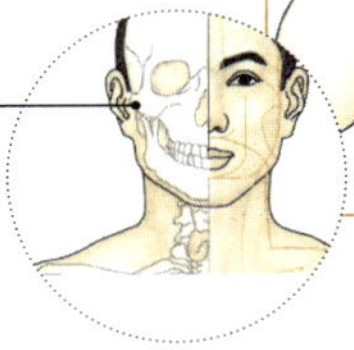

掌抹法

患者俯卧趴在床上，推拿者站在患者身体一侧，用双手的掌心从上到下，从肩部向背部进行抹擦，力道由浅变深，慢慢渗透。从肩部下抹到背部为一次，反复进行，有利于肩背部肌群的放松。

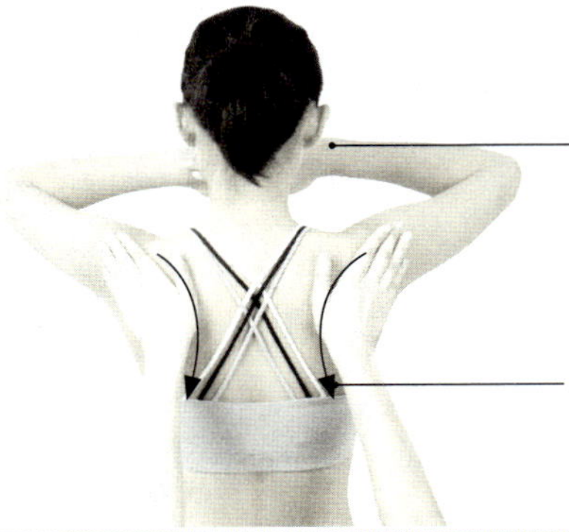

小鱼际揉按法

患者取站立位，推拿者站在患者身后，对患者的颈肩部从上至下的进行揉按，揉按顺序是先健康一侧，后疼痛一侧，边揉按边移动，反复做 3 ~ 5 次，也可以双手在两侧同时进行揉按。

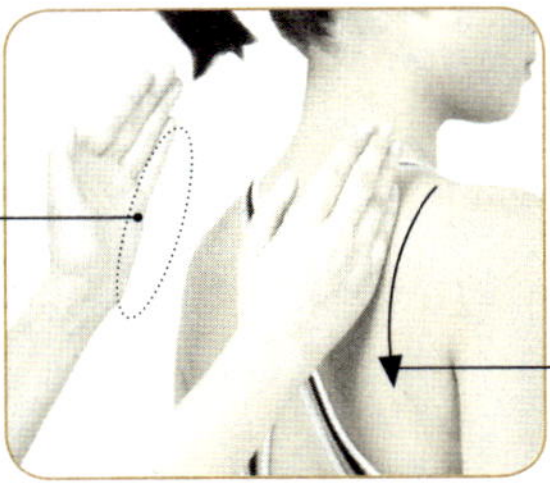

042 神经衰弱

神经衰弱是一种常见的疾病，多见于中青年人。从脊椎病因来看，第 1~ 第 3 颈椎的错位可损伤颈上交感神经节，当患者在卧位时会牵扯受损的神经节，使之保持兴奋，从而使患者不能安眠，进而出现头晕、精神疲惫等症状。

诊断

1. 头痛，头晕，脑胀，耳鸣，眼花，记忆力减退，思想分散不能集中，容易激动发脾气，工作或学习时提不起精神来，睡眠不好或整夜睡不着，白天就疲劳，腰背酸痛，脚软无力和全身各部分含糊不清的似有似无的感觉等。

2. 主要症状：心跳、气急、胸痛和出汗；胃口不好、胃部胀痛、呕吐、胸闷、腹泻和便秘；还会有阳痿、早泄和遗精等。

治疗方法

指压合谷穴

在手背第一、二掌骨间，第二掌骨桡侧的中点处即是合谷穴，长期按压此穴，对失眠、神经衰弱、反射性头痛、耳鸣等症都有很好的调理保健功效。患者可使用坐姿或站姿，在找到正确穴位后，先用大拇指或食指对穴位进行按摩，然后以大拇指或食指的指尖对穴位进行指压刺激。

颈部按摩法

颈后侧的斜方肌很容易因疲劳而感到僵硬，进而影响到颈上交感神经节，这时候对其进行按摩可以舒缓肌肉劳损状况。患者站立，按摩者立于患者身后，一手扶住患者的前额起支撑固定作用，另一手环握住患者的颈部，以大拇指与食指捏住颈肌，配合呼吸用均匀的力道来按摩，效果更显著。

颈椎牵引法

对颈椎进行牵引，能有效地促进颈部血液循环，缓解神经衰弱。首先患者仰躺，双脚打开与肩同宽，上手臂紧贴身体两侧，双手微握拳并屈肘，使小臂垂直于大臂。然后在深呼吸的同时，并拢肩胛骨，挺胸抬头，使下巴贴到胸口为止，憋气维持这个动作 10 秒钟左右再慢慢放下。依此反复进行 15 次，牵引颈椎。

治疗方法

为了预防及治疗神经衰弱，应该保持良好的情绪，平时加强体育锻炼，注意睡眠卫生，保持饮食均衡，多补充能固肾的食物。

指压合谷穴

患者可使用坐姿或站姿，在找到正确穴位后，先用大拇指或食指对穴位进行按摩，然后以大拇指或食指的指尖对穴位进行指压刺激。

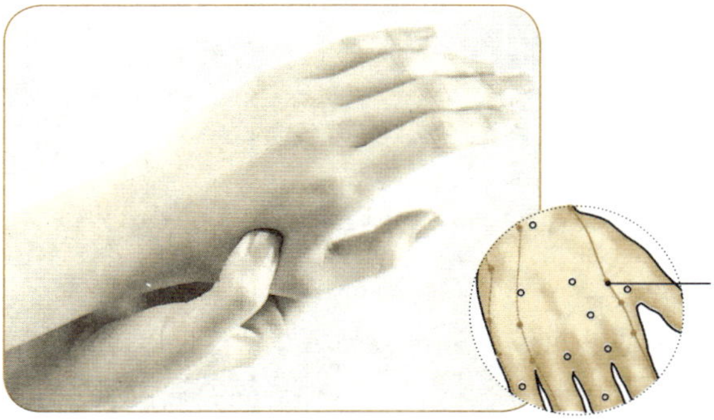

颈部按摩法

患者站立，按摩者立于患者身后，一手扶住患者的前额起支撑固定作用，另一手环握住患者的颈部，以大拇指与食指捏住颈肌，配合呼吸用均匀的力道来按摩，效果更显著。

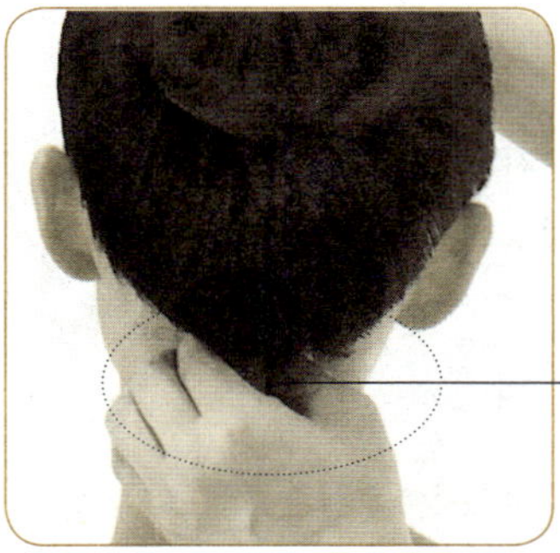

颈椎牵引法

患者仰躺，双脚打开与肩同宽，屈肘 90°，然后在深呼吸的同时，并拢肩胛骨，挺胸抬头，使下巴贴到胸口为止，憋气维持这个动作 10 秒钟左右再慢慢放下。

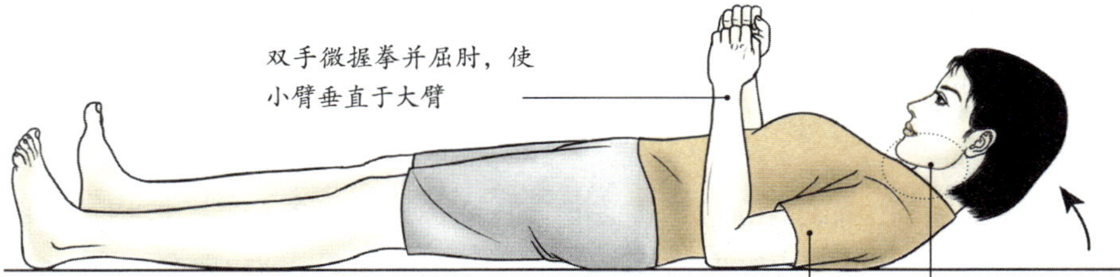

043 冠心病

冠心病又称心绞痛，是由冠状动脉供血不足、心肌急剧的暂时缺血与缺氧所引起的以发作性胸痛或胸部不适为主要表现的临床综合征。当颈椎出现病变时，会刺激到颈脊神经后根或颈交感神经，使节内发生的节后纤维兴奋性增高，影响到血管的舒缩功能，导致血管平滑肌收缩，进而引发心绞痛。

诊断

1. 心绞痛应是压榨紧缩、压迫窒息、沉重闷胀性疼痛，其实也并非“绞痛”。少数病人可为烧灼感、紧张感或呼吸短促伴有咽喉或气管上方紧张感。

2. 疼痛或不适处常位于胸骨或其邻近，有时可位于左肩或左臂，偶尔也可位于右臂、下颌、下颈椎、上胸椎、左肩胛骨间或肩胛骨上区。

治疗方法

笔点足三里穴

足三里穴位于外膝眼下 3 寸，距胫骨前嵴 1 横指，当胫骨前肌上，按摩此穴能消除疲劳、强壮神经，对动脉硬化、冠心病、心绞痛有预防治疗的作用。可以借助笔来刺激足三里穴，采用坐姿，手握住笔的前端，这样会比较好施力，力道也集中。用笔的前端对着穴位点，进行刺激点压，稍稍用力，不要伤到皮肤。

指压心俞穴

心俞穴位于人体的背部，当第 5 胸椎棘突下，左右旁开 1.5 寸处即是。此穴可治疗循环系统疾病，如冠心病、心绞痛、风湿性心脏病等。患者可以坐在地上双手抱膝，保持这个姿势，指压者的力道才能集中，有易于指压。指压者将双手的大拇指重叠对准穴位，双臂伸直借助全身的力道施力，一次按压一边。

药膳疗法：山药白果粥

食材：山药 300 克，瘦肉 30 克，香菜 5 克，白果 10 克，红枣 4 粒，生姜 10 克。

做法：首先将山药切片，红枣泡发切碎，瘦肉剁蓉，姜切丝，葱切花，香菜切末。沙锅中注水烧开，放入米煮成粥，放入白果、山药煮 5 分钟后加入红枣、瘦弱、姜丝煮烂，出锅前加入盐和鸡精调味即可。

治疗方法

中医认为冠心病是正气亏虚，痰浊、淤血、气滞、寒凝引起心脉痹阻不畅所致，因此促进血脉流通、气血调和是治疗该病的原则。

笔点足三里穴

患者采用坐姿，手握住笔的前端，这样会比较好施力，力道也较集中。用笔的前端对着穴位点，进行刺激点压，可以稍稍用力，但不要伤到皮肤即可。

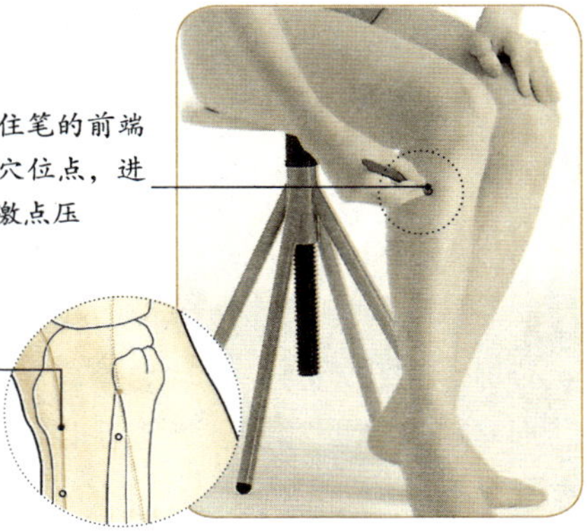

指压心俞穴

患者可以坐在地上双手抱膝，保持这个姿势指压者的力道才能集中，有易于指压。指压者将双手的大拇指重叠对准穴位，双臂伸直借助全身的力道施力，一次按压一边。

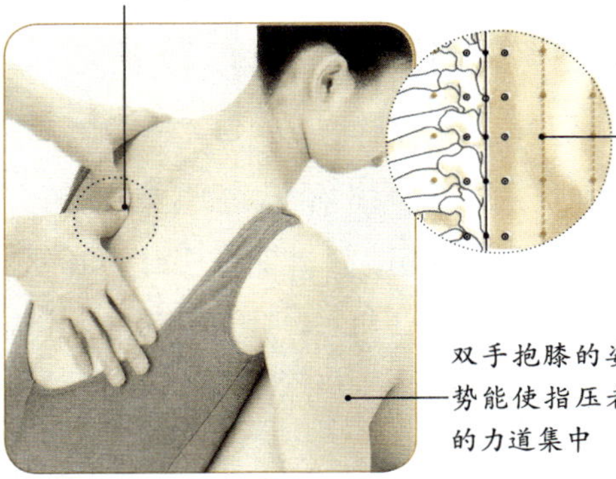

药性药理

山药（淮山药）	白果	红枣	生姜
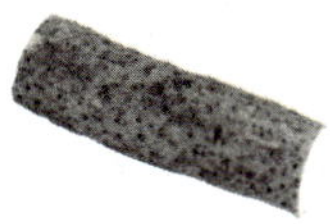	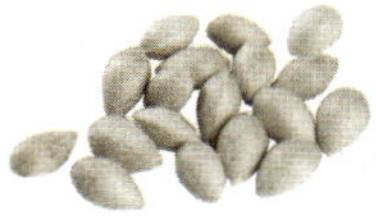	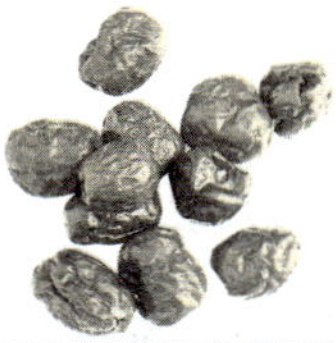	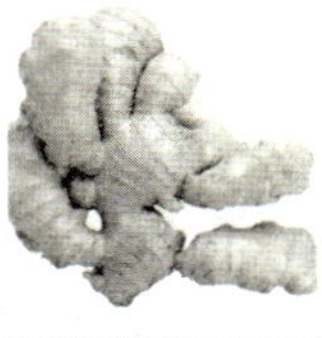
属性：味甘，性平，无毒。	**属性**：味甘苦，性平，有毒。	**属性**：味甘，性温。	**属性**：味辛，性温。
功效：补脾养胃、生津益肺、补肾涩精，可治脾虚食少、久泻不止、肺虚喘咳、带下、虚热口渴等症。	**功效**：敛肺气、定喘嗽、止带浊，可治哮喘、白带、白浊、遗精、淋证等。对肺病咳嗽、各种哮喘痰多者，均有辅助食疗作用。	**功效**：补中益气、养血安神，能使血中含氧量增强、滋养全身细胞，是一种药效缓和的强壮剂。	**功效**：散寒、止呕开胃，可治感冒风寒、呕吐、胀满、腹泻，可解半夏、天南星及鱼蟹、鸟兽肉之毒。

044 高血压

从脊椎病因来看，当颈部受到外伤、风寒湿邪、退变时，颈椎的平衡会被破坏，局部组织松弛、痉挛，直接或间接地刺激颈交感神经和椎动脉，进而引起脑组织缺血，导致中枢性血压异常。尤其是第 2、第 3 颈椎错位后，交感神经兴奋性会增高，心跳加快，冠状动脉舒张，血压也随着升高；而第 5、第 6 颈椎病变后，椎体附近的颈动脉都受到刺激，导致了血压的上升。

诊断

1. 症状复杂，血压持续地超过 21.3/12.7 千帕，多伴有晕眩、头痛、头胀、耳鸣、心慌、手指发麻、面红、烦躁、失眠等症状。

2. 常伴有脂肪和糖代谢紊乱以及心、脑、肾和视网膜等器官功能性或器质性改变。

治疗方法

指压百会穴

百会穴位于头部，当前发际正中直上 5 寸，或两耳尖连线中点处。长期按压这个穴位，有平肝息风的作用，能治疗高血压、头痛、眩晕、休克等疾患。由于头部的刺激会传达到直肠及肛门，因此在指压时患者要站立并伸直背肌放松全身，边吐气边以拳头的指节突指压百会穴，此法能集中刺激该穴。

颈椎牵引法

活动颈椎以促进脑部的活动，缓解眩晕、头痛的症状。首先患者仰躺，双脚打开略宽于肩，脚背伸直，双手伸直下垂紧贴身体两侧。接着保持左手伸直状态将其抬高 30 厘米左右，并移动左手使其指向右脚的脚尖方向，与此同时，脸部向左侧扭转，直至颈部所能扭转的最大限度，通过此动作达到牵引颈椎的目的。

刮痧疗法

刮痧板向刮拭方向倾斜的角度小于 45° ，压力稍大，速度缓慢一点。刮痧的穴位有风府、风池、心俞、肝俞和肾俞。患者在刮拭时可以采用站立位或俯卧位，刮痧者单手持刮痧板，以轻度的力道，在每个穴位上刮拭 50 次即可。

治疗方法

高血压患者要注意调节饮食，以低盐、低动物脂肪饮食为宜，并避免进食含胆固醇高的食物；合理安排作息时间，生活要有规律；注意保暖，避免受寒。

指压百会穴

由于头部的刺激会传达到直肠及肛门，因此在指压时患者要站立并伸直背肌放松全身，边吐气边以拳头的指节突指压百会穴，此法能集中刺激该穴。

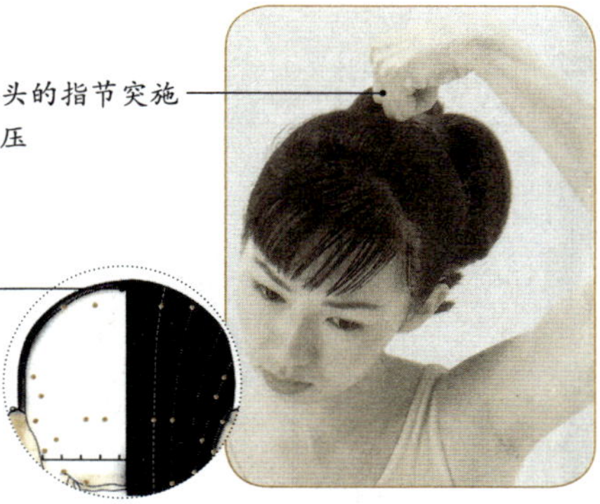

颈椎牵引法

患者仰躺，双手伸直下垂紧贴身体两侧。接着保持左手伸直状态将其抬高30厘米左右，并移动左手使其指向右脚的脚尖方向，与此同时，脸部向左侧扭转，直至颈部所能扭转的最大限度。

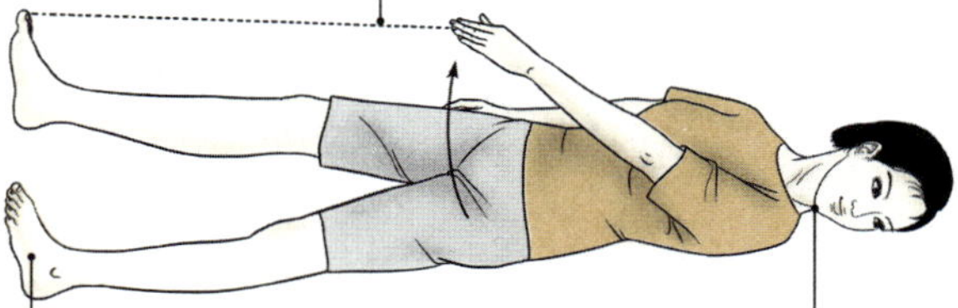

刮拭部位及刮拭方法

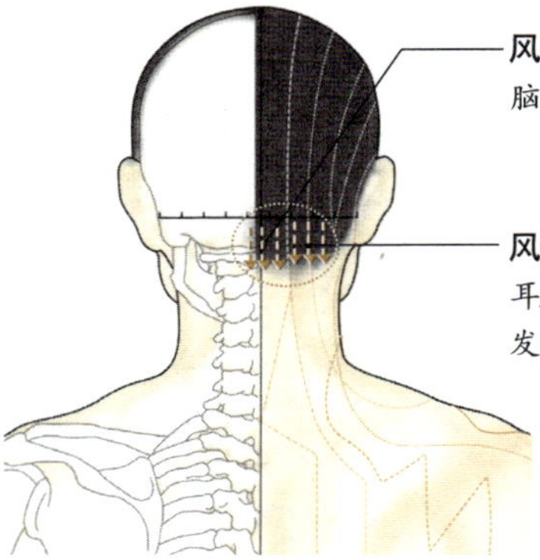

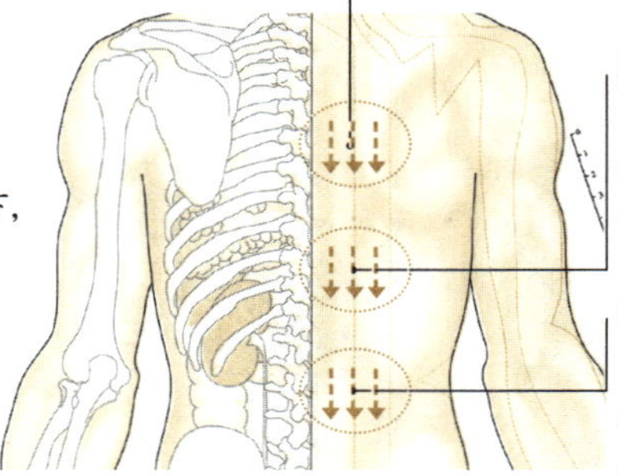

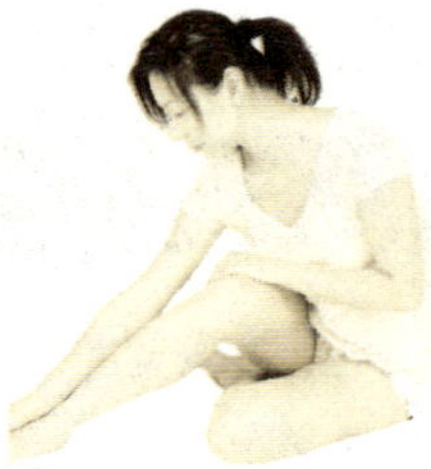

第六章

DILIUZHANG

胸椎问题有哪些

胸腔的构造是由胸椎、肋骨和胸骨共同组成的，整体上呈现出一种桶状结构。胸椎上接颈椎，下连腰椎，共有12块椎骨，与颈椎腰椎相比，胸椎因为有肋骨协助其在稳定位置，所以稳定性比较好，一般情况下不会出现错位。但是胸段的神经根和交感神经相对而言比较容易受到刺激和压迫，这也就是胸椎相关疾病的产生原因。

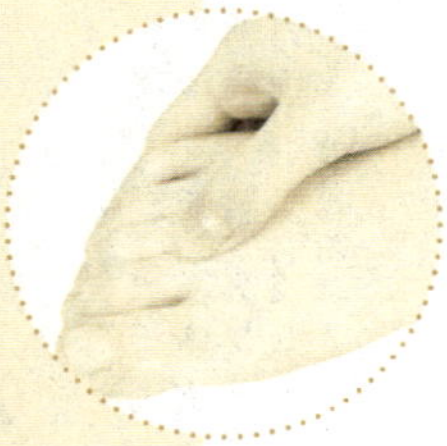

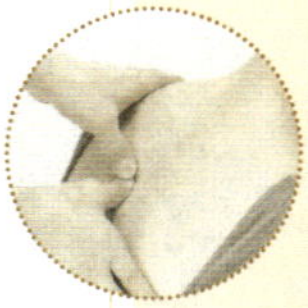

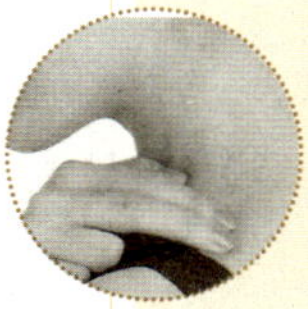

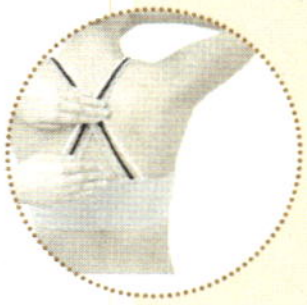

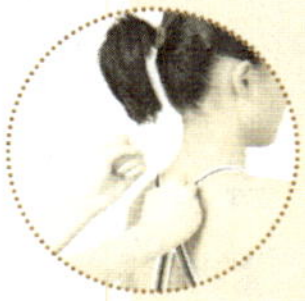

本章看点

- 背部软组织损伤
- 胸椎后关节紊乱症
- 胸胁迸伤（岔气）
- 消化不良
- 胆囊炎
- 慢性胃炎
- 糖尿病
- 胃溃疡
- 胆石症
- 慢性胰腺炎
- 肾盂肾炎
- 结肠炎

045 背部软组织损伤

背部软组织损伤多是因为受到外力而导致的背部肌肉拉伤与劳损，例如在搬、抬、扛重物时，肩背部肌肉突然受到扭伤。另外，在人体过度劳累时也可能会引起损伤，一般都是发生在斜方肌与菱形肌等部位。

诊断

1. 曾经有过扭伤病史，背部肌肉出现痉挛，在较小的范围内有压痛点。情况严重时，痛感会蔓延至整个上肢以及颈肩部，使活动受限，而且疼痛部位也会表现为持续隐痛。

2. 过度劳累或是长时间维持同一个姿势后，背部肌肉承受的压力累积，疼痛症状就会明显，并且局部疼痛症状会随着气温的降低、湿度的增大而加剧。

治疗方法

按压肩井穴

肩井穴在脖子与肩膀连接处，也就是在左右两侧的肩头上，指压此处时，颈部及肩膀都会有刺痛感，但会让肩膀舒服不少，由此缓解肩背部扭伤的肌肉。按压方法是：患者可以取坐位或站立位，然后将一手的食指和中指并拢，放在对侧的肩井穴穴位上，按略微朝向脊椎骨的方向来按压。

拳击法

拳击法多用于腰背部，本法具有舒筋通络、调和气血、提神解疲、化淤止痛等作用。使用该方法时，患者可以取坐位或站立位，两臂自然下垂，上肢肌肉放松，然后推拿者站于患者的身后，将手握成空拳，用拳背或小鱼际轻轻侧击敲打肩部、背部，本法又称为“捶打法”。

掌拍法

掌拍法主要作用于肩、背、腰、臀及下肢部，具有舒筋活络、行气活血、解除痉挛等作用。患者俯卧趴在床上，推拿者站在患者身体一侧，双手伸直，以双手掌着力，一手拍下，另一手抬起，以这种一上一下的方式，交替进行拍打。在背部的拍打顺序是由上到下，由中间到两侧，力道掌握在皮肤被拍的微红即可。

治疗方法

对于背部软组织损伤的疼痛来说，最重要的解决方法就是舒筋通络，消除肩背部的超负荷压力，下面就是比较常用的方法。

按压肩井穴

患者取坐位或站立位，然后将一手的食指和中指并拢，放在对侧的肩井穴穴位上，按略微朝向脊椎骨的方向来按压。

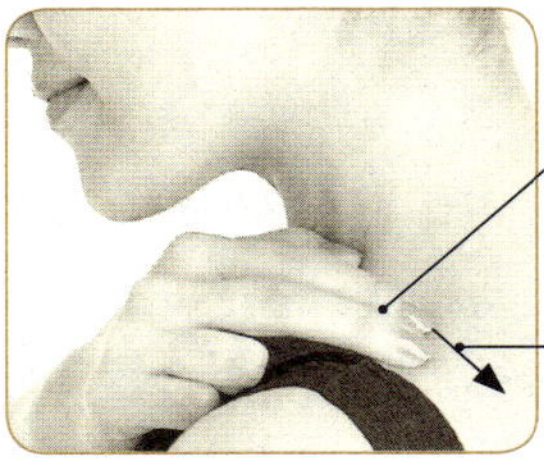

拳击法

患者取坐位或站位，两臂自然下垂，上肢肌肉放松，然后推拿者站于患者的身后，将手握成空拳，轻轻侧击敲打肩部、背部。

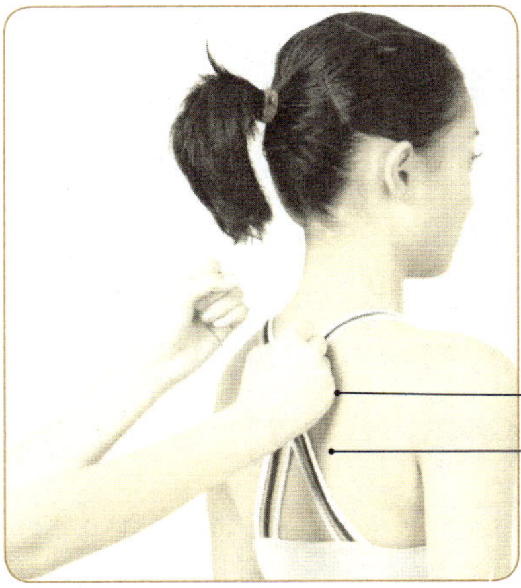

掌拍法

患者俯卧，推拿者站在患者身体一侧，双手伸直，以双手掌着力，交替进行拍打。

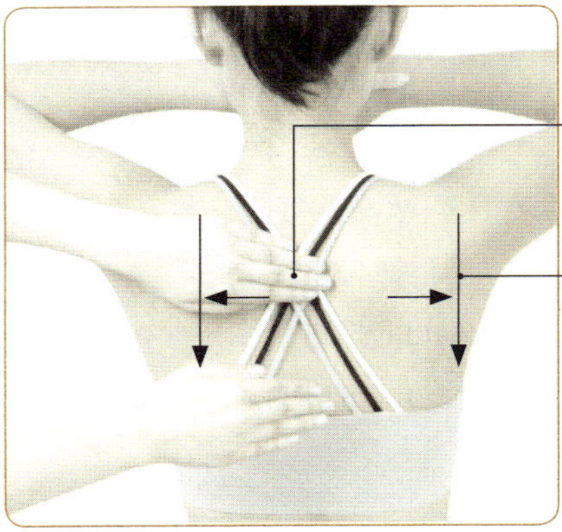

046 胸椎后关节紊乱症

胸椎后关节紊乱症是引起胸背疼痛的常见原因之一，通常又被称为胸椎小关节紊乱症、胸椎小关节错缝等。该病症主要是由于受到外力的作用使胸椎的关节突关节发生移位而引起的，高发人群是体力劳动者。

诊断

1. 急性扭伤发生在患者搬、抬、扛重物时，因用力不协调而导致胸椎发生扭转错位，然后疼痛出现。疼痛剧烈时，当即就不能正常动作。

2. 在背部受到外力撞击时，或许当时没有症状出现，但休息片刻后或第二天疼痛出现，严重者甚至无法起床。

治疗方法

胸椎推拿

患者取俯卧位，全身肌肉放松，用两个枕头分别垫在患者胸部和骨盆下面，推拿者双手叠加，用手掌心按压患者的第 10 ~ 第 12 节段胸椎椎体部位，此时患者处于憋气状态，然后患者换气，反复进行 5 ~ 10 次。该方法也可以用于其他胸椎椎体，主要用于治疗椎体向前滑脱或轻微仰位式错位。

扳肩顶膝法

此方法适用于第 4 ~ 第 12 节段胸椎后凸滑脱式或侧弯侧摆式错位以及肋椎关节错位。患者端坐在凳子上，挺胸抬头，两手叉腰，拇指在前，四指在后，用力外旋，后伸两肩。推拿者左腿屈膝将脚尖踩在凳子后端上，膝盖顶住患者疼痛处，双手握住患者两肩，向后上方缓缓拉开，在患者呼气结束的时候顶膝并向后扳肩，在听到“咔嚓”的声音后，觉得胸、肋椎骨移动即可，最后再按揉疼痛处片刻。

滑动牵引

患者俯卧在床上，头部下面垫一个枕头，双臂自然弯曲放在头旁，腰部和双腿都伸直。然后在床的脚部一头安装一个简易的带有滑轮的支撑架，绳子穿过滑轮，一边系在床上，一边系在患者的双脚踝上，使患者下肢抬起，进而达到牵引胸椎的目的。牵引时间从 20 分钟至 2 小时不等，每日做 1 ~ 2 次。

治疗方法

该病症主要是由于受到外力的作用使胸椎的关节突关节发生移位而引起的，所以在治疗的时候一定要注意力道的控制，否则就会造成更严重的损伤。

胸椎推拿

患者俯卧，推拿者用手掌心按压患者的第 10 ~ 第 12 节段胸椎椎体部位，此时患者处于憋气状态。

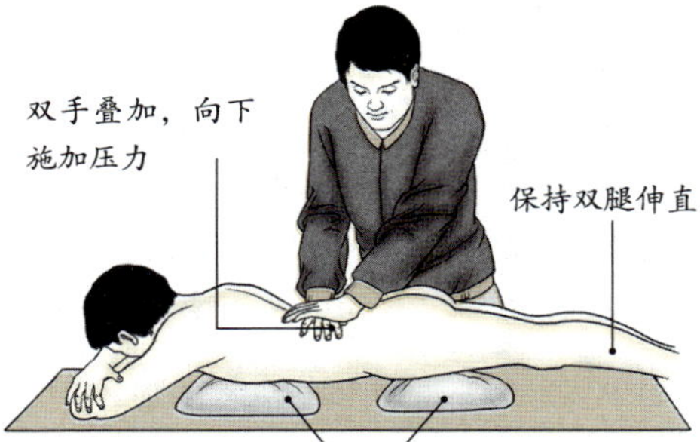

扳肩顶膝法

患者端坐，推拿者膝盖顶住患者疼痛处，双手扳其肩，在患者呼气结束时顶膝并向后扳肩，在听到“咔嚓”的声音后，觉得胸、肋椎骨移动即可。

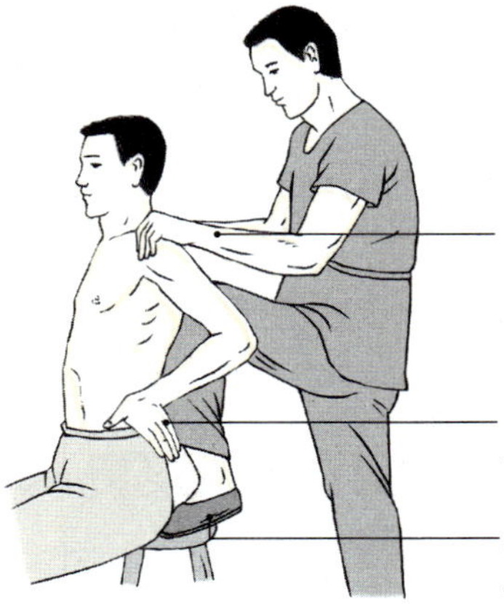

滑动牵引

患者俯卧，然后利用床头的支撑架，将绳子一边系在床上，一边系在患者的双脚踝上，使下肢抬起，进而达到牵引胸椎的目的。

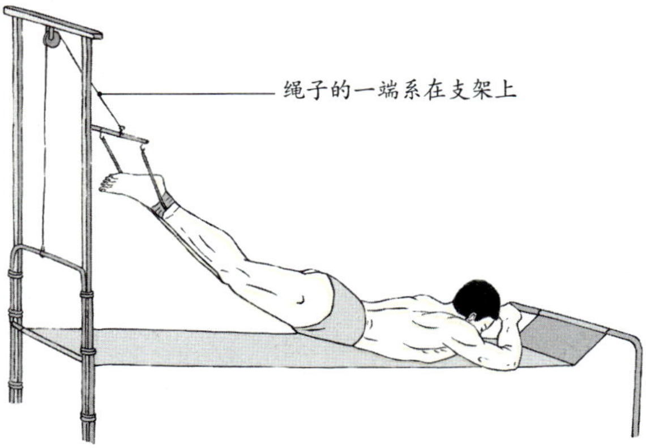

047 胸胁迸伤（岔气）

胸胁迸伤是临床上经常出现的病症之一，多是在外伤、暴力撞击或挤压、不良姿势下扛、抬、搬、举重物时导致胸椎周围的软组织损伤而出现的胸胁部岔气迸发的疼痛状况，属于胸壁内伤范畴，我们通常也称其为“岔气”。

诊断

1. 胸背部在活动时疼痛加剧，休息后减轻，而且所有使脑脊液压力增高的动作如咳嗽、喷嚏和排便等都可能会加重背痛和放射痛。

2. 如果胸部曾经受到严重的暴力撞击而致伤，那么疼痛点比较固定，并且在疼痛部位会出现淤紫、肿胀等现象，局部压痛明显。

治疗方法

指压期门穴

期门穴位于乳头直下，第 6 肋间隙，前正中线旁开 4 寸处。此穴位要配合呼吸来作指压，按摩此穴位有疏肝利气、化积通淤的作用，能治疗肋间神经痛、胸胁胀满等疾患。患者可取站立位，双手四指指腹微拢，利用四指顶端按压该穴。指压此穴位的重点是斜斜地从肋骨边缘往上按压，并且配合呼吸进行，由于肝脏位于右边期门穴之下，所以指压到右边时要特别仔细。

按压胸骨法

对胸部作指压的情形很少，因此切忌太过刺激，应以轻轻施力为妥。患者端坐，按压者站在患者身体前侧，左手扶住患者的后背起固定作用，右手拇指在上，四指在下，用拇指由上而下指压胸部中央的胸骨及左右的肋骨。由于此处较为狭窄，须以大拇指半立起的状态来指压，并深入肋骨空隙处刺激。

小鱼际揉按法

患者取站立位或坐位，推拿者立于患者背后，用小鱼际或掌根着力，从患者的肩部到背部，从上至下地进行揉按，推揉顺序是先健康一侧，后疼痛一侧，边揉按边移动，反复作 3 ～ 5 次，以此达到舒筋通络、化淤止痛的目的。

治疗方法

对胸胁迸伤的治疗主要是通过对胸部的按摩推拿，调整错位或受到损伤的关节及其周围的肌肉和韧带以缓解疼痛。

指压期门穴

乳头直下，第6肋间隙，前正中线旁开4寸处就是期门穴，患者取站立位，双手四指指腹微拢，利用四指顶端按压该穴。

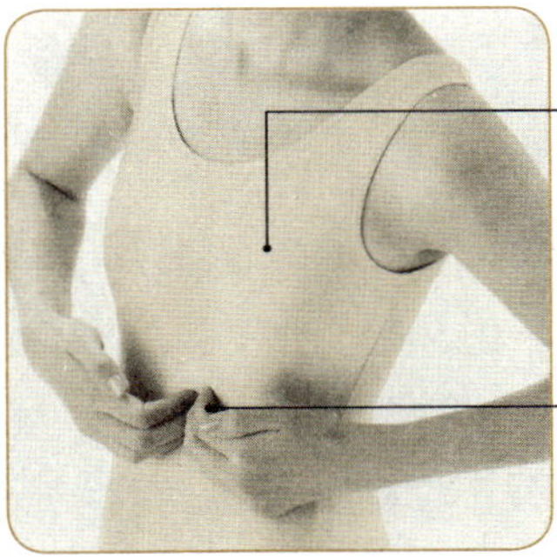

按压胸骨法

患者端坐，按压者站在患者身体前侧，右手拇指在上，四指在下，用拇指由上而下指压胸部中央的胸骨及左右的肋骨。

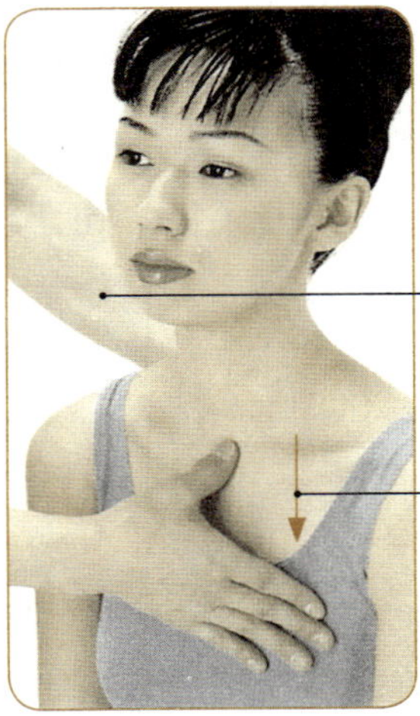

小鱼际揉按法

推拿者用小鱼际着力，从患者的肩部到背部进行揉按，边揉按边移动。

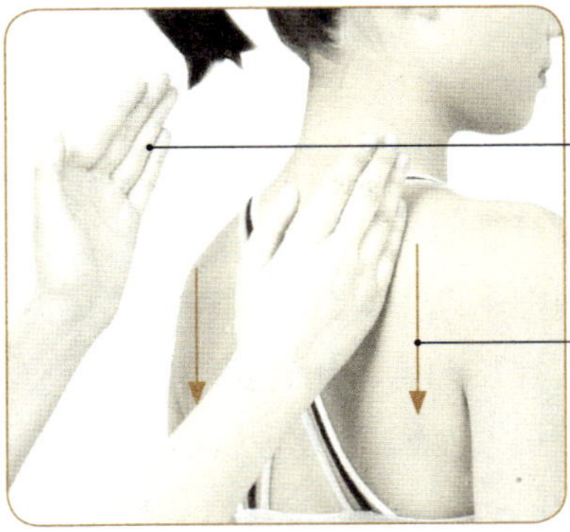

048 消化不良

如果胸椎因为扭伤、慢性劳损或是受到外伤而引发错位及小关节紊乱，这个时候，已经错位的椎体和胸椎小关节就会压迫和刺激胸段的脊神经，进而打乱胃的正常运动，破坏其分泌功能，由此导致的胃功能紊乱便是引发消化不良的根源，时间久了就会演变成胃炎或是胃溃疡等疾病。

诊断

1. 有上腹痛、腹胀、早饱、嗳气、恶心、呕吐等上腹不适症状，至少持续四周或十二个月中累计超过十二周。

2. 内镜检查未发现胃及十二指肠溃疡、糜烂、肿瘤等器质性病变，未发现食管炎，也无上述疾病病史。

治疗方法

穴位按摩法

穴位按摩的着力点小，一般只用手指，它的操作手法比一般按摩更为细腻。首先取穴内庭、解溪、公孙、商丘、然谷，在按摩时患者可使用坐姿。用拇指指端、拇指关节或食指关节点压穴区，这种方法准确有力、不滑移，力量调节幅度较大，有效缓解消化不良症状，每个穴位各点压 1 ～ 2 分钟。

腹部刺激法

消化不良的患者常常会伴有腹胀、腹痛、早饱、嗳气等症状，而此方法就是通过对腹部的按摩刺激，消除或减轻胃消化不良的毛病。患者取站立位，上肢挺直，右手在腰背后支撑上肢，左手手掌心用来控制高尔夫球在腹部区域以画圆的方式进行旋转刺激按摩，会令人感到非常舒服，但请注意要以不碰到肋骨为原则。

药膳食疗法：芝麻栗子糕

原料：鲜栗子 600 克，黑芝麻 120 克，糯米粉 120 克，莲子 120 克，白砂糖 300 克。

做法：①分别把干莲子、鲜栗子煮烂捣成泥，黑芝麻捣成末，然后连同糯米粉、白砂糖一起搅拌均匀。②在笼屉内垫上湿屉布，将馅泥平抹在上面，并在馅泥上扎几个洞。③用大火蒸 25 分钟后端下晾凉，然后切块即可食用。

治疗方法

很多时候，类似消化不良这样的由胸椎病引起的消化系统疾病都没有引起人们的重视，但这种忽视可能会引起其他更严重的病症，所以应及时对症治疗。

穴位按摩法

患者可使用坐姿，用拇指指端点压穴区。

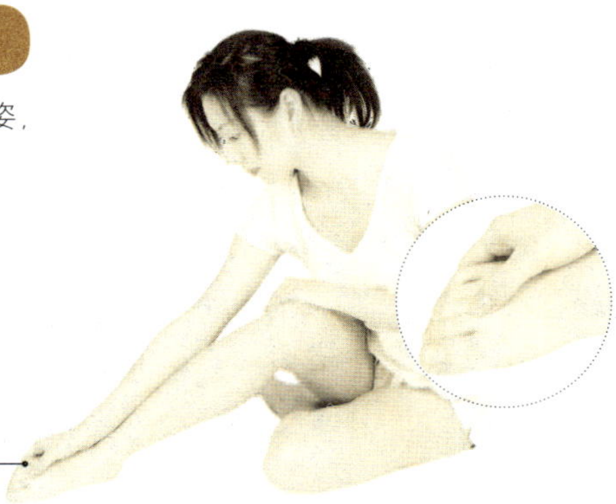

内庭穴
位于足的次趾与中趾之间，脚叉缝尽处的凹陷中

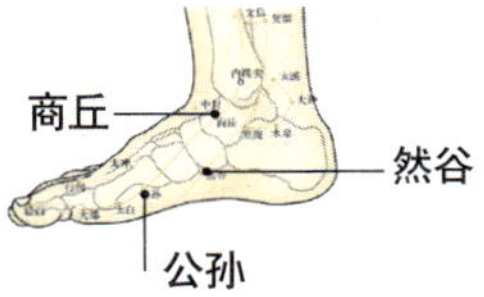

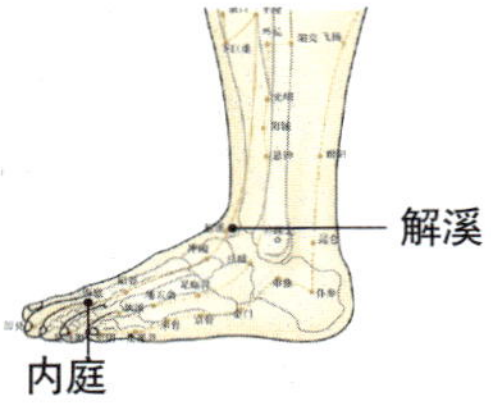

腹部刺激法

患者取站立位，上肢挺直，左手手掌心用来控制高尔夫球在腹部区域以画圆的方式进行旋转刺激按摩，但注意要以不碰到肋骨为原则。

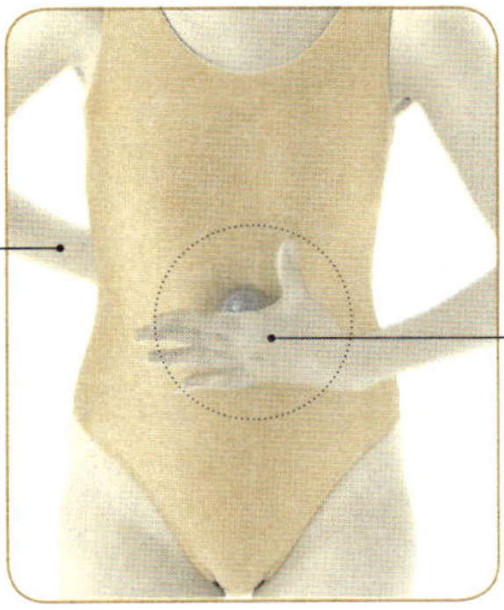

右手在腰背后支撑上肢

顺时针画圈的方式

药性药理

黑芝麻	鲜栗子	莲子	白砂糖
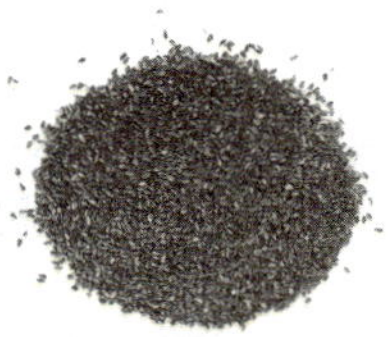	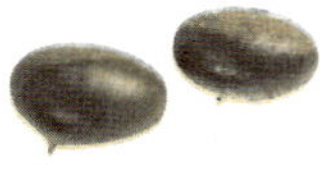	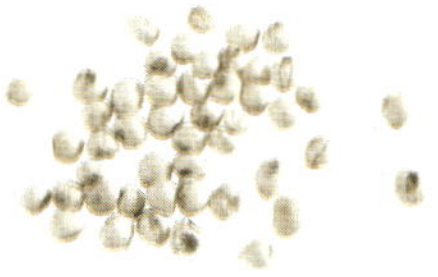	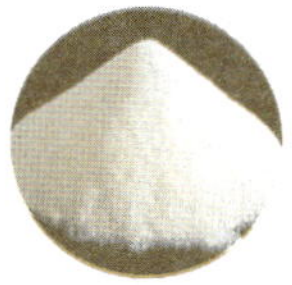
属性：味甘，性平。	**属性**：味甘平，性温。	**属性**：味甘涩，性平。	**属性**：味甘，性平。
功效：补肝肾、益精血、润肠除热，多用于头晕眼花、耳鸣耳聋、须发早白、病后脱发、肠燥便秘等病症。	**功效**：滋阴补肾，止泻，主治高血压、消除疲劳，可减缓衰老，多用于腰酸腰痛、小便频多、气管炎咳喘、内寒泄泻者。	**功效**：具有养心、益肾、补脾、涩肠的功效，能止呕、开胃，常食可以使人心生欢喜。	**功效**：有润肺生津、止咳、和中益肺、舒缓肝气、滋阴的功效，多用于调味、除口臭、解盐卤毒。

049 胆囊炎

第 9 ~ 第 11 节段的胸椎间隙所发出的内脏神经肩负着调节肝、胆功能的重任，任何使这三节段胸椎发生错位的行为都会导致小关节紊乱，进而使脊神经受到压迫和刺激，肝胆功能紊乱，这时人的免疫力会下降，一旦受到细菌的感染，就会引起胆囊炎性病变，诱发胆囊炎。

诊断

1. 急性病患者可见黄疸，右上腹持续性疼痛、阵发性加剧，常伴发热、恶心呕吐，可有高热或寒战等症状，或腹肌紧张，可触及肿大的胆囊。

2. 慢性胆囊炎多数表现为胆源性消化不良、厌油腻食物、上腹部闷胀、嗳气等，而且血液白细胞数和中性粒细胞比例增高，核左移或见中毒颗粒。

治疗方法

按压肝俞穴

肝俞穴为肝在背部的俞穴，可治疗消化系统疾病，如急慢性肝炎、胆囊炎、慢性胃炎、胃扩张、胃痉挛等。在自己对背部进行指压时，由于手不好施力，可以借用毛刷较硬的梳子敲打，相当有疗效。按压时，患者取站立位，一手握住梳子的把柄，将毛刷放在对应体侧的肝俞穴上，用适中的力度进行按压，左右交替进行。

刮痧疗法

刮痧疗法简便易学、取材方便，这里使用推刮法，即刮痧板向刮拭方向倾斜的角度小于 45°，压力稍大，速度缓慢一点。刮痧的穴位有足三里、阳陵泉、丘墟和太冲。患者在刮拭时可以采用坐位或站立位，单手持刮痧板，用推刮法以适度的力道，在每个穴位上刮拭 30 次即可。

中药疗法：疏肝利胆汤

药材：元胡、柴胡各 12 克，枳壳、木香各 10 克，川楝子 15 克，白芍 20 克，茵陈蒿、金钱草、麦芽各 30 克，甘草 6 克，大黄（后放）6 克。

服法：用清水煎服，一剂一次，每日两剂。

功效：理气祛湿，疏肝利胆。

治疗方法

由于胸椎椎体错位所引发的胆囊炎，在治疗中既要针对胸椎做推拿按摩治疗，也要结合中药疗法进行药物调理，双管齐下。

按压肝俞穴

患者取站立位，一手握住梳子的把柄，将毛刷放在对应体侧的肝俞穴上，用适中的力度进行按压。

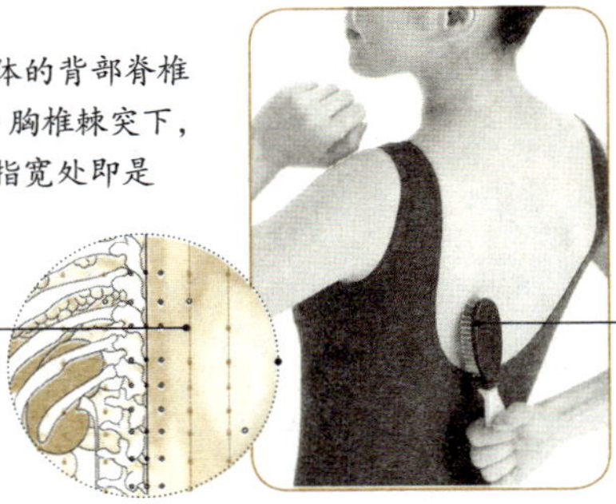

刮拭部位及刮拭方法

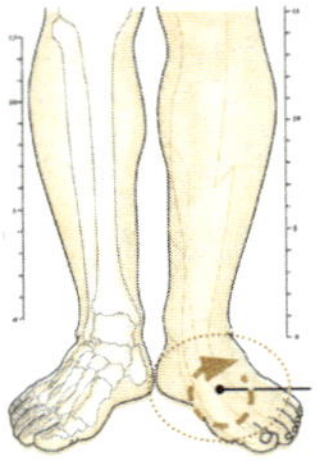

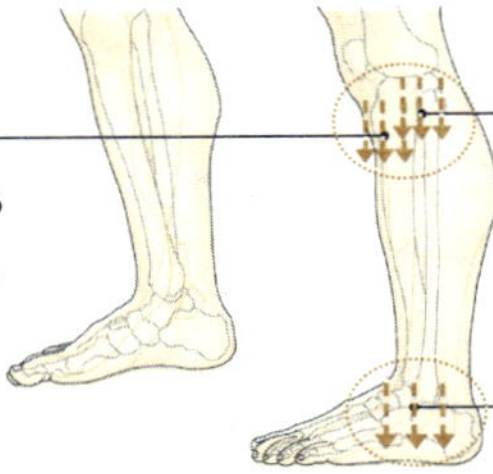

药性药理

木香	白芍	茵陈蒿	大黄
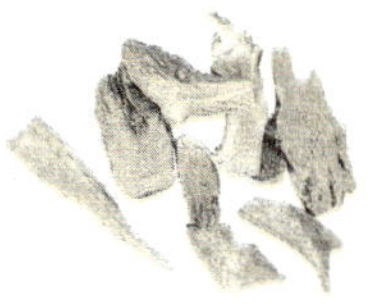	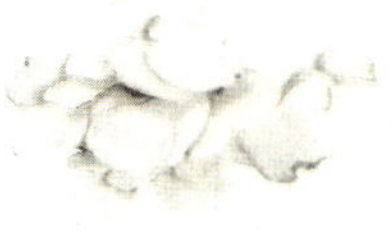	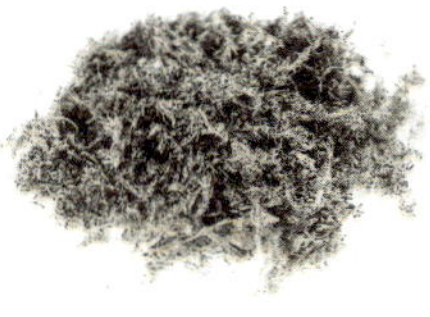	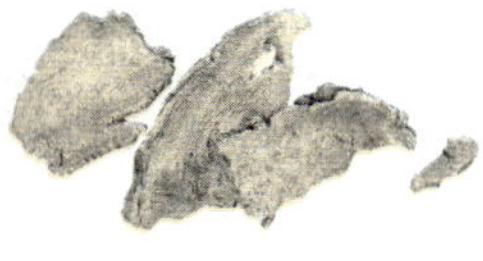
属性：味辛苦，性温。	**属性**：味苦酸，性凉。	**属性**：味苦，性微寒。	**属性**：味苦，性寒。
功效：行气止痛、健脾消食，用于胸脘胀痛、泻痢后重、食积不消、不思饮食等肠胃疾病，遵医嘱，适量服用。	**功效**：养血柔肝、缓中止痛、敛阴收汗，可治胸腹胁肋疼痛、泻痢腹痛、自汗盗汗、崩漏、带下等症状。	**功效**:清热、利胆、抗菌、抗病毒、降脂，可治湿热黄疸、肝炎、小便不利、风痒疥疮等症，但脾胃虚寒者不可过量。	**功效**：泄热通肠、凉血解毒、祛淤通经，可治热毒、口舌生疮、齿龈肿痛等症。用于泻下，药力猛，不宜久煎。

050 慢性胃炎

胸椎第 7 ~ 第 9 节段椎骨所发出的脊神经支配着胃的内脏神经，任何使这三节段胸椎发生错位的行为或者是有小关节紊乱的现象出现，都会使胃的内脏神经受到压迫和刺激，从而造成胃的运动和分泌出现异常，机体的免疫力下降，产生胃炎。

诊断

1. 上腹不适或疼痛，进食后加重；常有口臭、口苦、恶心、食欲不振等症。

2. 肥厚性胃炎，胃酸常增高，临床征象可似溃疡病，也可发生胃出血。萎缩性胃炎，后期可见营养不良、消瘦、贫血、舌萎缩，部分患者胃酸减低。

3. 可以做胃液分析检查;还有 X 线检查，看胸椎第 7 ~第 9 棘突是否出现错位。

治疗方法

足底推法

足部反射区相对应于人体的脏腑器官，用推法按摩头部（大脑）、肾上腺、肾脏、膀胱、胃、十二指肠、小肠、心脏、肝脏、胆囊等反射区对治疗慢性胃炎有很好帮助。动作要领：患者可使用坐姿，用掌或拳头单向直线移动于一定反射区，要紧贴皮肤用力稳健，速度缓慢均匀，在同一层次上推动，以局部酸痛为佳。

刮痧疗法

在这里使用面刮法，即手持刮痧板向刮拭的方向倾斜 30° ~ 60° ，以 45° 最为普遍，将刮痧板的 1/2 长边或全部长边接触皮肤，自上而下或从内到外均匀地向同一方向直线刮拭。刮痧的穴位有：膈俞、肝俞、胆俞、脾俞、胃俞、三焦俞、肾俞、气海俞和大肠俞。患者在刮拭时采用俯卧或站立位，以适度的力道自上而下的在每个穴位上刮拭 60 次。

揉按中脘穴

中脘穴位于上腹部中线中央，正好是胸骨下端和肚脐连线的中间，此穴对一般胃病、慢性肝炎、慢性胃炎、胃痛等有很好的调理作用。患者取站立位，左右手并拢，两手指尖交叠在腹部的中脘穴上，并配合着呼吸，缓慢地施力做指压。做指压时上半身可稍微往前倾，会比较容易指压到腹部的肌肉。

治疗方法

由胸椎引起的慢性胃炎可以通过推拿按摩来调节，尤其是对年老体弱的患者来说，揉按的方法具有很好的疗效。

足底推法

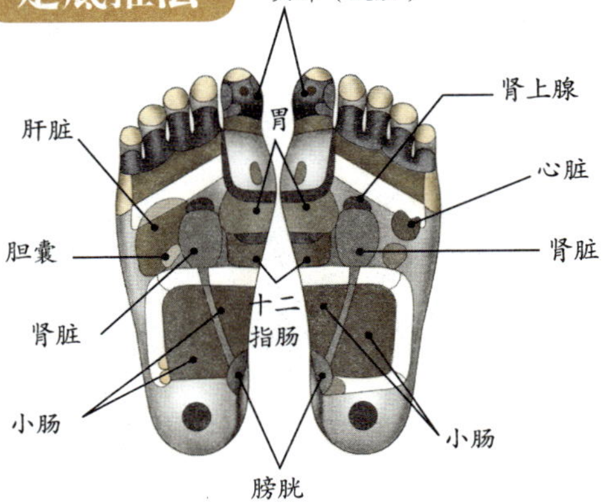

患者采用坐姿，用拳头紧贴反射区的皮肤，用力稳健、速度缓慢均匀地在同一层次上推动。

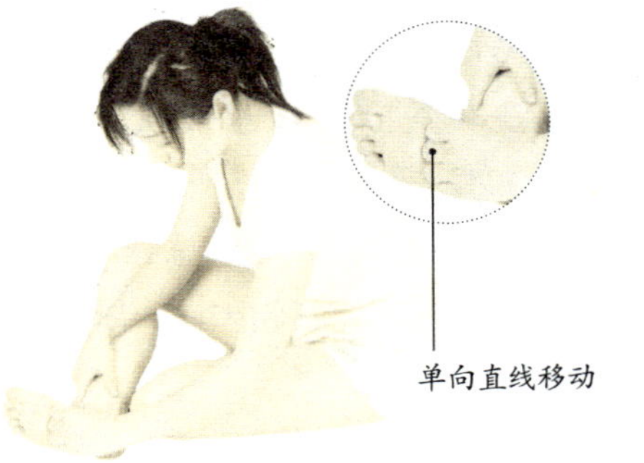

刮拭部位及刮拭方法

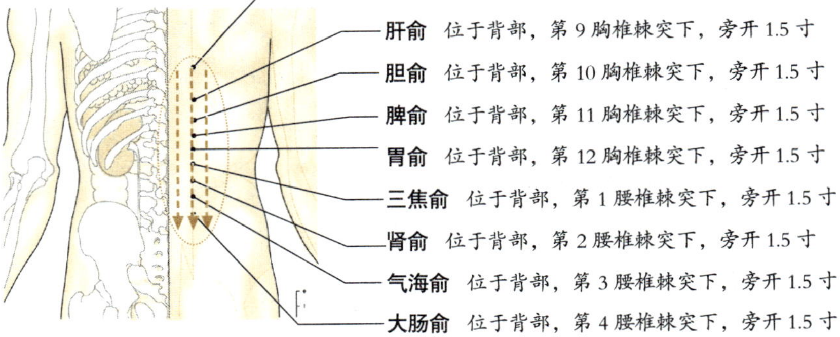

揉按中脘穴

患者站立，配合着呼吸，双手缓慢地施力做指压，上半身可稍微往前倾，会比较容易指压到腹部的肌肉。

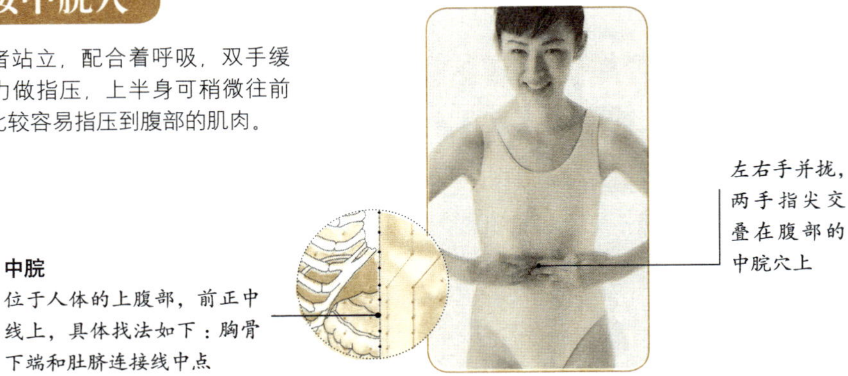

051 糖尿病

糖尿病，即尿中含糖的一种病症，它是一种以糖代谢紊乱为主的慢性内分泌疾病，但临床中也发现，部分糖尿病的发病与胸椎椎体错位有关，胸椎第 8 ~ 第 12 节段椎体发生错位或者小关节紊乱，都会压迫和刺激内脏神经，引起胰腺代谢混乱，从而引起糖尿病症状的出现。

诊断

1. 主要特征：多饮、多食、多尿；皮肤容易反复感染，经常会生痈、疖。

2. 如有厌食、恶心、呕吐、腹痛时，或呼出气体中散发出苹果味，应考虑糖尿病酮中毒的可能。严重的患者可出现昏迷，大口呼吸，血压下降，手足发冷，反射迟钝或消失。尿糖强阳性，尿醋酮强阳性。

治疗方法

指压涌泉穴

涌泉穴属于足少阴肾经井穴，在足底前部凹陷处，第二、三趾趾缝纹头端与足跟连线的前 1/3 处即是，经常按摩此穴位，还能缓解并治疗神经衰弱、糖尿病等疾病。患者取坐位，左右拇指重叠对准涌泉穴，四指扶住脚背用拇指来刺激涌泉穴，施力要循序渐进，并配合着呼吸来进行，效果会更佳。

艾绒间接灸

所选穴位：肾俞、肺俞、胃俞、大肠俞、阳池

施灸方法：患者俯卧位，先对要施灸部位进行常规消毒清洗，接着施灸者用姜、葱、蒜等其他物品在穴位上做隔垫物，使艾绒不直接接触皮肤，然后点燃艾绒的顶端即可。每日 1 次，6 次为一个疗程。

胸椎伸展法

患者端坐在床上，双膝和脚背伸直，双臂平伸在胸前，与床面平行，吸气同时腹部做收缩动作，然后身体向前方弯曲，尽力使双手触摸双脚，维持 3 ~ 5 秒钟后慢慢呼气，放松并恢复到初始位置，重复做 5 ~ 10 次，每日 1 ~ 2 次。此方法可以有效伸展胸椎，对错位的椎体进行调整，避免压迫内脏神经，引起胰腺代谢混乱，引发糖尿病。

治疗方法

因为胸椎段有肋骨支撑，其稳定性比较好，所以单一推拿或按摩的手法很难达到治愈的效果，需要多种手法相结合。

指压涌泉穴

患者取坐位，四指扶住脚背用拇指来刺激涌泉穴，施力要循序渐进，配合着呼吸来进行，效果会更佳。

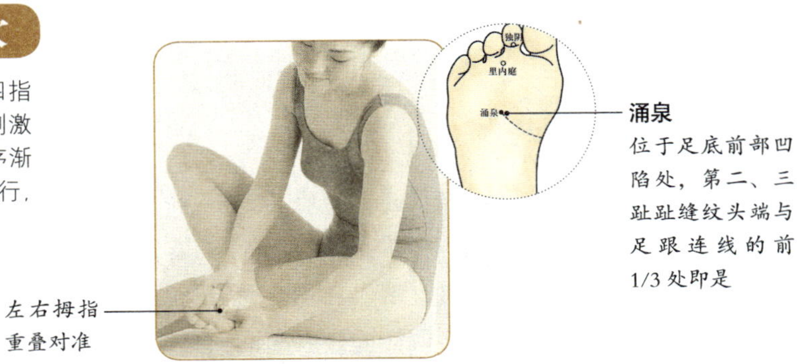

艾绒间接灸

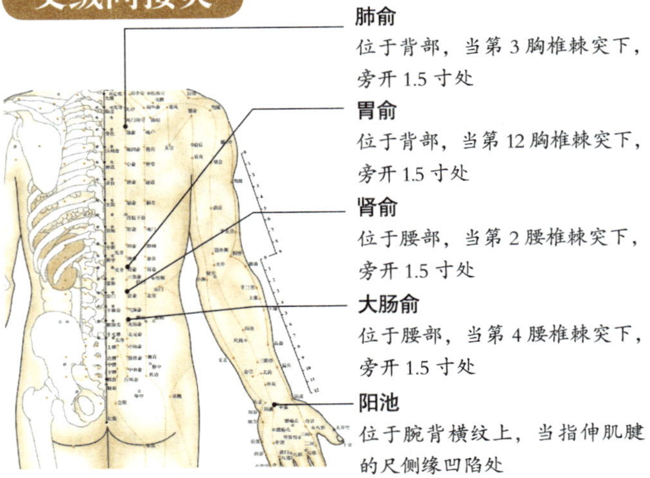

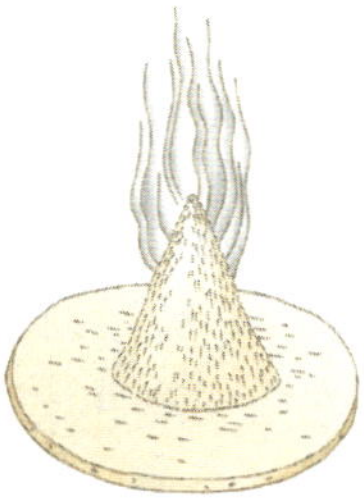

患者俯卧，对施灸部位进行清洗后，用姜做隔垫物（在姜片上针刺数孔，以便热力渗透），使艾绒不直接接触皮肤，然后点燃艾绒的顶端。

胸椎伸展法

患者端坐在床上，双臂平伸，吸气的同时收缩腹部，身体向前方弯曲，尽力使双手触摸双脚，维持3～5秒钟后呼气放松。

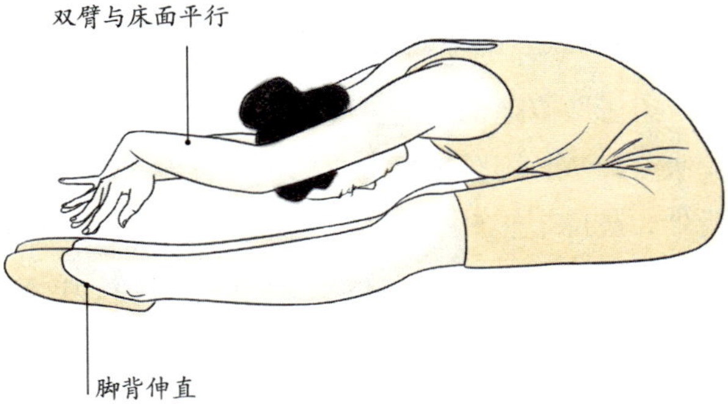

052 胃溃疡

整脊学研究发现，如果因为慢性劳损或外伤造成胸椎第 7 ~ 第 9 节段椎骨中任一椎体发生错位，都会使胃的内脏神经受到压迫和刺激，从而造成胃的运动和分泌出现紊乱，机体的免疫力下降，在食用刺激性食物或是受到细菌入侵时就会感染炎症，进而演变成胃溃疡。

诊断

1. 病痛发作时，会出现上腹隐痛不适、灼痛或钝痛、胀痛，在服用碱性药物后会减轻疼痛症状。慢性病症者，疼痛会周期性的发作，而且会受到外界因素的影响，如饮食不当、季节气温变化等，都会使疼痛随之变化。

2. 会有胃肠道症状出现，例如腹胀、早饱、嗳气、恶心、呕吐等不适症状，这些症状也可能会伴随着疼痛一起出现。

治疗方法

按压胃俞穴

经常敲打、按摩此穴，可以帮助排除肠胃内的浊气，治疗消化系统疾病，如胃炎、胃溃疡、胃扩张、胃痉挛等。按压时，患者取站立位，上肢挺直，然后握紧双拳放在背部的胃俞穴上，依情况慢慢地向后仰，运用体重的力量来按压。

挺胸动作

患者坐在椅子上，双腿并拢，双髋双膝均屈曲成 90° ，然后左手从腰后屈肘使小手臂上伸，右手从脑后屈肘使小手臂下伸，让左手和右手在腰背后交相握。然后，深吸一口气，拉伸双臂，使双肩向后伸展，依此达到整复胸椎的目的，注意头颈部不要下低，坚持 3 ~ 5 秒钟，再放松双手并深呼气，重复 10 ~ 20 次。

背部伸展

患者取俯卧位，全身放松趴在床上，上肢平置于身体两侧，两腿伸直，然后深吸一口气，同时做挺胸、抬头、背伸运动，使头部、胸部离开床面，双臂紧贴身体，坚持 3 ~ 5 秒钟，然后放松并呼气，也可以在患者胸腹部下面垫一个枕头，帮助胸部抬升，以此调节错位的胸骨。重复 10 ~ 20 次，每日 1 ~ 2 次。

治疗方法

治疗胸椎引起的胃溃疡，主要是通过整复胸椎来调整胃神经功能，恢复脊神经和自主神经对胃部的调节，最终达到治疗的效果。

按压胃俞穴

患者站立，上肢挺直，握紧双拳放在背部的胃俞穴上，然后慢慢地向后仰，运用体重的力量来按压。

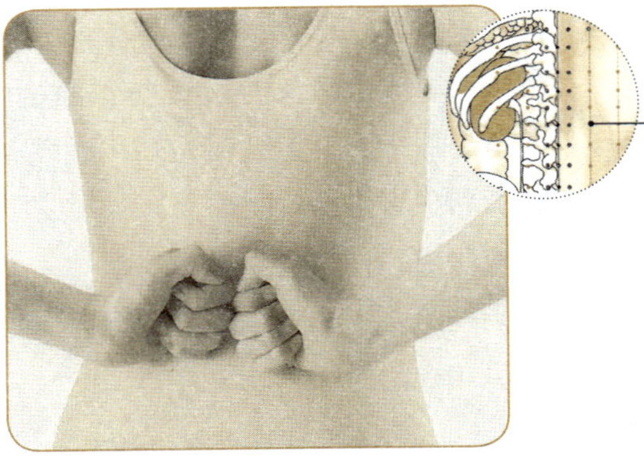

挺胸动作

坐在椅子上，双腿并拢，双髋双膝均屈曲90°，让左手和右手在腰背后交相握。吸气，拉伸双臂，使双肩向后伸展，头颈部不要下低。

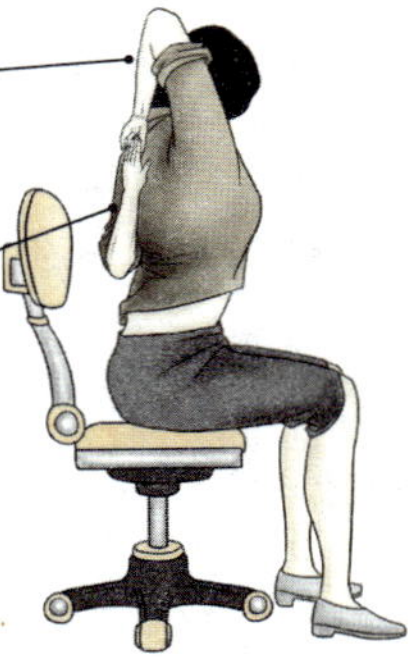

背部伸展

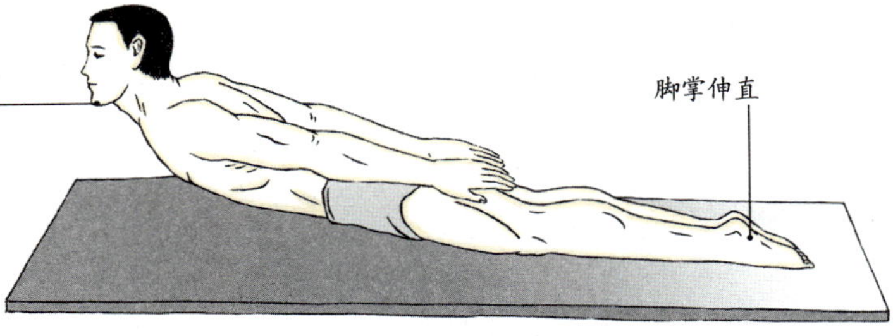

患者俯卧，双臂放在身体两侧，两腿伸直，深吸气，同时挺胸抬头伸背，使头和胸部离开床面，双臂紧贴身体，坚持3～5秒钟后放松。

053 胆石症

如果胸椎第 9 ~第 11 节段椎骨因为扭伤、慢性劳损或是受到外伤而引发错位及小关节紊乱，此时，已经错位的椎体和胸椎小关节就会压迫和刺激胸段的脊神经，而这就是出现胆石症病症的内在原因之一。

诊断

1. 胆总管结石的典型症状有腹痛、寒热、黄疸，而且会在长时间范围内反复发作。腹痛一开始时会是闷痛、胀痛，后来会慢慢转化成绞痛。

2. 较小的结石会在吃饭后或者平躺时阻塞胆管，引发胆绞痛和急性胆囊炎；较大一些的结石会诱发右上腹胀痛和慢性胆囊炎。

3. 脊柱检查，触诊看胸椎第 9 ~第 11 节段椎骨是否向左或向右移位，这是胆囊结石患者胸椎发生病变最明显的特征。

治疗方法

背肌运动

患者趴在地板或稍硬的地方，双腿伸直，先将双手伸直到头顶上方，全身放松，自然呼吸。接着，弯起手肘，把肩膀往上提，注意头和胸部不要抬起来，只是感觉身体在往上拉，维持 10 秒钟再恢复初始姿势，如此重复动作，对胸段脊神经进行调节。

穴位按压法

在背部从肩胛骨上端到腰际上方，约在脊椎骨左右两侧两根手指宽的地带，有膈俞、肝俞、胆俞、脾俞、胃俞等穴位，按压这些穴位可治疗胆石症、胆囊炎、肝炎、胃炎等病症。以膈俞穴为例，按压方法是患者取坐位，请别人代为指压，左右手的大拇指同时指压左右两侧的膈俞穴，但如果肌肉有严重僵硬的情形，可一次一边仔细地指压。

中药疗法：疏肝利胆丸

药材：香附、川芎、神曲、苍术、山栀，取等量克数。

服法：将以上药材研磨成末，制成丸，每日 6 ~ 9 克，温水送服。

功效：理气解郁，疏肝利胆。

治疗方法

对移位的胸椎第 9 ~ 第 11 节段椎骨和紊乱的小关节的整复，不仅可以治疗胆石症，也是预防胆石症发生的主要方法，同时可配以中药治疗。

背肌运动

患者取俯卧位，先将双手伸直到头顶上方，然后放松呼吸，弯起手肘，肩膀上提，头和胸部不要抬起来。

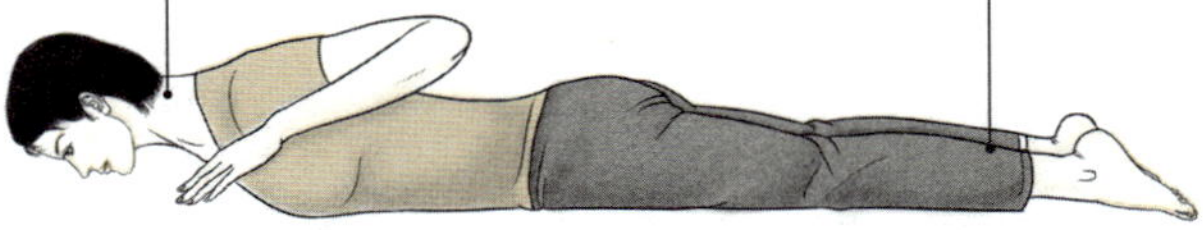

穴位按压法

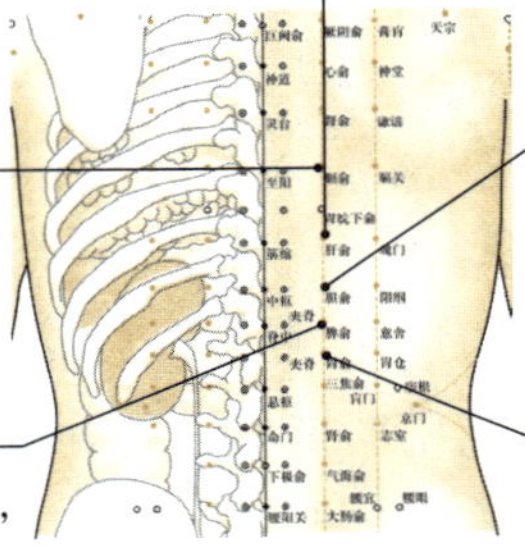

膈俞
位于人体的背部，第 7 胸椎棘突下，左右旁开 2 指宽处

脾俞
位于人体背下部，第 11 胸椎棘突下，旁开 1.5 寸处

肝俞
位于人体的背部，第 9 胸椎棘突下，左右旁开 2 指宽处

胆俞
位于人体背下部，第 10 胸椎棘突下，旁开 1.5 寸处

胃俞
位于人体背下部，第 12 胸椎棘突下，旁开 1.5 寸处

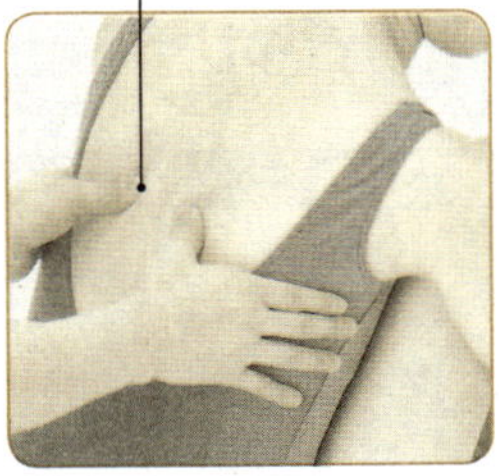

患者取坐位，按压者左右手的大拇指同时放在左右两侧的膈俞穴上进行指压，依次向下同样的方法按压其他四个穴位。

药性药理

苍术	香附	川芎	神曲
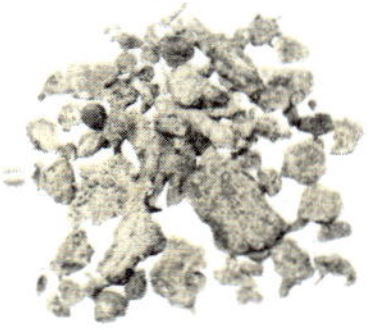	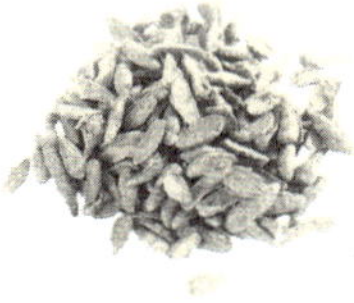	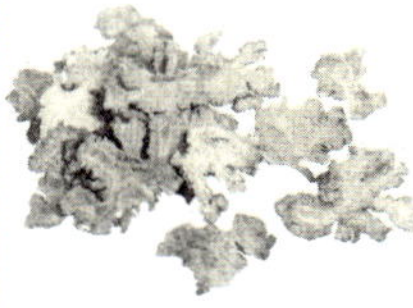	
属性：味苦辛，性温。	**属性**：味辛、微苦，性平。	**属性**：味辛，性温。	**属性**：味甘辛，性温。
功效：燥胃健脾、驱风湿、健胃、利尿、镇静、降血糖，适于消化不良、胃脘满闷、食欲不振等症。	**功效**：行气解郁、调经止痛，可治肝气郁滞、胸闷胁痛、胃痛、腹痛、月经不顺、乳胀胁痛等症。	**功效**：行气开郁，驱风燥湿、活血止痛，主治头痛晕眩、胁痛腹疼、经闭、产后淤阻块痛、月经不顺。	**功效**：有健脾和胃、消食调中等功效。可治疗食滞、胸痞腹胀、呕吐泻痢、产后淤血腹痛、感冒头痛、小儿伤饥失饱等症状。

054 慢性胰腺炎

胰腺炎病症的出现是在人体胰腺功能紊乱和免疫力下降的情况下所引发的，而导致胰腺功能紊乱的根源又跟胸椎的第 9 ~ 第 12 节段椎骨错位有一定关系。错位的椎骨会压迫和刺激人的脊神经，使调整胰腺的神经长时间处在紊乱状态，不能发挥其正常的调节功能，久而久之就形成了慢性胰腺炎，而且复发性强。

诊断

1. 在饮酒或是饱餐后，上腹正中位置会出现持续性疼痛，严重者，痛感会蔓延到左右上腹、前胸、两肋，甚至是肩部和整个背部。疼痛也会随着人体姿势的变化而有所不同，坐位时痛感较轻，躺卧时疼痛比较厉害。

2. 脊椎检查，触诊看胸椎第 9 ~ 第 12 节段椎骨是否移位，或者患者的脊柱是否有畸形，主要是向左侧弯曲，这是导致慢性胰腺炎的诱因之一。

治疗方法

揉按结合法

患者仰卧，先进行腹部按摩，此时最好使用手掌以轻柔按压的方式温暖腹部，按摩者手心置于腹部轻轻按住，以顺时针的方向按画圈的方式滑动按摩 3 ~ 5 分钟。接着患者转为俯卧，按摩者双臂伸直，两手拇指与其余四指同时用力，借用身体的力量轻轻下压手掌，从上到下依次按揉各胸椎。

掌心擦揉法

揉法轻柔缓和，刺激量小，具有宽胸理气、消积导滞、消肿止痛、舒筋活络等作用。使用该方法时，将一手手掌大鱼际或掌心掌根放在胸椎第 12 节段椎骨部位从下往上的做轻柔缓和的揉动，另一只手可扶住患者身体，起固定作用。

中药疗法：活血化淤汤

药材：当归、五灵脂、红花、肉桂、川芎、桃仁、赤芍、元胡、枳壳、乌药、丹皮各 10 克，香附 12 克。

服法：水煎服，每日一剂。

功效：活血理气，化淤散结。

治疗方法

慢性胰腺炎的胸椎错位多为陈旧性的，因此治疗的时候，在推拿按摩的基础上，还要配以针灸、拔罐或刮痧等中医疗法以及药物治疗。

揉按结合法

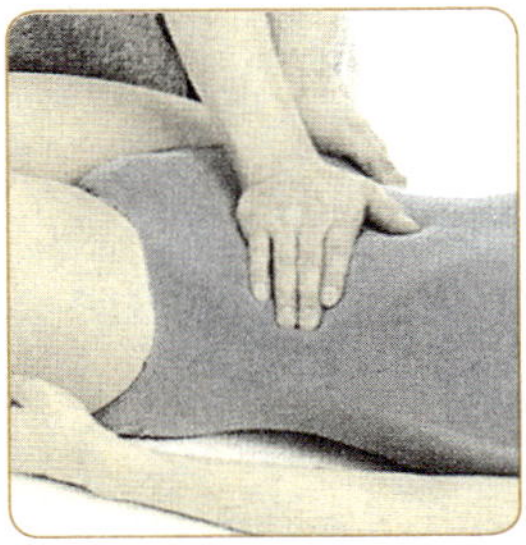

患者仰卧，按摩者双臂伸直手心置于腹部，按画圈的方式以顺时针的方向滑动按摩。

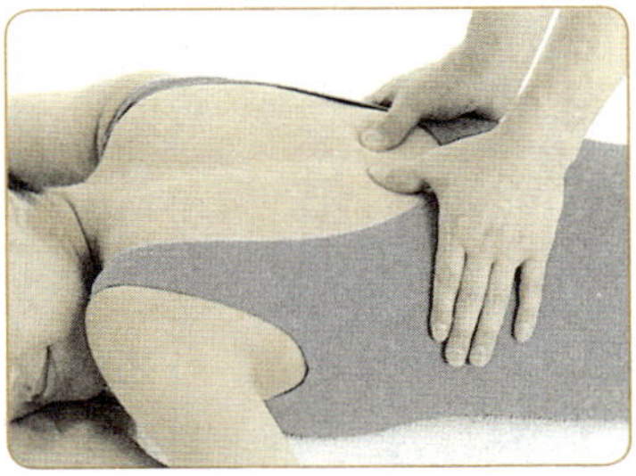

患者俯卧，按摩者的两手拇指与其余四指同时借用身体的力量轻轻下压手掌。

掌心擦揉法

患者俯卧，按摩者将手掌大鱼际或掌心掌根放在胸椎第 12 节段椎骨部位做轻柔缓和的揉动。

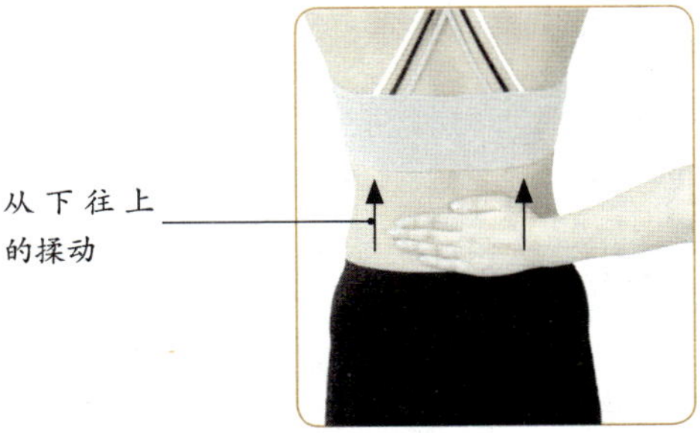

药性药理

当归	五灵脂	肉桂	红花
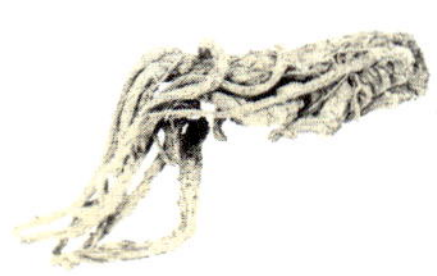	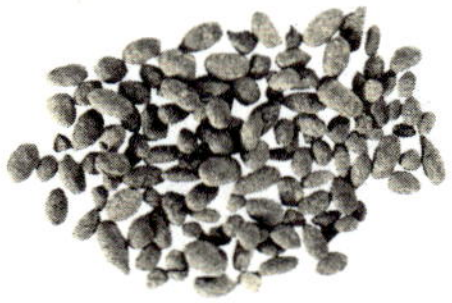	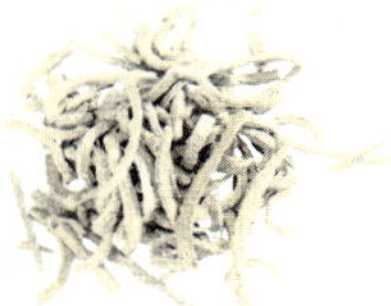	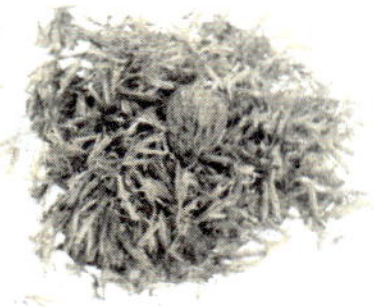
属性：味甘辛，性温。	**属性**：味苦甘，纯阴。	**属性**：味辛甘，性热。	**属性**：味辛甘，性温。
功效：补血活血、润肠通便，用于血虚萎黄、晕眩心悸、月经不顺、痛经、虚寒腹痛、跌打损伤等。	**功效**：行血止痛，可治心腹血气诸痛、产后淤血作痛，外治蛇、蝎、蜈蚣咬伤，妇女血崩、赤带不绝等。	**功效**：补元阳、暖脾胃、除积冷、通血脉，可治肢冷脉微、腹痛腹泻、腰膝冷痛、虚阳浮越、上热下寒。	**功效**：活血通经、祛淤止痛，可治难产、死胎、产后恶露不已、淤血作痛、痈肿、跌打损伤等症。

055 肾盂肾炎

胸椎椎体第 8 ～第 12 节段椎骨的错位以及小关节的紊乱都会使人体的脊柱发生力学失衡或是增生骨赘，而这些变化就是造成内脏神经功能紊乱的原因之一，它们使机体免疫功能受到损害，肾功能也因此受到影响，免疫力下降，如果受到细菌感染，就会引起肾盂肾炎的发病。

诊断

1. 病发的时候，痛感从腰部一直蔓延到腹部、胸部，在胸椎第 12 肋骨与腰大肌外缘的交叉处，会有明显的压痛点。急病患者，会全身不适，头疼乏力并伴有恶心、呕吐的感觉，有些患者可能还会有畏寒、高热的症状出现。

2. 脊柱检查，触诊看胸椎第 8 ～第 12 节段椎骨是否向左或向右移位，如果有移位现象，最终会由细菌感染引发肾盂肾炎。

治疗方法

胸椎整复法

首先患者仰卧，抬起胸椎不痛一侧的腿，屈曲髋关节 90° ，膝关节轻微屈曲，推拿者站在患者身旁，用一只手扶住患者抬高腿的踝关节，另一只手扶住患者的膝关节并旋转，然后用力按压膝关节后立即放松，以此牵引胸椎，反复做 10 ～ 20 次。

肘压法

肘压法是将全身的力量集中到肘部，对疼痛点进行强烈刺激的一种方法，主要适用于胸椎第 8 ～第 12 节段椎骨错位的患者。患者俯卧，推拿者位于患者一侧，一手臂屈肘，将肘尖放在患者胸椎第 12 节段的位置，手臂上部垂直于患者的腰部，上身微倾，将全身的力量集中在肘尖，按压疼痛部位，然后依次向上移动。

中药疗法：补肾汤

药材：陈皮、熟地、党参、百术、泽泻各 10 克，黄芪、茯苓各 20 克，山药、杜仲各 15 克，木香 3 克，生甘草 5 克，砂仁 6 克。

服用：清水煎服，每日一剂。

功效：补肾固本，活血化淤，提高免疫力。

治疗方法

由胸椎错位或小关节紊乱造成的肾盂肾炎多是陈旧性错位引起的，因此在推拿按摩治疗的时候最好是服用中药相配合。

胸椎整复法

患者仰卧，推拿者用一只手扶住患者抬高腿的踝关节，另一只手扶住患者的膝关节并旋转，然后用力按压膝关节后立即放松。

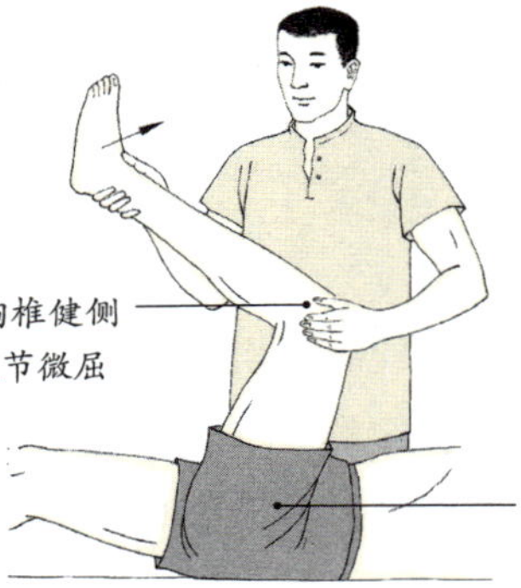

肘压法

患者俯卧，推拿者位于患者一侧，一手臂屈肘，推拿者上身微倾，将全身的力量集中在肘尖，按压疼痛部位。

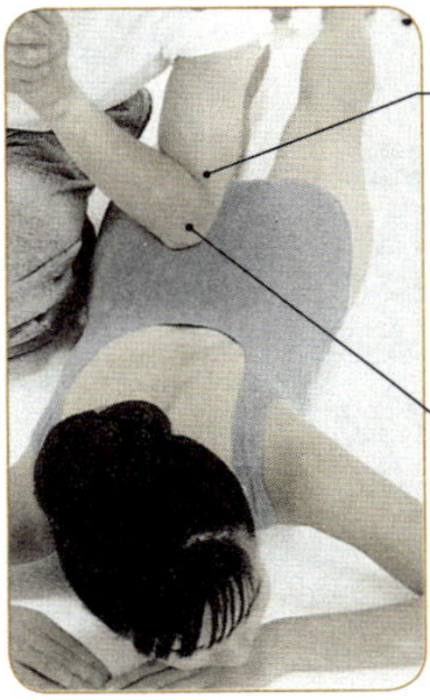

药性药理

党参	杜仲	泽泻	茯苓
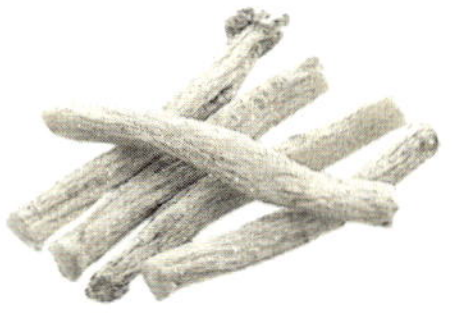	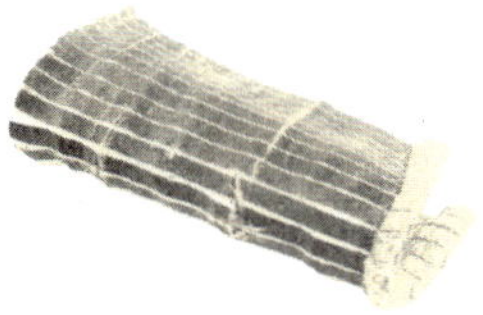	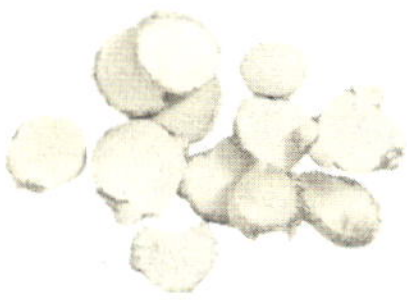	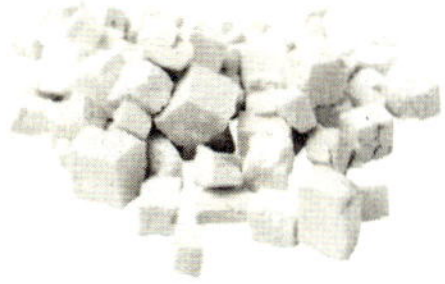
属性：味甘、微苦，性平。	**属性**：味甘、微辛，性温。	**属性**：味甘，性寒。	**属性**：味甘淡，性平。
功效：补中益气、健脾益肺，可治疗气血不足、脾肺虚弱、劳倦乏力、气短心悸、崩漏等症。	**功效**：补肝肾、强筋骨、安胎，可治腰脊酸疼、足膝萎弱、小便余沥、阴下湿痒、胎漏欲堕、高血压等。	**功效**：利水渗湿、泄热，可治小便不利、水肿胀满、呕吐、泻痢、脚气、淋病、尿血等。	**功效**：渗湿利水、益脾和胃、宁心安神，可治小便不利、水肿胀满、腹泻、遗精、淋浊、惊悸、健忘等症。

056 结肠炎

从整脊学研究的角度来分析，结肠炎的病发与人体胸椎的第 11、12 节段椎骨和腰椎第 1、2、3 椎骨所发出的交感神经有关。如果上述椎骨在受到外伤冲击后发生错位，就会引起交感神经功能失调，导致结肠生理功能发生紊乱，如果再受到病菌的入侵，尤其是直肠和乙状结肠部位，就会产生结肠炎。

诊断

1. 该病患者大便次数增多，粪便稀薄，甚至为水样或白冻便，还表现为面色不华、精神不振、少气懒言、四肢乏力、喜温怕冷。

2. 脊柱检查，触诊看胸椎的第 11、12 节段椎骨和腰椎第 1、2、3 椎骨是否有一个或多个椎体发生错位。

治疗方法

牵引疗法

患者仰卧在倾斜 30° ～ 40° 的床面上，双手握住床边以固定身体，双腿交替做屈曲和伸直动作。运动的双腿会产生惯性，牵引着身体沿倾斜的床面向下滑动，而患者握住床边就起到阻止身体滑动的作用，从而达到牵引胸、腰椎的目的。重复做 5 ～ 10 次，每日做 1 ～ 2 次。

弓背法

患者四肢着地，双髋双膝屈曲 90° 跪在床上，用双手掌支撑床面，然后慢慢低头，同时用力收腹，使背部缓缓向上隆起直至极限，这样才能达到伸展背部胸椎的目的。维持弓背动作 10 ～ 15 秒后放松，再进行下一轮动作，反复做 10 ～ 12 次，每日 1 ～ 2 次。

拳头按压法

该方法是以抬高腰部来控制力道，通过身体重量的按压将背部的疲劳一扫而空。患者仰卧，双膝并拢屈曲 45° 左右，双脚脚掌着地，然后将手轻握成拳头放在背部胸椎第 11、12 节段椎骨和腰椎第 1、2、3 椎骨的下方，自然抬起腰部，以身体的重量来进行按压。刺激的力道强度以拳头抬起腰部的程度来调整。

治疗方法

治疗本类型结肠炎最主要的办法就是整复错位的胸、腰椎，运用推拿、按摩、牵引等手法进行治疗，能有效地调节椎骨，缓解疼痛。

牵引疗法

患者仰卧在倾斜30° ～40° 的床面上，双手握住床边，双腿交替做屈曲和伸直动作。

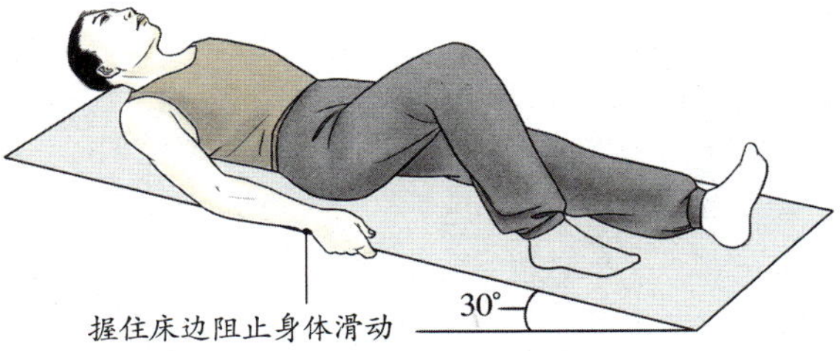

弓背法

患者双髋双膝屈曲跪在床上，慢慢低头收腹，使背部慢慢向上隆起，维持10～15秒后，恢复起始位置。

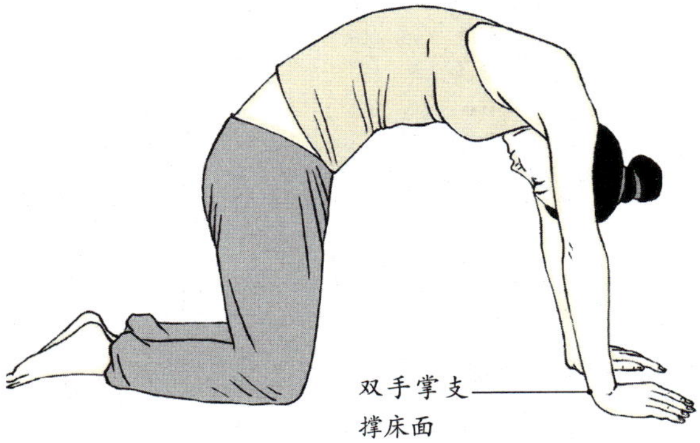

拳头按压法

患者仰卧，将手轻握成拳头放在背部下方，自然抬起腰部，以身体的重量来进行按压。

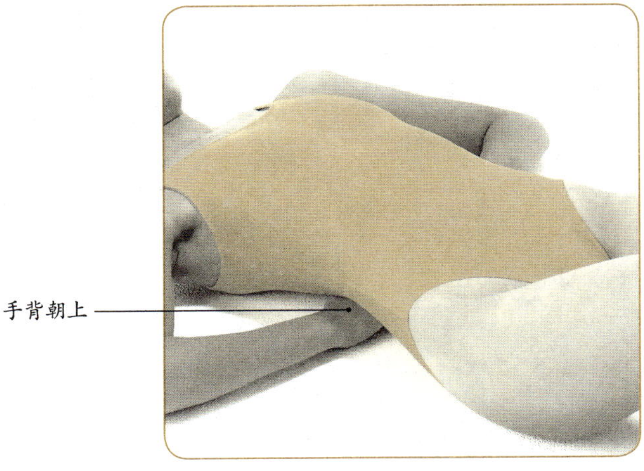

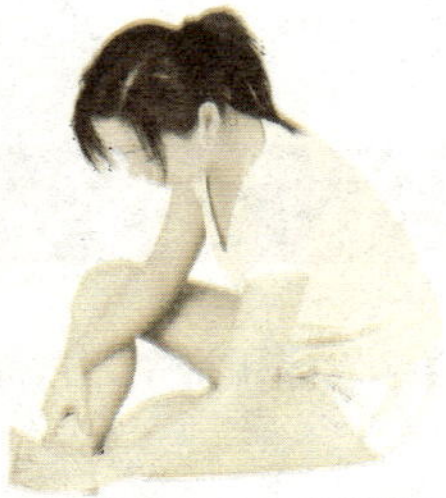

DIQIZHANG

第七章

腰椎问题无小事

人体腰部的骨骼由腰椎骨、骶骨和两侧的髂骨共同构成，这之中最重要的是腰椎，它上接胸椎，下连骶椎，共同构成人体躯干的中轴线，成为人体的支柱。另外，腰椎还肩负着支持髋部和下肢的重任，对身体有缓震、运动、平衡的作用，它是人们在日常生活中活动最多的部位之一，但同时也是最容易受伤的地方，所以保护好腰椎对每个人都很重要。

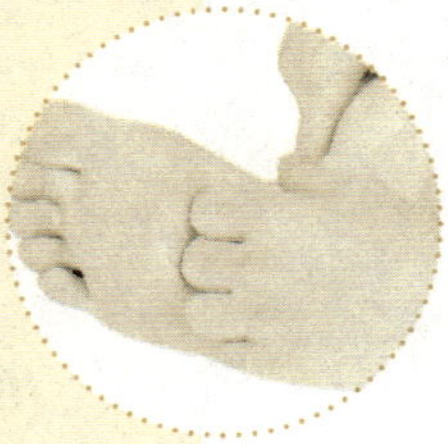

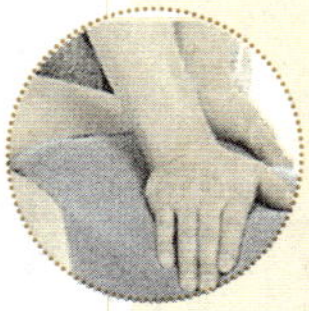
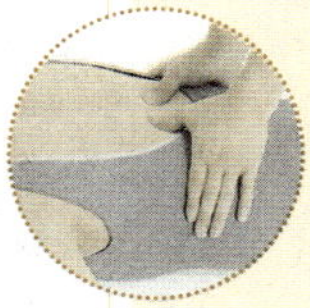
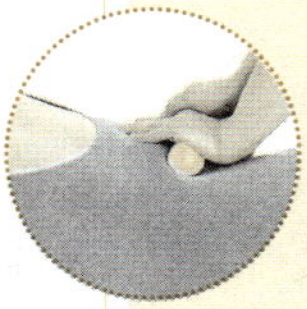
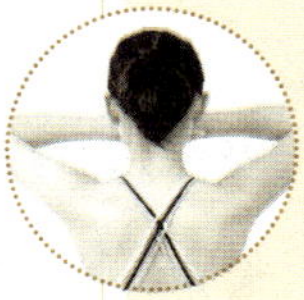

本章看点

- 急性腰扭伤
- 慢性腰肌劳损
- 第 3 腰椎横突综合征
- 腰椎间盘脱出症
- 腰椎间盘突出症
- 腰椎椎管狭窄症
- 腰椎骨关节病
- 坐骨神经痛
- 痛经
- 棘上韧带损伤
- 棘间韧带损伤
- 腰椎骨质增生症
- 前列腺增生
- 腰部沉重无力
- 女性腰痛

057 急性腰扭伤

急性腰扭伤就是我们俗称的“闪腰”、“岔气”，主要是因为突然间受到外力的作用，腰部软组织的肌肉或筋膜等突然撕裂，或者腰骶小关节、骶髂关节错位。这种状况属于急发现象，没有任何征兆。

诊断

1. 患者在搬、抬、扛重物时，腰部一侧或两侧突然出现清脆的响声，然后疼痛出现，疼痛剧烈时，腰部无法扭转，当即就不能正常动作。

2. 腰部受伤部位可以找到明显的压痛点，疼痛严重时，即使是咳嗽、打哈欠等小动作都会引发疼痛。检查时会发现患者腰部僵硬，腰前凸消失，并且脊柱侧弯及骶棘肌痉挛。

治疗方法

扳腿手法

治疗腰骶小关节或骶髂关节错位的急性腰扭伤，最好的方法是推拿法，扳腿手法便是其中一种。首先患者取俯卧位，全身肌肉放松，双腿伸直，可在上半身及腰腹垫上垫子。推拿者站在患者腰痛部位的对侧，一手掌按疼痛处，另一手扳拉腰痛同侧的腿，向后上方提晃，第三次时稍用力重拉，以听到“咯嗒”声为度。

斜扳手法

首先患者取侧卧位，面向推拿者，将疼痛一侧的身体朝上，然后疼痛侧的腿屈膝 90° ，健侧腿伸直。推拿者一手按住患者肩前部，另一手按其臀部，两手向相反的方向斜扳，第三次稍用力重扳，以听到“咯嗒”声为度。

刺络罐法

所选穴位：命门穴、肾俞穴、阿是穴

施罐方法：让患者取俯卧位，取上述穴位和腰部疼痛点，首先对穴位周围的皮肤进行常规消毒，接着用三棱针对穴位进行点刺，拔出针后，用镊子挟着燃烧的酒精棉球，伸进罐内旋转片刻，然后迅速抽出，并立即将罐扣在应拔的部位上，留罐 5 ~ 10 分钟。每日 1 次或者两日 1 次。

治疗方法

急性腰扭伤是常见的一种腰椎病，多发生在青壮年体力劳动者身上，其治疗方法多以推拿为主。

扳腿手法

患者俯卧，推拿者站在患者腰痛部的对侧，一手按疼痛处，另一手扳拉腰痛同侧的腿，向后上方提晃，第三次时稍用力重拉，以听到“咯嗒”声为度。

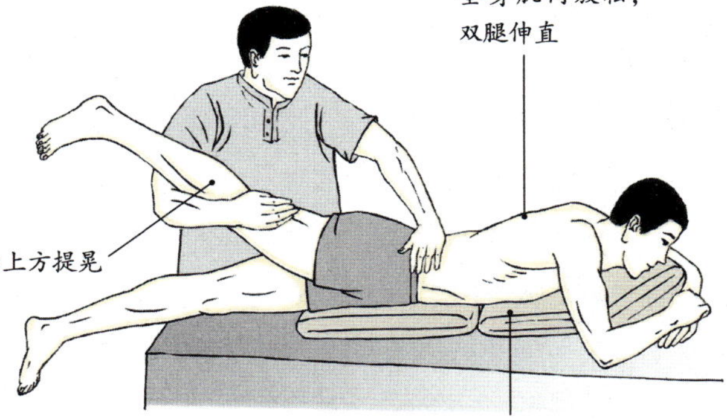

斜扳手法

患者侧卧，面向推拿者。推拿者一手按住患者肩前部，另一手按其臀部，两手向相反的方向斜扳，第三次稍用力重扳，听到“咯嗒”声为止。

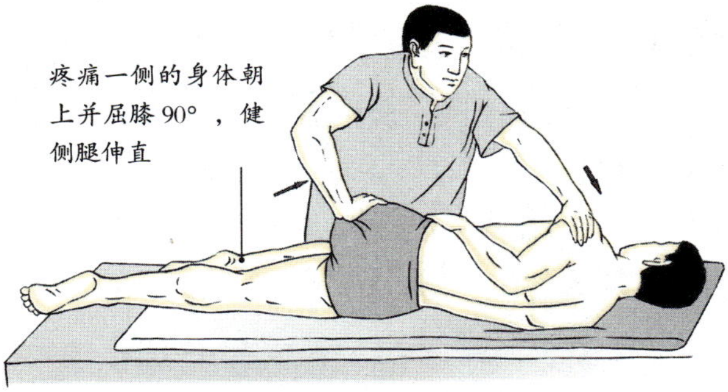

刺络罐法

肾俞

位于人体腰部，当第 2 腰椎棘突下，旁开 1.5 寸处

命门

位于人体腰部，第 2 腰椎棘突下，即肚脐正后方处即是

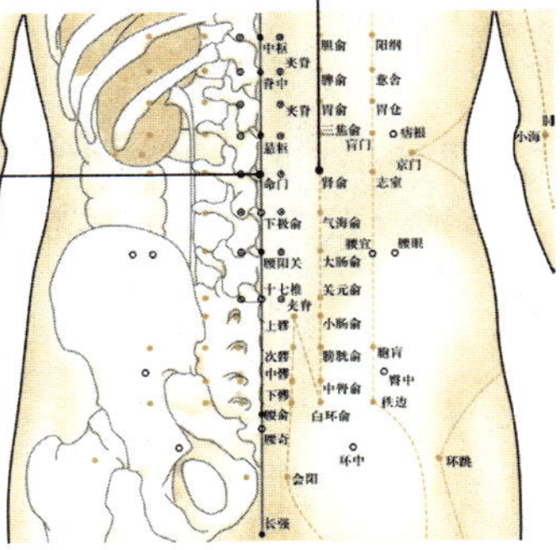

患者俯卧，在用三棱针对穴位进行点刺后，用镊子挟着燃烧的酒精棉球，伸进罐内旋转片刻，然后迅速抽出，立即将罐扣在应拔的部位上并留罐 5 ~ 10 分钟。

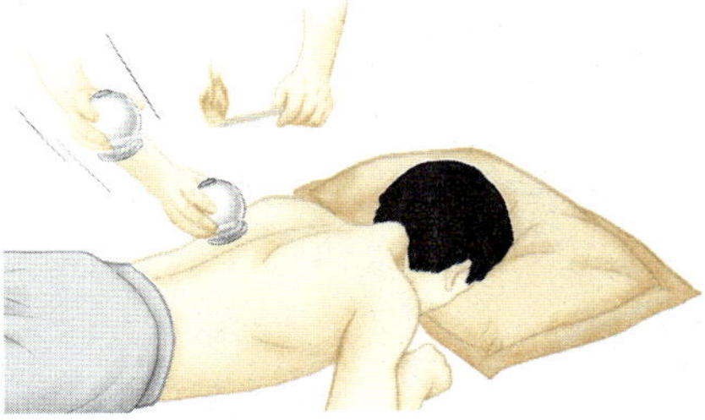

058 慢性腰肌劳损

慢性腰肌劳损通常是因为人们长期维持一种姿势，或日常生活中形成的不良习惯，使腰部承受的压力过大，超出腰部所能负担的范围而使腰部出现酸痛无力，或是由于急性腰扭伤病发时没有得到及时的治疗，后期反复发作，转为腰肌劳损。

诊断

1. 腰及腰骶部频繁出现酸痛，尤其在劳累后疼痛会加剧，休息时疼痛减轻。

2. 疼痛会随着天气、湿度等的变化而加重或减轻，如果湿度过大或者是气温太低，都可以引发或是加重疼痛状况，腰部冷痛，酸软无力。

3. 对于腰骶椎先天性畸形患者来说，腰骶部两侧的活动不统一，使腰部软组织比一般人更加容易劳损，出现腰部沉重无力，持续性隐痛。

治疗方法

指节叩击法

指节扣击法可用于腰背部疼痛点部位，可以改善腰背部组织的不平衡状态，对缓解疼痛有很好效果。该方法可患者自己施行，也可以由推拿者施行。自己使用时，双手伸到腰后，握拳突出中指关节，然后用中指关节处深而有力地叩击疼痛点，以此达到治疗劳损性腰痛的目的。

摇腰法

摇腰法具有润滑关节、松解粘连、解除痉挛、整复错位等作用，但必须在各关节生理功能许可的范围内进行，不可用力过猛，否则就会造成腰扭伤，给腰部带来新的疼痛。使用该方法时，患者取坐位，推拿者用双腿夹住患者的一条腿，双手分别扶住其两肩，用力向左右旋转摇动。

卧位屈曲法

本方法适用于脊柱不稳定和后方移位综合征患者。首先患者仰卧，双髋关节和双膝关节屈曲约 45°，然后双手抱膝，用力推动双膝关节向胸部运动，使膝盖尽可能靠近肩部，在双膝屈曲达到极限后，双手用力下压，然后放松，恢复到起始位置。如此重复 10 ~ 15 次。

治疗方法

对于慢性腰肌劳损的疼痛来说，最重要的解决方法就是舒筋通络，消除腰部的超负荷压力。

指节叩击法

患者双手伸到腰后，握拳突出中指关节，用中指关节处深而有力地叩击疼痛点，以此达到治疗劳损性腰痛的目的。

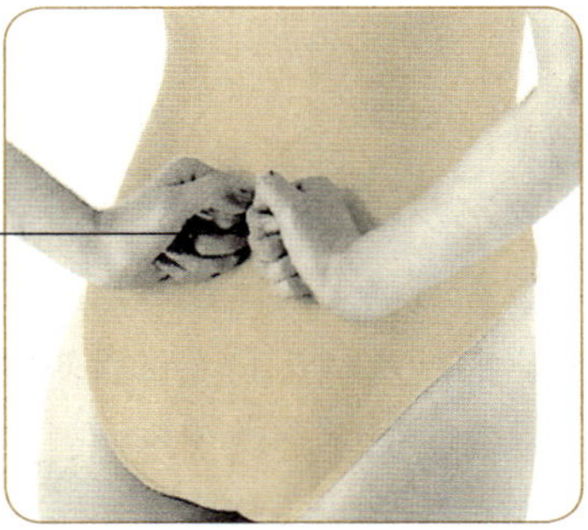

摇腰法

患者取坐位，推拿者用双腿夹住患者的一条腿，双手分别扶住其两肩，用力向左右旋转摇动。

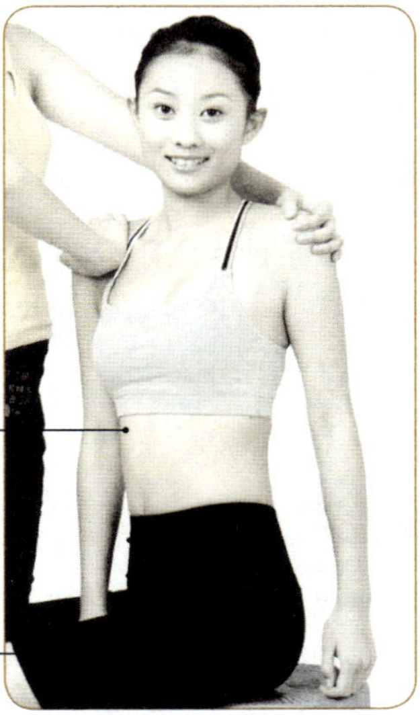

卧位屈曲法

患者仰卧，双手抱膝，推动双膝关节向胸部运动，双膝屈曲达到极限后，双手用力下压，然后放松。

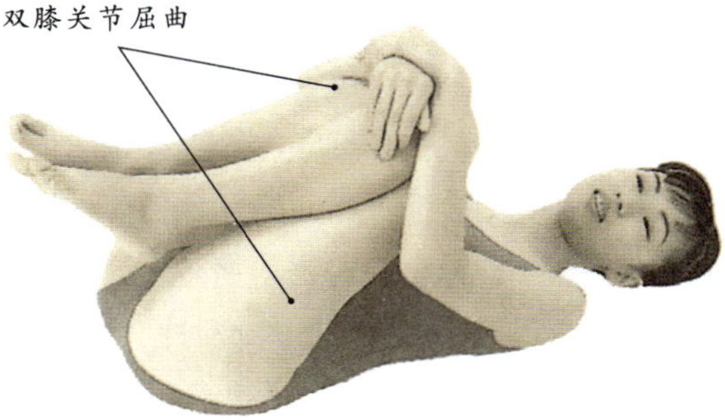

058

059 第3腰椎横突综合征

第 3 腰椎横突综合征是指第 3 腰椎横突与其周围的软组织发生摩擦，受到压迫刺激或牵拉所造成的一种慢性腰痛，在通俗意义上就是我们经常所说的腰腿疼痛，主要是因为经络中气血受阻，流通不顺造成的。

诊断

1. 腰部及臀部出现发散性酸痛，活动受到限制，睡觉翻身甚至行走时，都会感到困难，而且早上起床或者弯腰时，疼痛也会加重，影响日常的工作生活。

2. 疼痛严重时会向大腿后侧或腘窝处扩散，但也不会蔓延到膝关节之下，另外腰部向后伸展时不会感到疼痛，只是侧弯时会受到限制。

3. 检查时，第 3 腰椎横突外缘，相当于第 3 腰椎棘突旁 4cm 处，尤其是身体瘦长型患者可触到横突尖端并有明显的压痛及局限性肌紧张或肌痉挛。

治疗方法

滚擦腰部

该方法是使用高尔夫球沿着第 3 腰椎两旁的肌肉来按摩背部。患者俯卧全身放松的趴在床上，推拿者站在患者身体一侧，将高尔夫球置于掌心下，沿着患者腰椎一侧的肌肉由下到上的缓慢进行滚动，上下往返摩擦 2 ～ 3 分钟，然后换另一侧以相同方法滚动。

两指捏法

两指捏法一般用于头颈、项背、腰背及四肢，具有舒筋通络、行气活血、消积化淤、调理脾胃等作用，在这里利用该方法对第 3 腰椎横突附近的肌肉进行放松，从而改善肌腱的挛缩。使用该方法时，患者站立或俯卧，推拿者用拇指指腹和中指中节桡侧面相对用力，将肌肉提起，做一捏一放的动作。

旋转松动

患者仰卧位，推拿者蹲立在患者身旁，用一只手托住患者的双足跟，起固定作用，另一只手扶住患者屈曲的双膝关节，然后使患者腰部围绕髋关节做旋转动作，维持 30 ～ 50 秒钟。此时，患者处于屈曲加旋转位置，旋转过程中，如患者有不良反应，说明屈曲加旋转的体位时间过长，可适当减短时间。

治疗方法

对第 3 腰椎横突综合征的治疗主要是通过疏通经络、活血止痛、放松肌肉、解除痉挛、润滑关节来治疗疼痛。

滚擦腰部

患者俯卧，全身放松，推拿者站在患者身体一侧，将高尔夫球置于掌心下，沿着患者腰椎一侧的肌肉缓慢滚动。

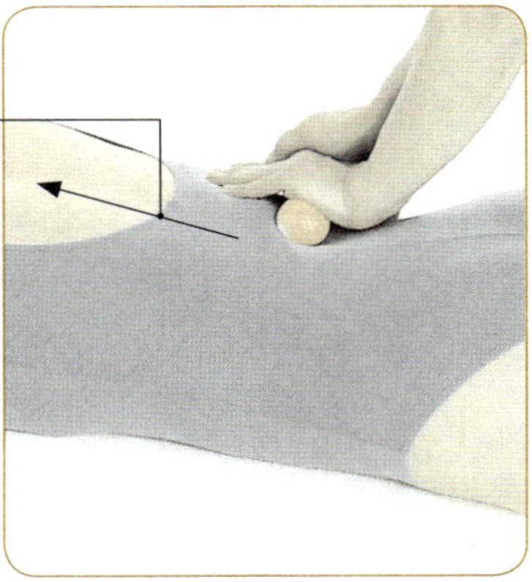

两指捏法

患者站立或俯卧，推拿者用拇指指腹和中指中节桡侧面相对用力，将肌肉提起，做一捏一放的动作。

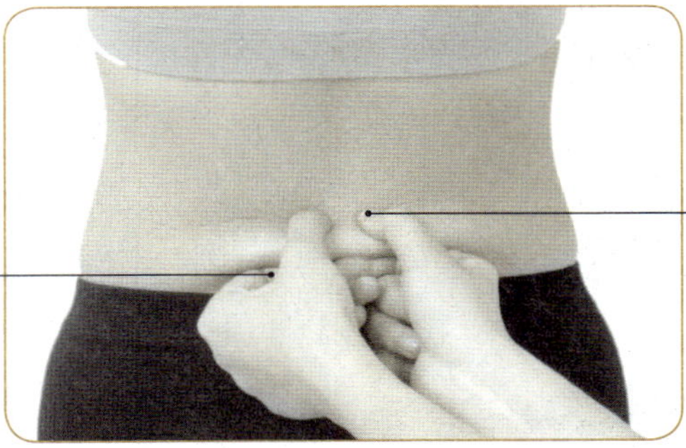

旋转松动

患者仰卧，推拿者站在患者身旁，一手托住患者足跟，另一手扶住患者屈曲的双膝关节，然后围绕患者的髋关节做旋转摇动。

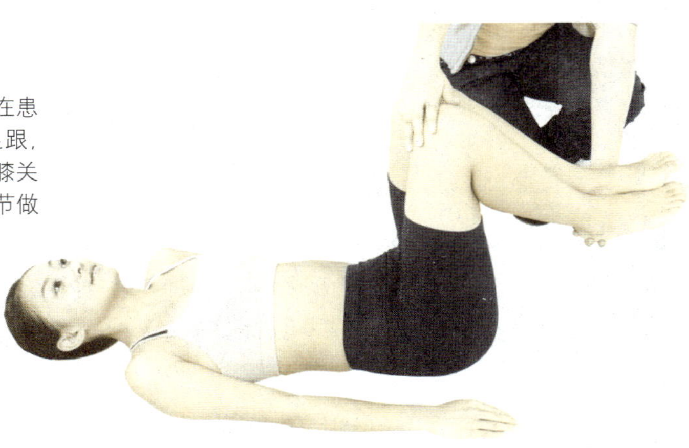

060 腰椎间盘脱出症

腰椎间盘脱出症多发生在中老年人身上，男性发病率大于女性，包括真性滑脱和假性滑脱两种，因为椎体的移位就会引起坐骨神经痛，压迫马尾神经，长时间站立或负重疼痛加剧，肌肉僵硬紧张，弯腰困难。

诊断

1. 腰椎滑脱后，有时候没有任何外显症状，只有在拍片的时候才能发现滑脱现象。

2. 腰椎间盘脱出症患者会出现肌肉僵疼，腰部疼痛，下肢酸软无力等情况，严重的时候大小便会发生异常。

3. 如果出现腹部前凸、腰部凹陷的情况，则表明滑脱现象严重，病症加剧的话，可能还会出现躯干缩短、走路时摇摆等症状。

治疗方法

点按腰眼穴

腰眼穴位于第 4 腰椎棘突下，旁开约 3.5 寸凹陷中。患者俯卧或站立，腰背部挺直，双臂后伸，用双手拇指指端或螺纹面垂直按住腰眼穴，施力按压，力道控制在自己可以承受的范围内。点按法刺激点集中，力量直接作用于穴位点，具有消积导滞、活血化淤、消肿止痛、舒筋活络、缓解痉挛等作用。

推揉腰肌法

该方法能有效地调整局部的气血，促进血液循环，缓解疼痛。患者取俯卧位，全身放松，双腿伸直，双臂置于身体两侧，推拿者横跨在患者身体上方，双臂伸直，上身前倾，用两手手掌从下到上的推揉腰部的肌肉，按此方法反复进行推揉，重复做 10 ~ 20 次，每日 1 ~ 2 次。

屈髋摆腰法

患者坐在床上，双腿分开约 45°，脚面伸直垂直于小腿，双髋关节屈曲约 90° 。然后吸气，把左臂屈肘放在身后，同时弯腰，伸直右臂触摸左膝关节，维持 3 ~ 5 秒钟后放松，慢慢呼气，让身体恢复到初始状态。重复做 10 ~ 20 次，每日 1 ~ 2 次。

治疗方法

治疗腰椎间盘脱出症的方法就是通过调整局部的气血，使血液循环流畅，并整复滑脱的骨节，达到治疗的目的。

点按腰眼穴

患者站立，双臂后伸，用双手拇指指端或螺纹面垂直按住腰眼穴，施力按压。

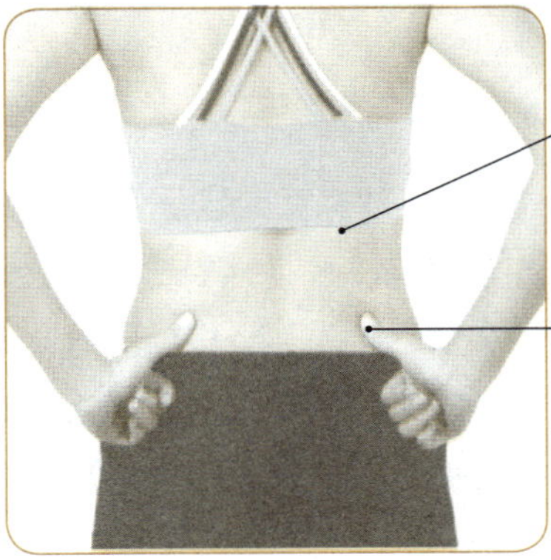

推揉腰肌法

患者俯卧，推拿者横跨在患者身体上方，用两手手掌从下到上的推揉腰部的肌肉。

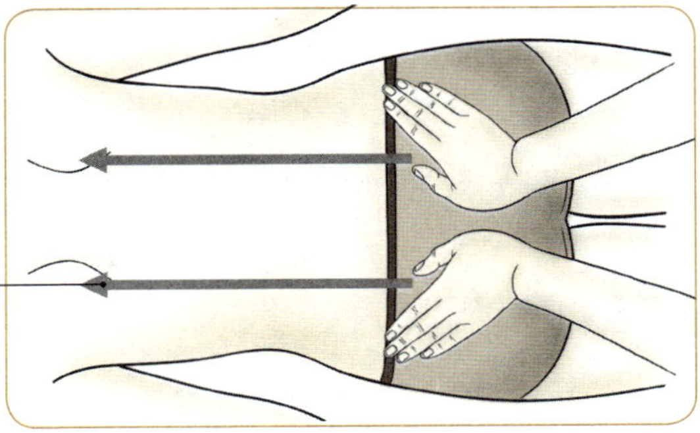

屈髋摆腰法

患者坐在床上，双腿分开约 45°，髋关节屈曲约 90°。吸气，左臂屈肘放在身后，右臂伸直弯腰触摸左膝关节，维持 3 ~ 5 秒钟后放松恢复原始位。

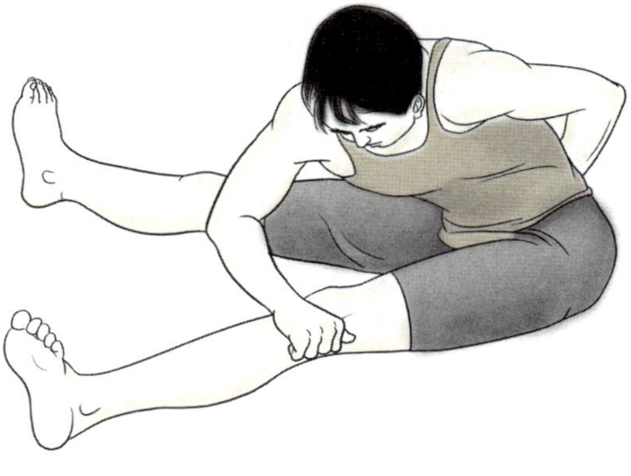

061 腰椎间盘突出症

腰椎间盘突出症主要是因为腰椎间盘退变引发周围纤维环破裂或者是髓核突出，使神经根受到压迫，进而引发的疼痛。根据病因的不同，疼痛表现为不同的症状，从腰到大腿部都会有痛感的出现，严重时还会出现暂时性的跛行等情况。

诊断

1. 活动时疼痛加剧，休息后减轻。使脑脊液压力增高的动作，咳嗽、喷嚏和排便等都会加重腰部放射痛。放射痛沿坐骨神经传导直达小腿外侧足背或足趾，如因为腰 3 ～ 4 间隙突出，腰 4 神经根受压迫会产生向大腿前方的放射痛。

2. 多数患者采用侧卧位并屈曲患肢；个别严重病例在各种体位均疼痛只能屈髋屈膝跪在床上以缓解症状，并且腰椎管狭窄者常有间歇性跛行。

治疗方法

徒手牵引

患者仰卧在床上，双髋关节屈曲 90°，双腿与床面垂直。然后弯曲双肘，小臂与地面垂直，双掌托住双髋，让腰椎尽可能地抬高，同时保持双腿伸直，头颈部紧贴地面，以此牵引腰椎。每次牵引 20 ～ 60 秒，间歇牵引 10 ～ 15 次，每日 2 ～ 3 次。该方法有利于减轻腰椎神经根所带来的刺激和压迫，缓解腰部疼痛。

悬空牵引

使用该方法前，先准备一个单杠或类似的装置，患者站在其下方，双手紧握单杠并使双脚离地，身体悬空。每次 1 ～ 2 分钟，每日做 2 ～ 4 次。牵引时间根据患者的体力来定。牵引时应注意保护身体，防止摔伤。

骨盆牵引法

本方法用于初次发作或反复发作的急性期及症状较轻者。患者仰卧在床上，头部下面垫一个枕头，双臂自然下垂放在身体两侧，腰部和双腿都伸直。然后在患者脚部那一头床的左右支架上安装两个简易的滑轮，绳子穿过滑轮，一边系在患者的腰部，一边下系 10 公斤左右的重物（即每侧牵引力为体重的 1/5 左右），从而达到牵引伸展腰部的目的。注意要在腰部绑上腰带，绳子系在腰带上，以免拉伤腰部皮肤，另外足跟一侧的床架可抬高 15°，便于对抗牵引。

治疗方法

牵引治疗是一种基于被动运动的治疗方法，在现在医疗中已经被广泛应用于腰椎间盘突出症和其他腰腿痛的治疗，临床证明这种方法具有明显疗效。

徒手牵引

患者仰卧，双髋关节屈曲90°，然后弯曲双肘，双掌托住双髋，尽可能抬高腰椎，保持双腿伸直，头颈部紧贴地面。

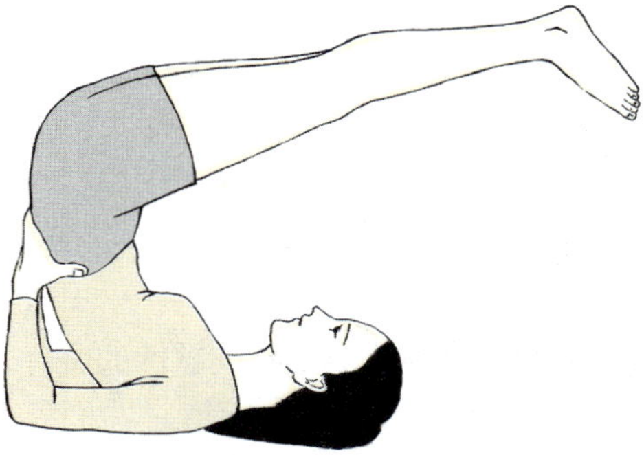

悬空牵引

患者站在单杠下方，双手紧握单杠并使双脚离地，身体悬空。

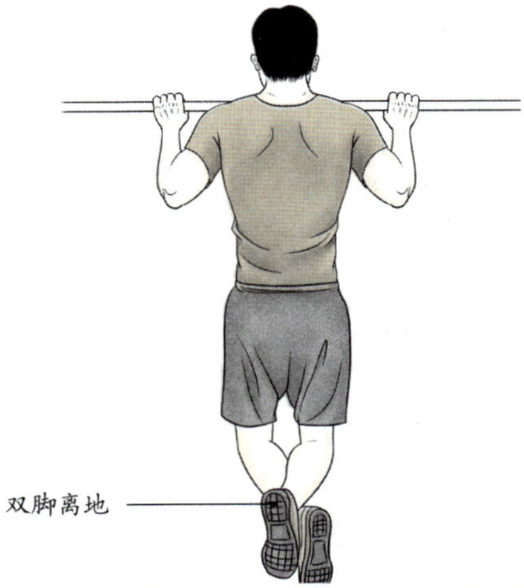

骨盆牵引法

患者仰卧，在脚部那侧床的左右支架上安装两个简易的滑轮，绳子一边系在患者腰部，一边下系10公斤左右的重物，以此达到伸展腰部的目的。

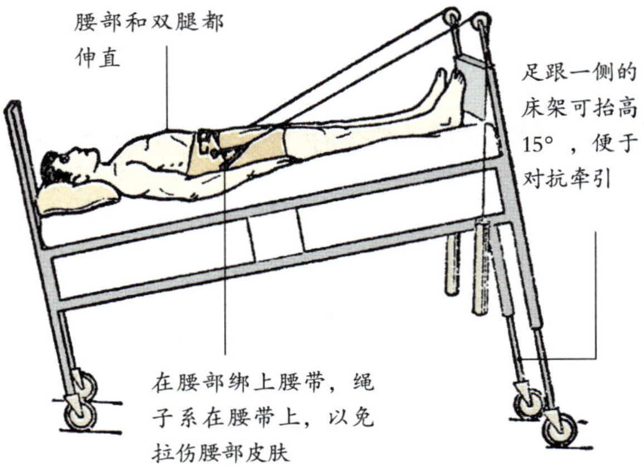

062 腰椎椎管狭窄症

腰椎椎管狭窄症是形成腰腿疼痛的常见病症之一，多出现在中老年人身上，而且男性比例大于女性，体力劳动者比例大于脑力劳动者比例。一般是由先天性椎管狭窄、腰椎体后沿增生、椎间盘突出、椎体滑脱、错位等病因造成的。

诊断

1. 腰部及下肢出现沉重无力、麻木疼痛。麻木的感觉主要会从脚部逐渐向上蔓延到小腿、大腿、腰骶部。

2. 腰部疼痛严重者会出现间歇性的跛行，导致行走困难，但患者蹲下、坐下或躺着时疼痛会减轻。

3. 腰椎椎管狭窄症的患者平时会觉得腹部出现紧缚感，严重时还会发生大小便异常以及偏瘫、截瘫或四肢瘫等。

治疗方法

掌按揉法

此方法主要用于与腰痛有关的穴位，用手掌轻轻按揉穴位，这里以五枢穴为例，该穴位于髂前上棘内侧凹陷处，约与脐下三寸相平处。患者可站立或取仰卧位，右手手掌心按住穴位处，左手叠于右手手背上，然后以顺时针方向轻轻按揉。

仰卧屈髋法

患者取仰卧位，身体平躺，双臂放在身体两侧自然伸直下垂，双腿伸直，吸气时收腹，同时双腿慢慢抬起，髋关节尽量屈曲，头部和颈部不要抬起，使腰椎得到充分伸展，维持这个姿势 3 ~ 5 秒钟后放松，然后慢慢呼气，让身体恢复到仰卧状态。重复做 5 ~ 10 次，每日 1 ~ 2 次。

对抗牵引法

此方法主要是利用一对平衡的作用力，对患者的第 4、第 5 腰椎进行牵引，疏经活血。使用该方法时需要在两个人的帮助下进行，其中一人慢慢将患者背在背上，以腰骶部抵住患者的第 4、第 5 腰椎处，然后另一人将患者的两下肢向下牵引，前者慢慢弯腰，使患者脊椎过伸，约 2 ~ 3 分钟恢复原位。

治疗方法

腰椎椎管狭窄症的出现跟骨质增生、腰部扭伤、骨节移位等原因有关，主要治疗原则是修复移位滑脱的骨节，舒经活络，缓解疼痛。

掌按揉法

患者可站立，右手手掌心按住穴位处，左手叠于右手手背上，然后以顺时针方向轻轻按揉。

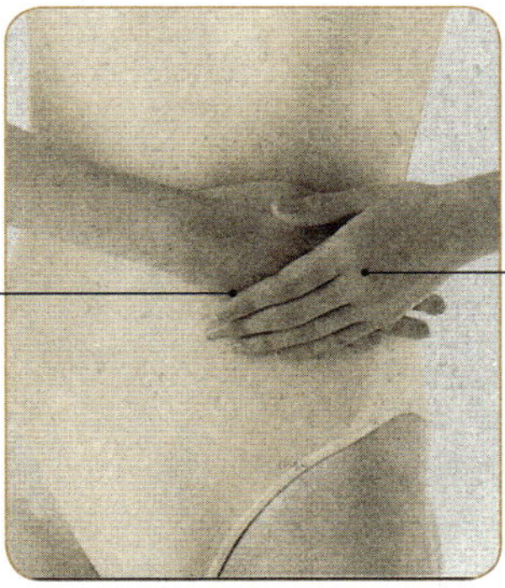

仰卧屈髋法

患者仰卧，双臂放在身体两侧，双腿伸直，吸气时收腹，双腿慢慢抬起，髋关节尽量屈曲，维持3～5秒钟后放松。

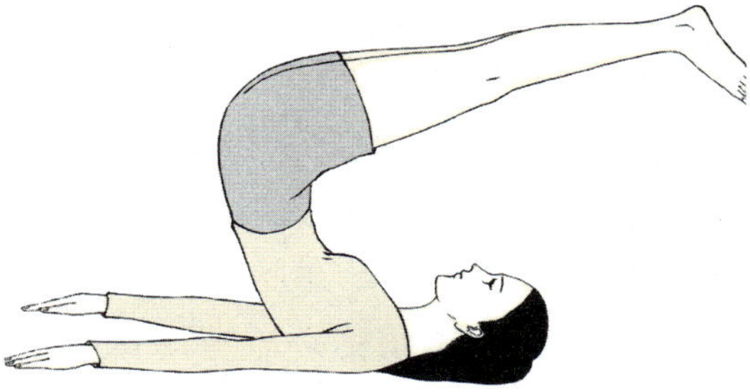

对抗牵引法

该方法要在两个人的帮助下进行，其中一人将患者背起，以腰骶部抵住患者的腰部，然后弯腰，另一人将患者下肢向下牵引，使患者脊椎过伸。

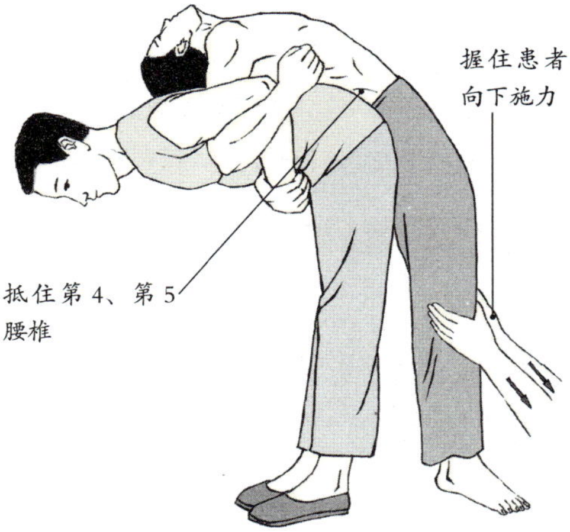

063 腰椎骨关节病

老年人容易患上腰椎骨关节病，尤其是女性，这主要是因为骨关节会随着年龄的增长发生变化，所能承受的压力降低，再加上骨质增生、韧带松弛等原因，都是会促使腰椎骨关节病的形成。

诊断

1. 疼痛一侧的骶髂关节会感觉到酸胀或不舒服，腰骶部也酸软无力，只有在频繁更换姿势或改变身体的重心时才能缓和疼痛。

2. 急性病症患者一般表现为突然疼痛，并且痛侧从臀部到下肢都会有肿胀麻木的感觉，还会出现放射性疼痛，腰部隐痛无力。

3. 病情严重者，会出现腰脊柱侧弯畸形，会向健康侧凸出，而疼痛侧竖脊肌痉挛，引起骶髂关节压痛，下肢出现放电似的疼痛。

治疗方法

复位屈曲法

该方法对腰椎不稳定、骨质增生、移位综合征等引发的腰椎骨关节病患者适用。首先患者仰卧，推拿者站在患者身旁，用一只手握住患者单只脚踝，起固定作用，另一只手放在患者微屈的单膝关节上，使患者抬起的单腿向推拿者站立的方向旋转，有节奏地重复做 10 ～ 20 次。

5 点支撑法

患者取仰卧位，双腿伸直，双臂自然放在身体两侧，然后将双腿的膝关节屈曲，用双脚、头部和双肘支撑床面，共同用力把臀部和腰背部尽量抬起，使其最大限度地离开床面。这时，人体如同一个“拱桥”，因此这一式也称为“拱桥式”。维持 3 ～ 10 秒钟后轻轻放下，反复做 5 ～ 10 次，每日 1 ～ 2 次，坚持 2 ～ 3 周。

腰肌锻炼法

患者俯卧，双腿伸直，双臂放在身体两侧自然伸直下垂，然后腹部贴在床面上，双臂抬起向后伸，同时也将上半身和双腿抬起离开床面，头部自然前伸平抬，不要过度抬起或垂下，维持 3 ～ 10 秒钟后放下，反复做 3 ～ 10 次。

治疗方法

腰椎骨关节病的治疗主要是通过对腰椎骨关节的伸展、推拿，调整错位或受到损伤的关节及其周围的肌肉和韧带，治疗疼痛。

复位屈曲法

患者仰卧，推拿者用一只手握住患者单只脚踝，另一只手放在患者微屈的单膝关节上，使单腿向推拿者站立的方向旋转。

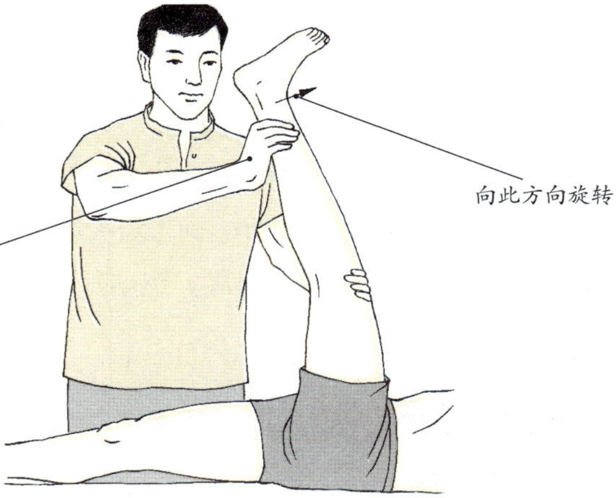

5点支撑法

患者仰卧，双膝关节屈曲，双脚、头部和双肘支撑床面，共同用力把臀部和腰背部抬起，使其最大限度地离开床面。

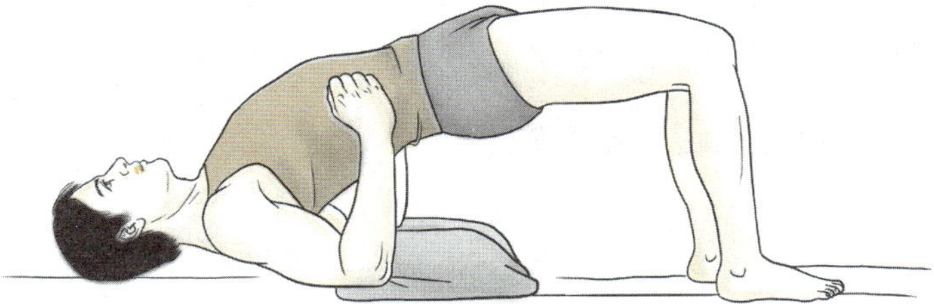

腰肌锻炼法

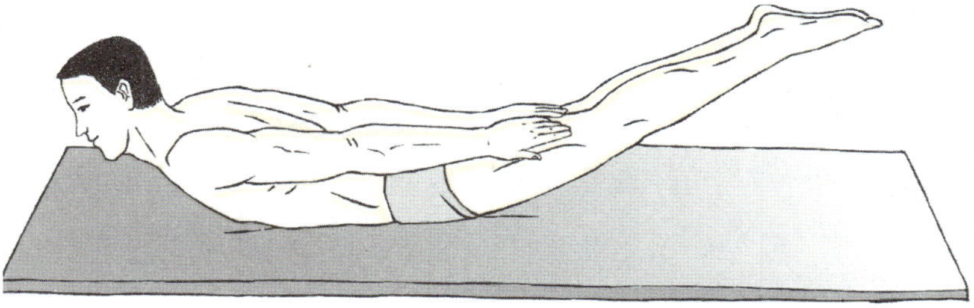

患者俯卧，双腿伸直，双臂后伸放在身体两侧，腹部贴在床面，将上半身和双腿抬起离开床面，维持 3 ～ 10 秒钟后放下。

064 坐骨神经痛

坐骨神经痛，是指坐骨神经通路及其分布区域内的疼痛，是一种常见的周围神经疾病，它可分为根性坐骨神经痛和干性坐骨神经痛两种。前者多由如腰椎间盘突出、脊椎肿瘤等脊椎病变引起；后者则多由坐骨神经炎等引起，发病较急。

诊断

1. 站立时，身体略向健康一侧倾斜，患病侧的下肢在髋、膝关节处微屈而足跟不着地。睡觉时，向健侧侧卧，病侧下肢髋、膝关节处呈微屈姿势。

2. 一般多由臀部或髋部开始，向下沿大腿后侧、腘窝、小腿外侧、向足背外侧扩散。疼痛常在咳嗽、用力、弯腰、震动时加剧。

治疗方法

拔罐法

穴位：关元俞、环跳、殷门、秩边

治疗方法：让患者取俯卧位，在对穴位进行常规消毒后，首先用毫针刺入穴位中，针刺得气后，在穴位上留针，然后用火罐吸拔在穴位上 10 ～ 15 分钟，起罐后继续留针 15 分钟，每日 1 次，6 次为1疗程。

艾灸法

主穴：环跳、秩边、腰夹脊、委中

配穴：肾俞、关元俞、次髎

施灸方法：首先选择 1.5 寸长以上的毫针，将针刺入穴位中，针刺得气后，在穴位上留针，接着将艾绒搓成团裹在针柄上，或者将 2 厘米长的艾条套在针柄上，但无论艾绒还是艾条，都应该离皮肤有 2 ～ 3 厘米的距离。然后点燃艾绒或艾条的顶端，通过针体将热力传入穴位。每次艾绒灸 3 ～ 4 团，艾条 1 ～ 2 段即可。

运动法

患者仰卧，身体平躺，两眼直视上方，两手臂伸直放松，两膝弯曲并竖起。然后在呼气的同时臀部尽可能向上抬起，使其尽量离开床面，注意膝盖不要向两旁张开，用脚跟着地支撑身体，保持身体和骨盆、大腿部成一条直线，维持 5 秒钟后慢慢放下臀部，反复进行。

治疗方法

坐骨神经痛通常表现为腰部、腿部的酸疼无力，严重时影响正常的行动，治疗的原则是舒经通络，缓解疼痛。

精确取穴

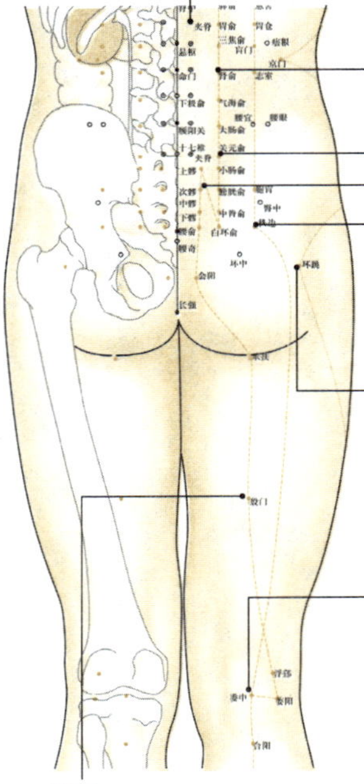

腰夹脊

位于第1胸椎至第5腰椎，棘突下旁开0.5寸，一侧17个穴，左右共34个穴

肾俞

关元俞

次髎

秩边

背正中线旁开3寸，平第4骶后孔

环跳

股骨大转子最凸点与骶管裂孔连线的外1/3与中1/3的交点处

委中

位于腿部，腘横纹中点，当股二头肌腱与半腱肌肌腱的中间即是

殷门

大腿后面，当承扶与委中的连线上，承扶下6寸处

拔罐法

患者俯卧，在对穴位进行消毒后，用毫针刺入穴位中，针刺得气后，在穴位上留针，然后用火罐吸拔在穴位上10～15分钟，起罐后继续留针15分钟。

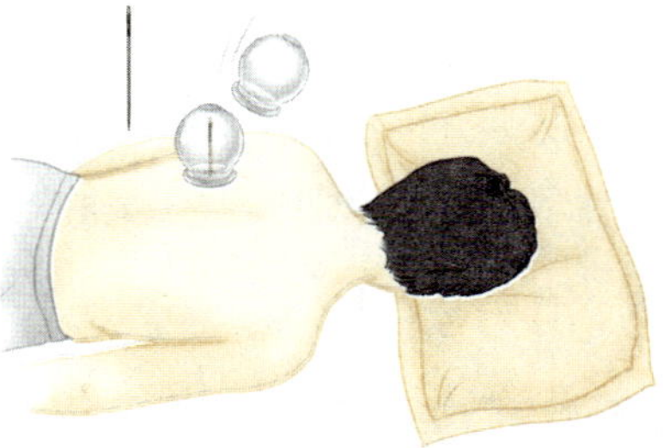

艾灸法

患者俯卧，用毫针刺入穴位，针刺得气后，在穴位上留针，将艾绒搓成团裹在针柄上，距离皮肤2～3厘米。然后点燃艾绒的顶端，通过针体将热力传入穴位。

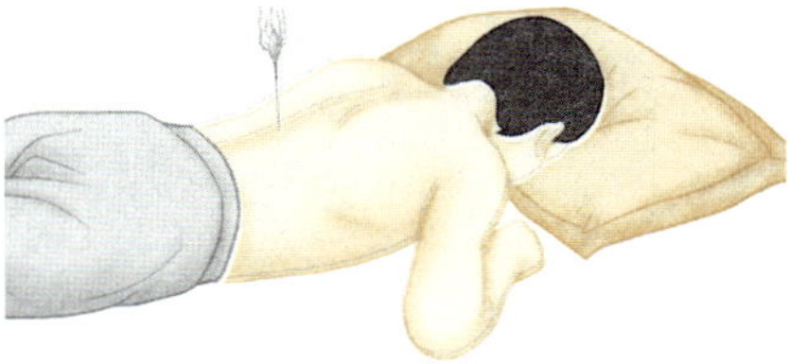

运动法

患者仰卧，身体平躺，两膝弯曲并竖起，呼气并将臀部尽量向上抬起，膝盖不要张开，用脚跟着地支撑身体，身体和骨盆、大腿部成一条直线。

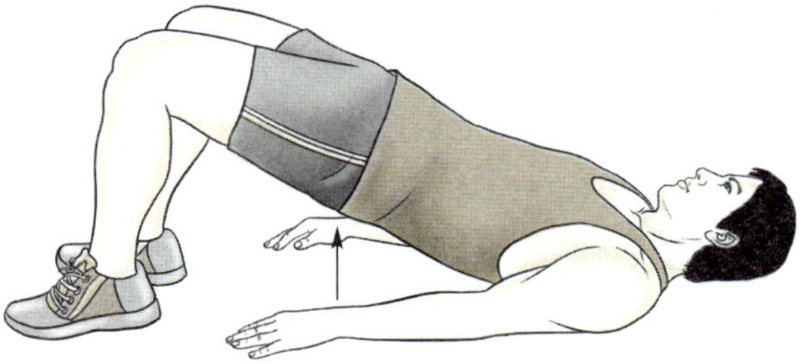

065 痛经

痛经是指经期前后或行经期间，出现下腹部痉挛性疼痛，恶心呕吐，全身不适的现象，第 1 ~ 第 4 腰椎小关节错乱的话，会刺激盆神经，进而引起内分泌紊乱，导致痛经。高发人群是子宫内膜异位症患者、结婚较迟生育较晚且孩子也较少的女性、有人工流产史的女性。

诊断

1. 原发性痛经的诊断：在出现月经或在此之前几个小时开始痛，疼痛持续时间不超过 48 ~ 72 小时；疼痛性质属痉挛性或类似分娩产痛。

2. 继发性痛经的诊断：通过双合诊及三合诊，可发现一些导致痛经的病因，如子宫畸形、子宫肌瘤、卵巢肿瘤、盆腔炎块等。

治疗方法

扭腰运动

在生理期来的 2~3 天前做扭腰运动，可解除生理期第一天的剧烈疼痛，使整个生理期轻松不少。采用仰躺姿势，双手在身体两侧伸直，双腿伸直，然后将左腿膝盖弯曲，右手扶住弯曲的膝盖，慢慢扭动腰部向右侧旋转，上半身不要跟着转动。右腿同样方法进行，左右各扭转 1 次为 1 组，每次做 10 组，每天 3 次。

穴位按摩

三阴交穴和足三里穴对妇科疾病很有疗效，如子宫功能性出血、月经不调、经痛、带下等。每天早晚按揉这两个穴位各 1 次，可以调补肝、脾、肾三经的气血。注意按揉力道掌握在有点疼但又很舒服的程度，在按压之后，如果用吹风机对着穴位加温的话，会增加按压的效果。

营养药膳：肉桂山药栗子粥

原料：白术 10 克，甘草 10 克，肉桂 3 克，干姜 3 克，山药、茯苓各 20 克，栗子、糯米适量。

做法：①先用水浸泡白术、甘草、肉桂、干姜，然后煎煮 30 分钟后将药汁倒出备用。②往锅内加水再煎煮 20 分钟后将药汁倒出。③两次煎煮的药汁一起倒进沙锅内，放入山药、茯苓、去壳栗子、糯米，用文火炖烂成粥。

治疗方法

对于女性痛经来说，促进血液循环，调节女性阴冷体质，增强抵抗力，是有效缓解病症的根本。

扭腰运动

仰躺，左腿膝盖弯曲，右手扶住弯曲的膝盖，慢慢扭动腰部。

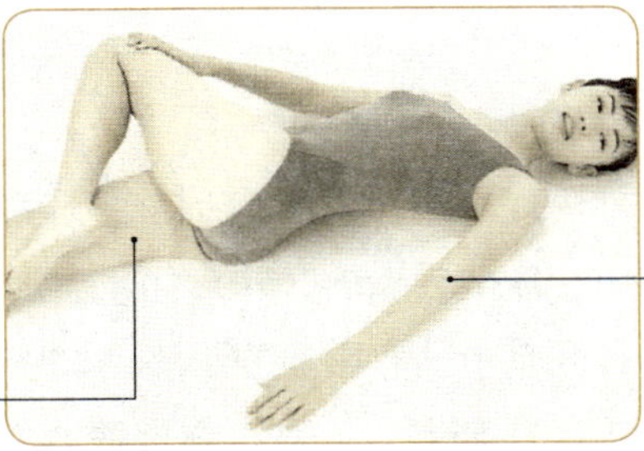

左手张开平放在体侧

右腿伸直

穴位按摩

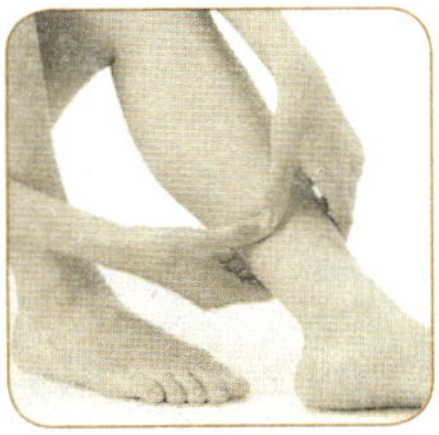

采取坐姿，两手环绕住脚踝，左右手的大拇指重叠垂直按压三阴交穴。

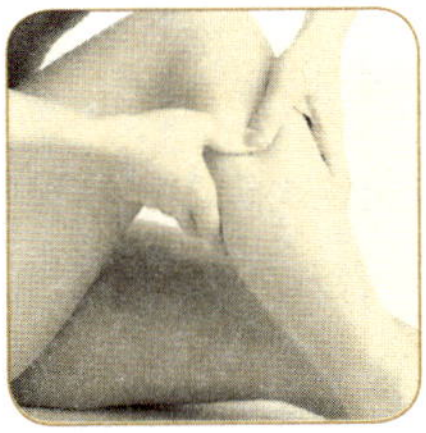

采取坐姿，双手握住膝盖下方，四指在后，用两手拇指指腹来按压足三里穴。

足三里

位于外膝眼下3寸，距胫骨前嵴1横指，当胫骨前肌上

三阴交

在人体小腿内侧，足内踝上缘3寸宽，踝尖正上方胫骨后缘凹陷中

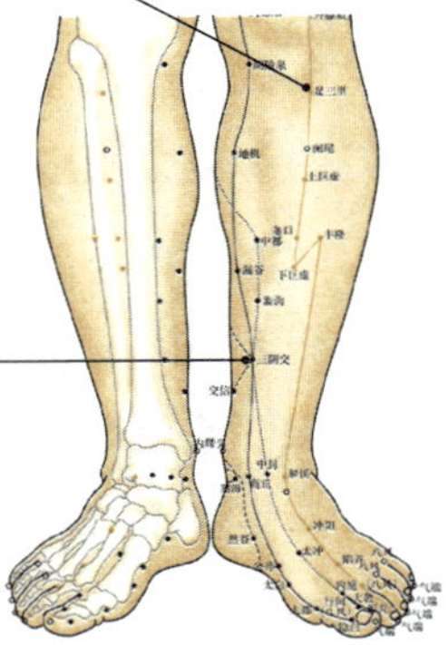

药性药理

白术	肉桂	山药（淮山药）	茯苓
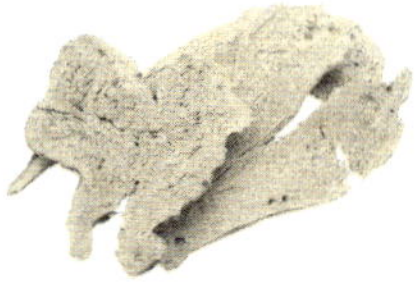	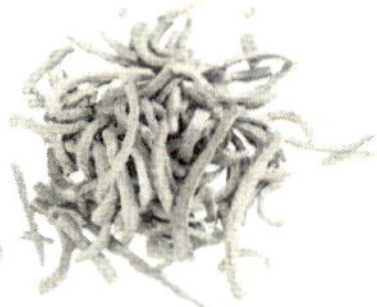	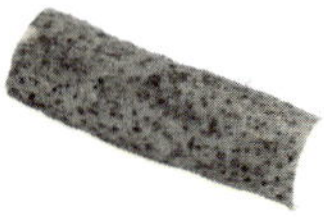	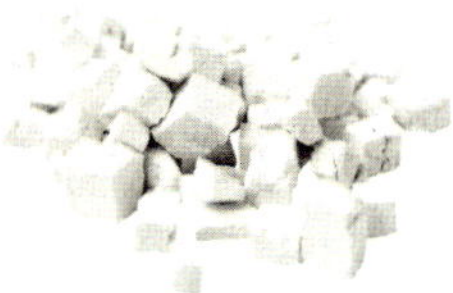
属性：味苦甘，性温。	**属性**：味辛甘，性热。	**属性**:味甘，性平，无毒。	**属性**：味甘淡，性平。
功效：补脾益胃、燥湿和中，可治脾胃气弱、倦怠少气、虚胀腹泻、水肿、黄疸、自汗、胎气不安等症。	**功效**：补元阳、暖脾胃、除积冷、通血脉，可治肢冷脉微、腹痛腹泻、腰膝冷痛、虚阳浮越、上热下寒。	**功效**：补脾养胃、生津益肺、补肾涩精，用于脾虚食少、久泻不止、肺虚喘咳、肾虚遗精、带下等症。	**功效**:渗湿利水、益脾和胃、宁心安神，可治小便不利、痰饮咳逆、腹泻、遗精、惊悸、健忘等症。

066 棘上韧带损伤

棘上韧带损伤在很大程度上是由于突然负重扭伤腰部，或长时间弯腰使腰部负担加重造成的，当棘突从韧带上撕裂或脱离的时候就会出现腰部以及下肢的疼痛酸软，以揉按为主的按摩方法可以有效地治疗此病症。

诊断

1. 腰部及臀部出现发散性酸痛，活动受到限制，睡觉翻身甚至行走时，都会感到困难，而且早上起床或者弯腰时，疼痛也会加重，影响日常的工作生活。

2. 在断裂的棘间韧带处有明显的压痛点，拇指在触摸棘突时，可以感觉到棘上韧带有隆起的地方，压痛明显。对于体型瘦弱者来说，触摸时会在断裂的棘间隙处有凹陷感。

治疗方法

韧带伸展法

该方法主要用于韧带拉伤症引起的腰部疼痛，对双侧腰部疼痛也有一定的疗效。患者俯卧，头转向一侧，双上肢放在身体前侧。推拿者跨在患者身体两旁，双手掌根部放在疼痛腰椎节段的两侧，双手对称地对腰椎疼痛部位柔和地施以压力，进行按压，随后立即松开，注意每次加压时较前次力度逐渐增加。

揉按法

揉按法具有安心宁神、镇静止痛、开闭通塞、放松肌肉、矫正畸形等作用，它适用于背腰、下肢等部位。患者取俯卧位，推拿者双臂伸直，一手扶住患者的肩部起固定作用，一手手指并拢，用手掌在腰背疼痛部位进行轻缓的揉按，先揉按疼痛点周围的区域，等肌肉放松后再直接揉按疼痛处。

按压委中穴

委中穴位于腘横纹中点，当股二头肌腱与半腱肌肌腱的中间，长期按压此穴位，对腰痛、腰痛不能转侧等有良好疗效。自己指压委中穴时，可将脚部垫高，上半身下弯，用双手扣住膝盖，以左右大拇指来刺激，持续指压到肌肉舒展开来为止。如此，疼痛的状况将会有所改善。

治疗方法

揉按轻擦的方法对缓解肌肉僵硬、温通经络有很好疗效，能有效增强腰背部肌肉和筋膜的韧度，缓解疼痛的同时也能预防韧带的损伤。

韧带伸展法

患者俯卧，推拿者跨在患者身体两旁，双手掌根部放在疼痛腰椎的两侧，柔和地施以压力，进行按压。

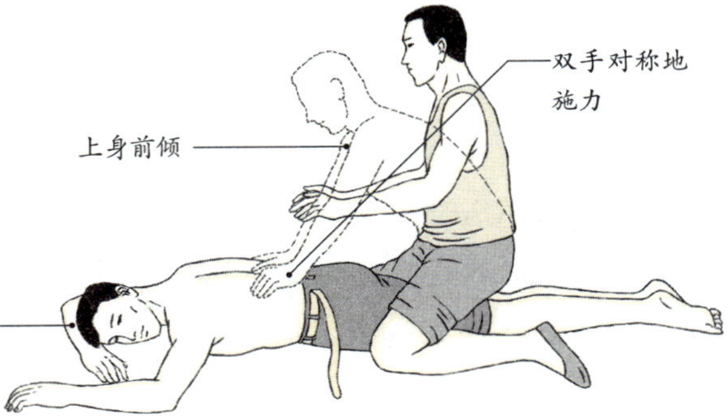

揉按法

患者俯卧，推拿者双臂伸直，一手扶住患者的肩部，用另一手的手掌在腰背部疼痛部位进行轻缓的揉按。

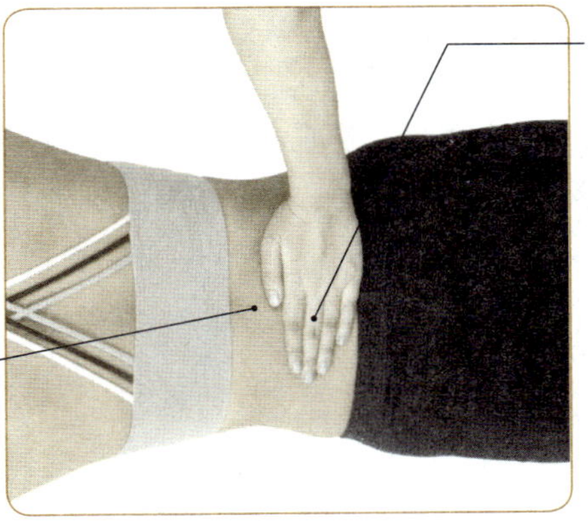

按压委中穴

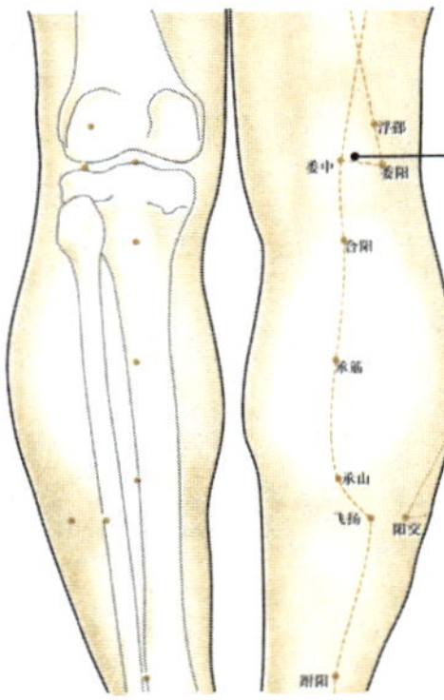

委中
位于腿部，腘横纹中点，当股二头肌腱与半腱肌肌腱的中间即是

自己指压委中穴位时，用双手扣住膝盖，以左右大拇指来刺激，持续指压到肌肉舒展开来为止。

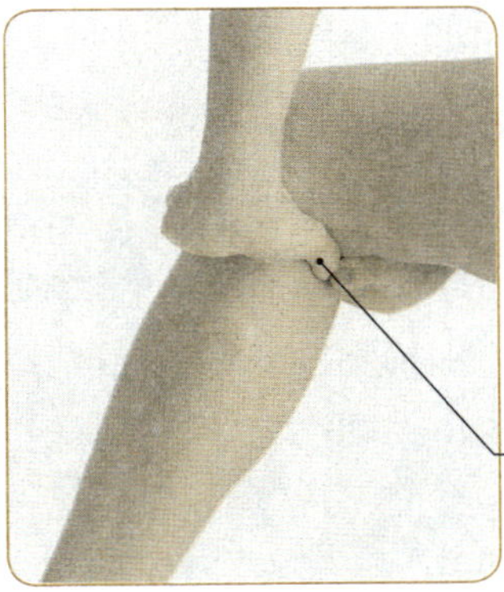

067 棘间韧带损伤

棘间韧带纤维在 20 岁之后就开始出现不同程度的退变、萎缩、肿胀或是断裂，这都增加了韧带受损的机会。由于女性两髂骨后翼间距大，而且腰椎又前凸，这对腰骶的保护就降低了，也就加大了棘间韧带损伤的机率。

诊断

1. 曾经有明显的外伤史，受伤部位的疼痛位置就在两个棘突之间的正中处，后来腰部在受到重压时就会感到疼痛。

2. 腰至腰骶的范围内频繁出现酸痛、钝痛，尤其在劳累后疼痛会加剧，休息时疼痛减轻。在疼痛加剧时，弯腰困难，甚至连洗漱轻微下弯时都会有痛感，并且在长时间坐立后站起，腰椎扭转时都会疼痛。

治疗方法

棘间按摩法

患者俯卧，双上肢放在身体两侧。推拿者站在患者身旁，一只手手掌根部放在疼痛部位腰椎一侧，另一只手掌压在该手掌之上，上身前倾，双臂伸直，双手掌缓慢向腰椎一侧施压，达到极限后，再施加一次瞬间的、小幅度的、快速的猛力后放松。该方法对于腰部一侧疼痛的患者，有一定的疗效。

俯卧伸展法

患者俯卧，用双肘和前臂支撑，将上半身抬起离开床面。需要注意的是，在上半身抬起的时候，骨盆和双腿都不能跟着上抬，要有意放松腰椎部肌肉，使腰部下陷，维持姿势 5 ~ 10 分钟。该方法对腰椎向后方移位和腰椎不稳定所引起的韧带损伤患者有积极的治疗意义。

侧卧踢腿法

患者取右侧卧位，左侧下肢在上方，右腿伸直平放于床面，右手支撑头部，使头部抬起，左手放在腹前地面上，然后左腿先抬起做屈膝屈髋动作，维持 3 ~ 5 秒钟后慢慢地将左腿伸直并向身体右侧做踢腿运动，由此使腰部韧带、肌肉得到充分伸展，反复做 10 ~ 20 次。然后翻身变右侧卧位为左侧卧位，继续做右下肢侧身踢腿运动 10 ~ 20 次。

治疗方法

对于棘间韧带损伤最好的治疗方法就是对韧带的松弛，这样不仅能增强韧带的韧性，也能缓解疼痛。

棘间按摩法

患者俯卧，推拿者站在患者身旁，两手掌叠放在疼痛部位的腰椎一侧，上身前倾，双手掌缓慢向腰椎一侧施压。

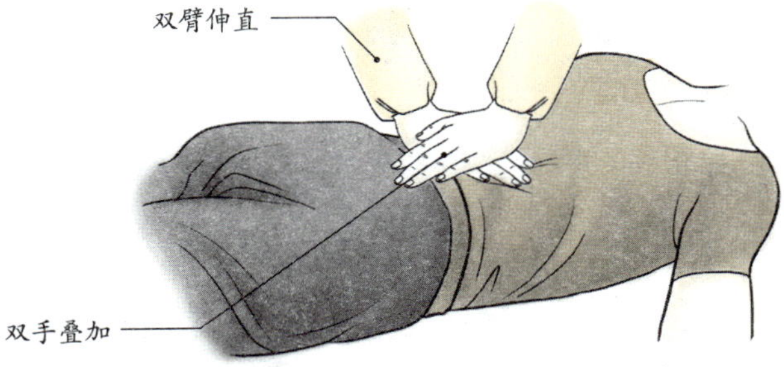

俯卧伸展法

患者俯卧，双肘和前臂支撑，将上半身抬起离开床面，骨盆和双腿都不能跟着上抬，放松腰椎部肌肉，使腰部下陷。

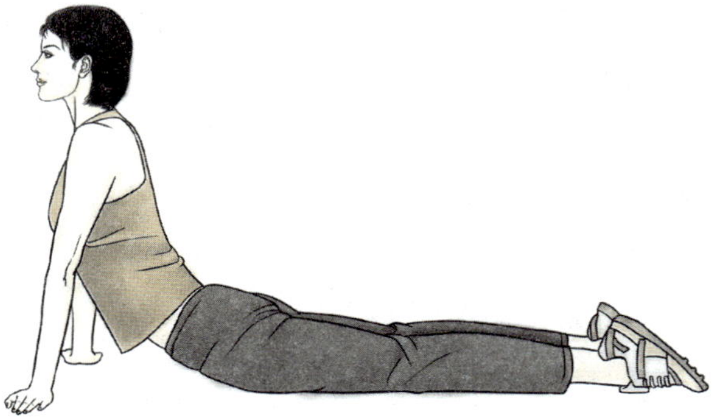

侧卧踢腿法

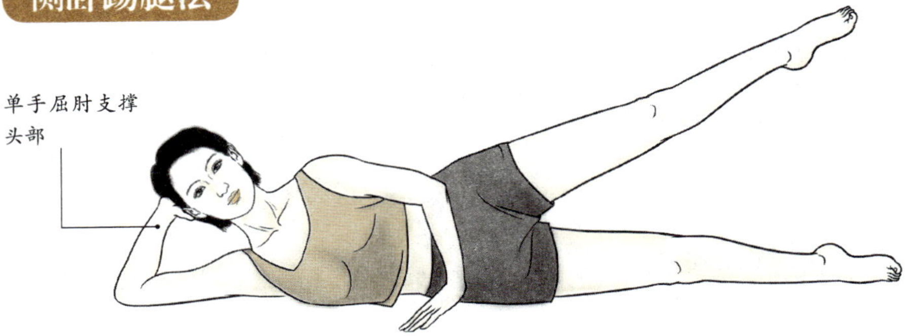

患者右侧卧位，左腿在上方，右腿伸直平放于床面，左腿抬起屈膝屈髋 3～5 秒钟后，将左腿伸直并向右腿方向做踢腿运动。

068 腰椎骨质增生症

椎体、椎间盘以及椎间关节的退行性改变使腰椎间原本的稳定受到破坏，腰椎周围的软组织也因此受到牵拉或是压迫，这是出现腰椎骨质增生症的主要原因。腰椎骨质增生症在中年人和老年人中比较常见。

诊断

1. 轻者尚能工作，但休息后或次日疼痛加重，甚至不能起床；伤后重者疼痛剧烈，当即不能活动。疼痛会随着天气、湿度等的变化而加重或减轻；而且在劳累后疼痛会加剧，休息时疼痛减轻。

2. 从臀部到下肢都会有肿胀麻木的感觉，出现放射性疼痛，腰部隐痛无力。

治疗方法

三指拿捏法

三指拿捏法常用于项背、腰背及四肢，具有舒筋通络、行气活血、消积化淤、调理脾胃等作用。使用该方法时，患者取俯卧位，推拿者双手用拇指指面顶住患者腰背部的皮肤，然后用食指和中指在前按压，三指同时用力提拿肌肤，双手交替向前移动，以此能消除肌肉痉挛，缓解疼痛。

腰椎推拿法

患者俯卧在床上，双腿伸直，使腰椎伸展。推拿者站在患者身体一侧，一手放在患者疼痛侧的大腿根部，将腿部抬起，同时，另一只手按在患者疼痛的腰椎处，在抬起大腿的同时，按压腰椎。依此反复进行，左右腿交替，注意不可用力过度。这种方法使患者的腰椎得到充分的推拿，有利于缓解腰椎疼痛。

中药疗法：独活寄生汤

药材：独活、防风、杜仲、党参、秦艽、全当归、赤芍、茯苓各 9 克，桑寄生、怀牛膝各 15 克，酒熟地黄 18 克，白术 12 克，细辛、肉桂各 3 克，炙甘草 6 克。

服用：1000 毫升水煮 300 毫升药汁，分三次服用，一日三次。

功效：祛风、散寒、除湿，治疗腰部冷痛。

治疗方法

增生的骨质刺激腰椎周围的软组织，会出现压迫神经、水肿等现象，使用推拿疗法的同时配以中药，会使治疗效果更佳。

三指拿捏法

患者取俯卧位，推拿者双手用拇指指面顶住患者腰背部的皮肤，然后用食指和中指在前按压，三指同时用力提拿肌肤。

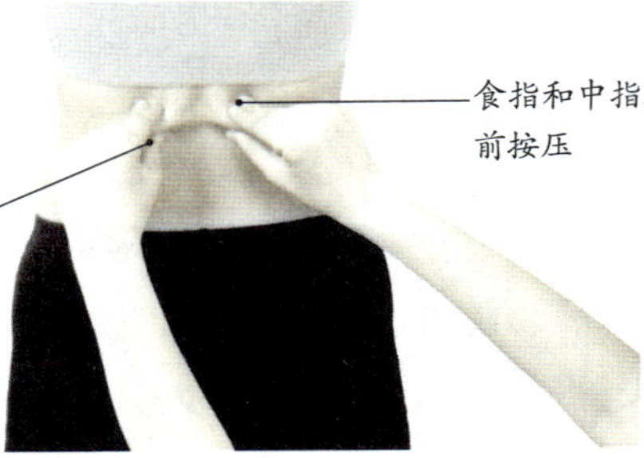

腰椎推拿法

患者俯卧，推拿者站在患者身体一侧，一手放在患者疼痛侧的大腿根部，另一只手按在疼痛的腰椎处，抬起大腿的同时按压腰椎。

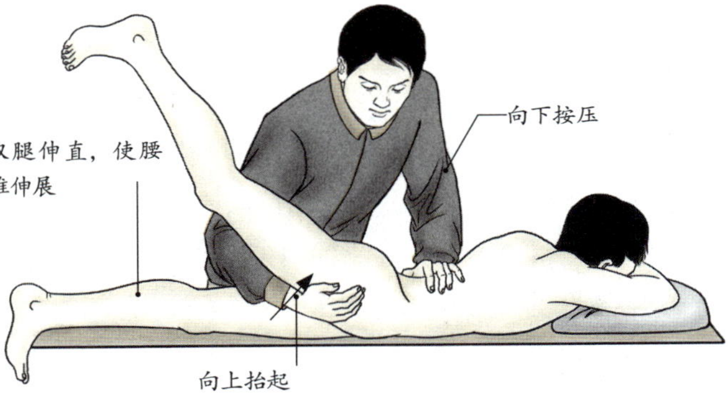

药性药理

独活	防风	杜仲	党参
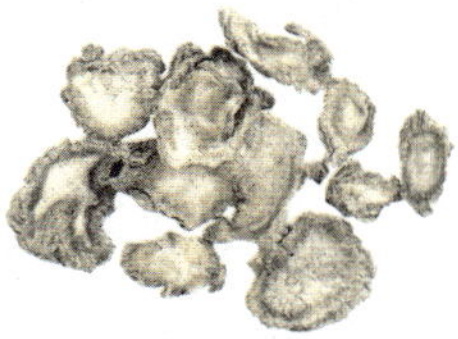	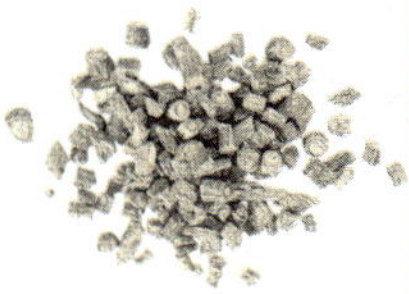	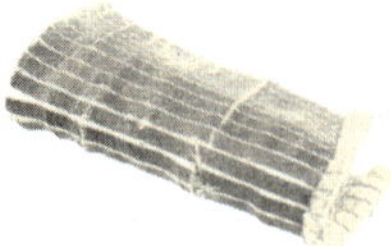	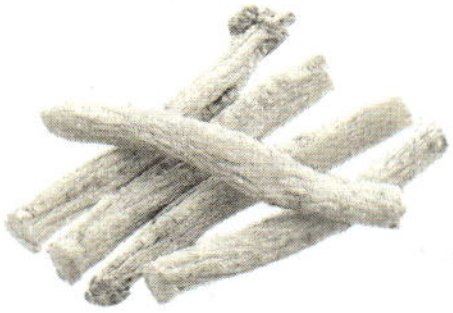
属性：味苦辛，性微温。	**属性**：味辛甘，性温。	**属性**：味甘、微辛，性温。	**属性**：味甘、微苦，性平。
功效：驱风除湿，通痹止痛，可治风寒湿痹、腰膝疼痛、少阳伏风头痛，以及风湿、风寒头痛等。	**功效**：驱风、除湿、止痛，可治外感风寒、头痛、目眩、风寒湿痹、骨节酸痛、四肢挛急、破伤风等症。	**功效**：补肝肾、强筋骨、安胎，可治腰脊酸疼、足膝萎弱、小便余沥、阴下湿痒、胎漏欲堕、高血压等。	**功效**：补中益气、健脾益肺，可治气血不足、脾肺虚弱、劳倦乏力、气短心悸、血虚萎黄、便血等症。

069 前列腺增生

前列腺的中叶和两侧叶同前列腺增生症关系密切。中叶增生常突入膀胱颈部，阻塞尿道内口导致排尿困难，两侧叶紧贴尿道侧壁，其增生导致压迫、延长、扭曲尿道，最终造成排尿困难。一般情况下患者的第 5 腰椎在活动时会受到阻碍，灵活度变差，其高发人群是 50 ~ 70 岁的老年男性。

诊断

1. 早期表现为尿频、夜尿增多、排尿困难、尿流无力。晚期表现为严重的尿频、尿急、排尿困难，甚至点滴不通，小腹胀满，可触及充盈的膀胱。

2. 直肠指诊：前列腺增大，质地较硬，表面光滑，中央沟消失。

3. 用手触诊时，第 5 腰椎的左三侧比较僵硬。

治疗方法

牵拉脚趾法

前列腺增生患者第 5 腰椎的左三侧比较僵硬，而左三侧与左脚的第 4 趾息息相关，因此对第四趾进行牵拉按摩，可以缓解左三侧的紧张状态。患者取坐位，左脚抬起放在凳子上，接着用左手的拇指和食指分别在左脚第 4 趾的上下方，捏住第 4 趾，然后缓慢地上下牵拉即可。

刮痧疗法

这里使用平面按揉法，用刮痧板角部的平面以小于 20° 的角度按压在穴位上，做柔和迟缓地旋转，刮痧板角部平面与所接触的皮肤始终不分开，按揉压力应当渗透到皮下组织或肌肉。刮痧的穴位有：肾俞、膀胱俞、气海和中极。患者在刮拭时取站立位，刮拭的力道使用轻度力量，自上而下地在每个穴位上刮拭 40 次。

提捏法

排尿困难是前列腺增生患者最主要的症状，因此患者可以轻柔地提捏左腿的利尿部位以缓解此症状。在提捏时，患者取仰卧位，双腿微微张开，与骨盆同宽即可。推拿者立于患者左腿一侧，右手托住膝盖下方，左手大拇指在利尿部位内侧，四指在外侧，然后二者同时捏住肌肉向上提起，至极限后再放松恢复。

治疗方法

前列腺增生患者最显著的症状就是排尿困难，因此治疗的重点就是解决这一问题，在用药物治疗之外，还可以使用推拿等其他手法来协助治疗。

牵拉脚趾法

患者取坐位，左脚抬起放在凳子上，接着用左手的拇指和食指分别在左脚第 4 趾的上下方，捏住第 4 趾，然后缓慢地上下牵拉即可。此方法简单方便，刺激缓和。

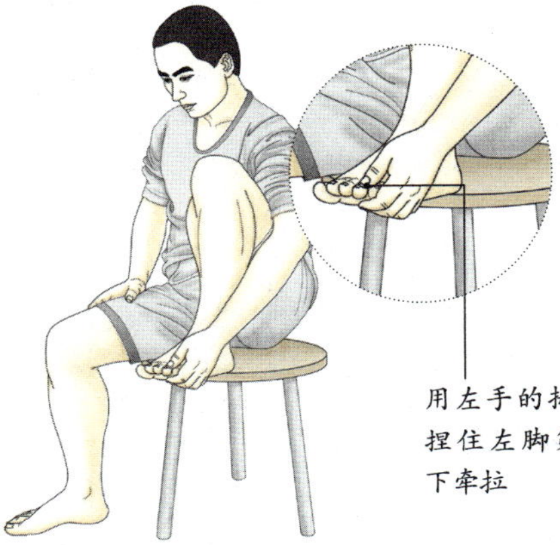

刮拭部位及刮拭方法

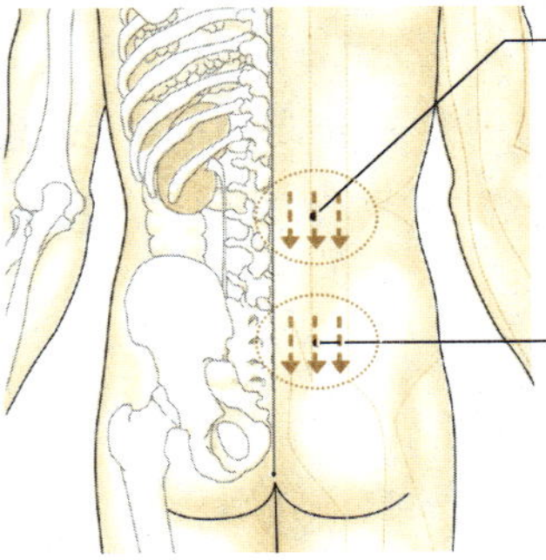

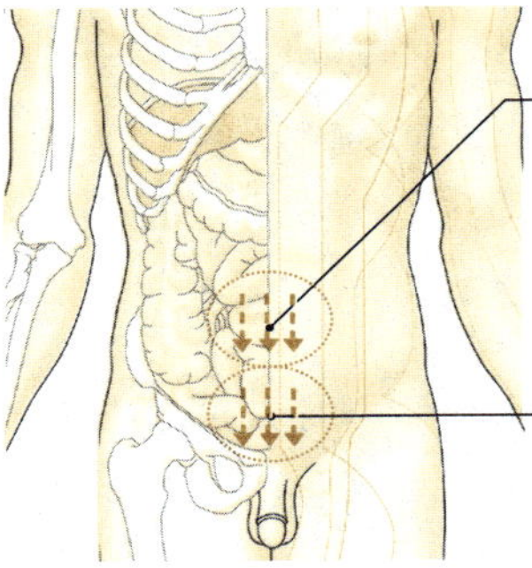

提捏法

利尿部位在左腿膝关节与大腿根部的中间位置

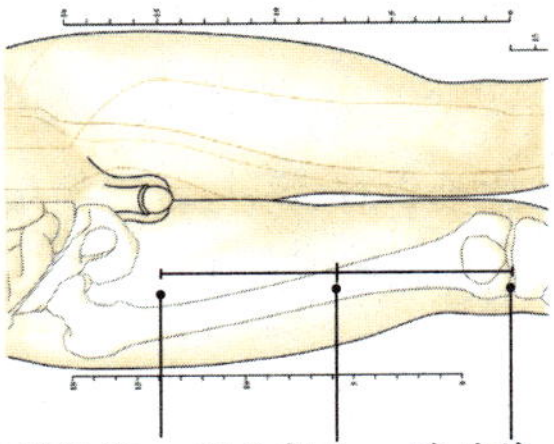

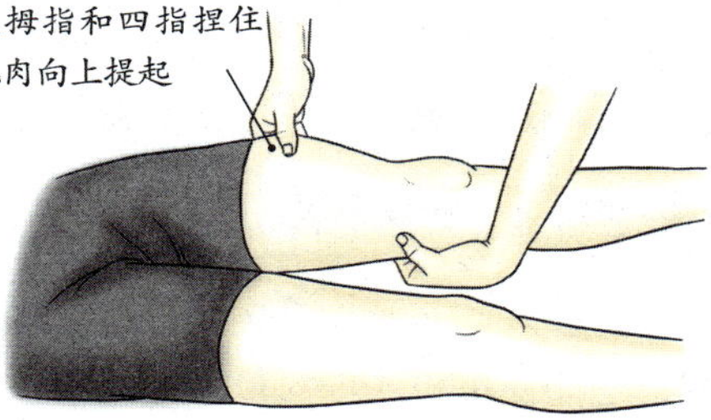

患者取仰卧位，双腿微微张开，推拿者立于患者左腿一侧，右手托住膝盖下方，左手大拇指在利尿部位内侧，四指在外侧，然后二者同时捏住肌肉向上提起，至极限后再放松恢复。

070 腰部沉重无力

腰部无力与沉重感出现有时候是由腿部、脚部肌肉紧张、僵硬所造成的，也会由于工作中长期维持一个姿势所带来的压力造成整个腰部酸软无力，沉重疼痛，这个时候就需要对酸痛部位进行按摩，促进血液循环，放松僵硬的肌肉，消除肌肉里累积的乳酸，缓解疲劳。

诊断：

1. 腰肌出现轻度痉挛，在剧烈活动中引起腰部酸疼。
2. 腰部出现持续性的隐隐痛感，冷痛，酸软无力。
3. 在腰部反复伸展或过度屈曲时，出现不适。
4. 经常出现腰部沉重无力感。

治疗方法

拇指重叠按压法

患者俯卧趴在床上，按摩者站在患者身体一侧，用一手大拇指按在穴位上，另一只手的大拇指重叠放在该拇指上，双指共同施力对疼痛穴位进行按压，这个时候并不只是用手的力量来按摩，而是透过手部，将全身的重量都施加在患部上，这样才能强有力地刺激疼痛点。但要注意力度，不得使用蛮力或暴力，而且严重骨质疏松、骨肿瘤等患者禁用本法。

手臂推压法

该方法巧妙地利用自己身体的重量，对穴位进行有效的刺激。先坐在椅子上，将前臂置于大腿上想施加刺激的部位，要指压左侧就将左手臂放在想刺激处，将全身的重量集中在手臂上来推压大腿。如果再加上右手的力道则更能增加刺激效果，然后从靠近膝盖的地方往腰部方向缓慢移动。

点压足三里穴

位于小腿处的足三里穴能促进血液循环，经常按摩此处穴位，不仅能减轻腰部疼痛，还能使小腿变细。可以借助笔来刺激穴位，采用坐姿，手握住笔的前端，这样会比较好施力，力道也较集中。用笔的前端对着穴位点，进行刺激点压，可以稍稍用力，但不要伤到皮肤即可。

治疗方法

按摩时使用不同的方法对疼痛点所产生的刺激力度也不一样，根据自身疼痛的程度可以任意选择其中一种方法。

拇指重叠按压法

患者俯卧趴在床上，按摩者站在患者身体一侧，双手大拇指叠放共同施力对疼痛穴位进行按压，这个时候透过手部，将全身的重量都施加在患部上，这样才能强有力地刺激疼痛点。

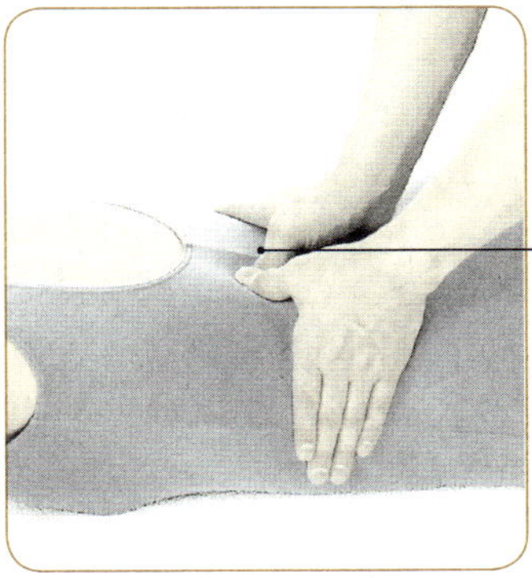

一手大拇指按在穴位上，另一只手的大拇指重叠放在该拇指上

手臂推压法

坐在椅子上，将前臂置于大腿上想施加刺激的部位，要指压左侧就将左手臂放在想刺激处，将全身的重量集中在手臂上来推压大腿。

可以加上右手的力道增加刺激效果

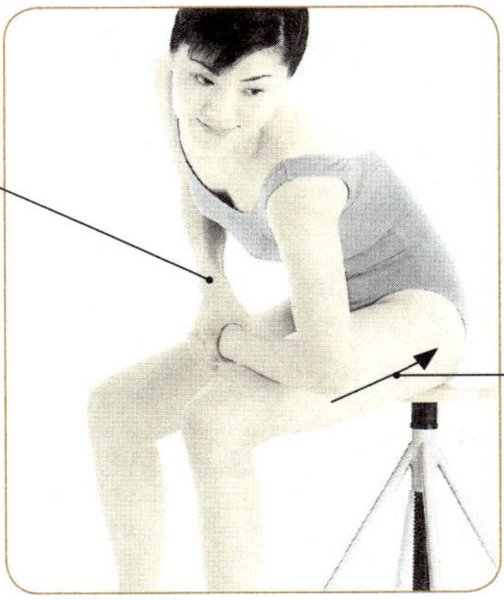

从靠近膝盖的地方往腰部方向缓慢移动

点压足三里穴

可以借助笔来刺激穴位，采用坐姿，手握住笔的前端，这样会比较好施力，力道也较集中。用笔的前端对着穴位点，进行刺激点压，可以稍稍用力，但不要伤到皮肤即可。

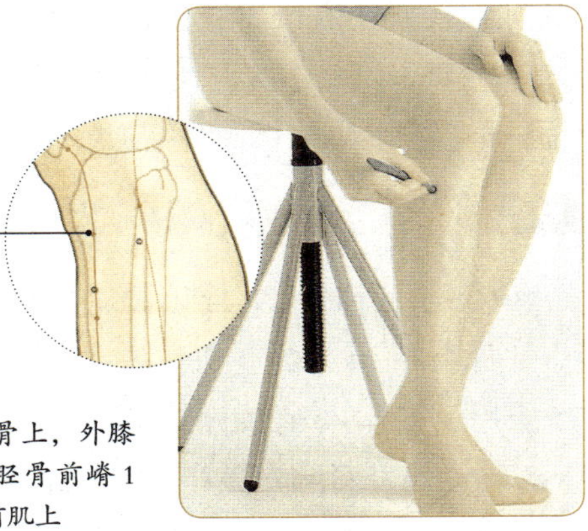

足三里

腿部，位于胫骨上，外膝眼下3寸，距胫骨前嵴1横指，当胫骨前肌上

071 女性腰痛

女性的身体和生理特点容易引发腰痛，女性为阴体，体质偏冷，再加上女性所特有的月经、怀孕、哺乳等生理特征和慢性盆腔炎等病症都是导致腰痛的原因，所以相对于男性而言，腰痛病出现的概率比较大。

诊断

1. 月经、怀孕、分娩、流产、节育手术等女性所特有的行为，都有可能感染不同类型的生殖器官炎症，引发腰痛，另外子宫的后倾或后屈，也会造成腰痛。

2. 女性在怀孕期间，腰骶及盆腔各关节韧带会随着胎儿的长大而变得松弛，同时整个身体的重心也在前移，这个时候为了维持身体的平衡，腰部就会比平时更多的向前挺起，其所承受的压力也随之加大，不注意调整很容易引发疼痛。

治疗方法

刮痧疗法

在这里使用面刮法，即手持刮痧板向刮拭的方向倾斜 30° ~ 60° ，以 45° 最为普遍，将刮痧板的 1/2 长边或全部长边接触皮肤，自上而下或从内到外均匀地向同一方向直线刮拭。刮痧的穴位有：心俞、脾俞、肾俞、八髎和内关。患者在刮拭时采用俯卧或站立位，轻度自上而下地在每个穴位上刮拭 30 次。

艾灸疗法

取穴：三阴交、足三里、子宫、归来、关元

方法：从上述穴位中，每次选 3 ~ 5 个穴位施灸，每个穴位每次灸 3 ~ 5 壮。将艾绒直接放在穴位皮肤上，然后点燃艾绒顶端，以不烧伤皮肤为度。每次灸 5 ~ 10 分钟，每日 1 次，10 次为一个疗程，每个疗程间歇休息 2 日，一般是 3 个疗程，根据患者疼痛情况可增加或减少疗程。

中药疗法：补肾强骨剂

药材：山药 15 克，淫羊藿、杜仲、熟地黄各 12 克，巴戟天、菟丝子、山茱萸、补骨脂各 10 克。

服用：每日一剂，每剂可煎两次服用，一个疗程为 20 剂。

功效：温补肾阳，滋补肾阴，强筋止痛。

注：上述三种方法，孕妇及经期中女性忌用。

治疗方法

对于女性腰痛来说，使用中医疗法治疗能有效地促进血液循环，调节女性阴冷体质，增强抵抗力，有效缓解病症。

刮拭部位及刮拭方法

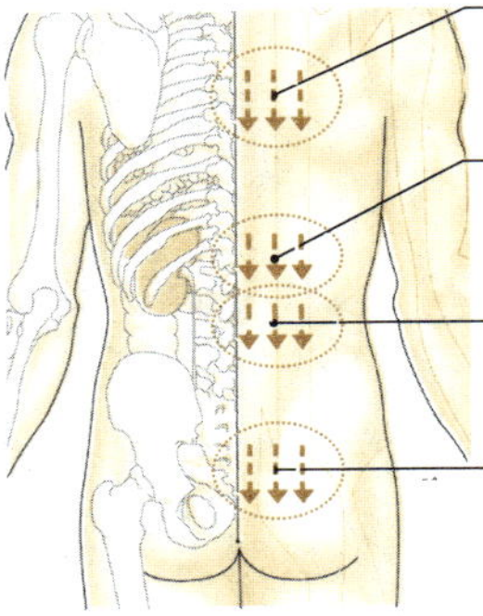

心俞 背部，当第5胸椎棘突下，旁开1.5寸

脾俞 背部，当第11胸椎棘突下，旁开1.5寸

肾俞 腰部，当第2腰椎棘突下，旁开1.5寸

八 位于1、2、3、4骶后孔中，左右共8穴

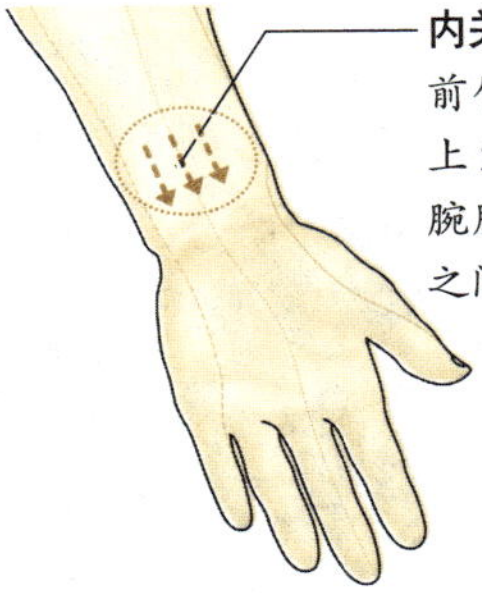

内关
前臂正中，腕横纹上2寸，在桡则屈腕肌腱同掌长肌腱之间

艾灸疗法

将艾绒直接放在穴位皮肤上，然后点燃艾绒顶端，以不烧伤皮肤为度。

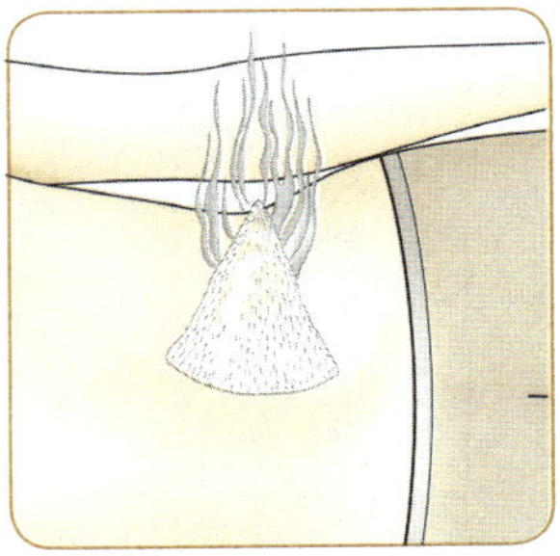

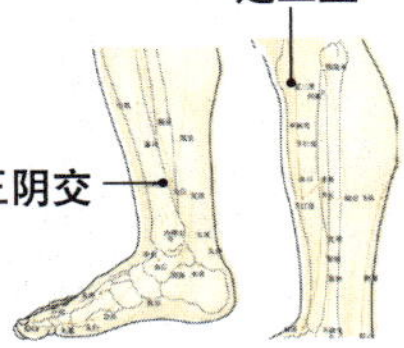

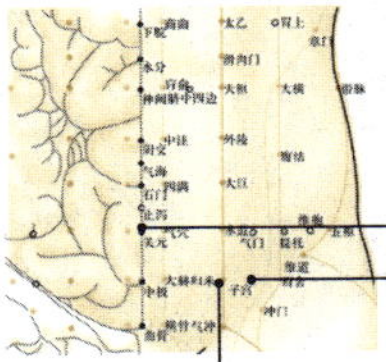

药性药理

独活	熟地黄	山茱萸	补骨脂
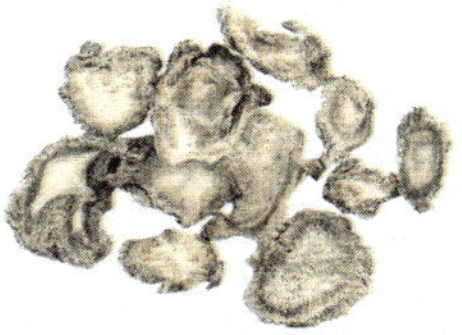	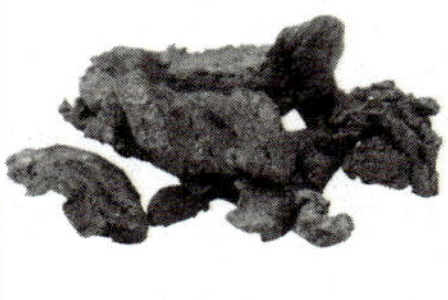	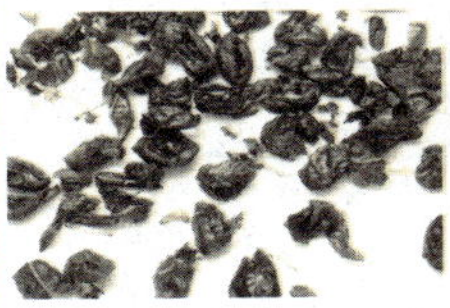	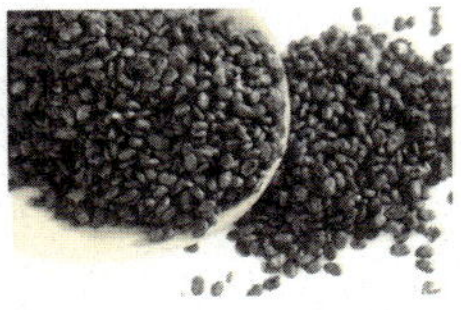
属性：味苦辛，性微温。	**属性**：味甘，性微温。	**属性**：味酸，性微温。	**属性**：味辛，性温。
功效：驱风除湿，通痹止痛，可治风寒湿痹、腰膝疼痛、少阳伏风头痛，以及风湿、风寒头痛等。	**功效**：滋阴补血，可治阴虚血少、腰膝萎弱、失眠、骨蒸、遗精、崩漏、月经不顺、口渴、耳聋等症。	**功效**：补肝肾，涩精气，固虚脱，可治腰膝酸痛、晕眩耳鸣、阳痿遗精、尿频、虚汗不止等。	**功效**：补肾助阳，可治肾虚冷泻、遗尿、滑精、尿频、阳痿、腰膝冷痛、虚寒喘嗽等症。

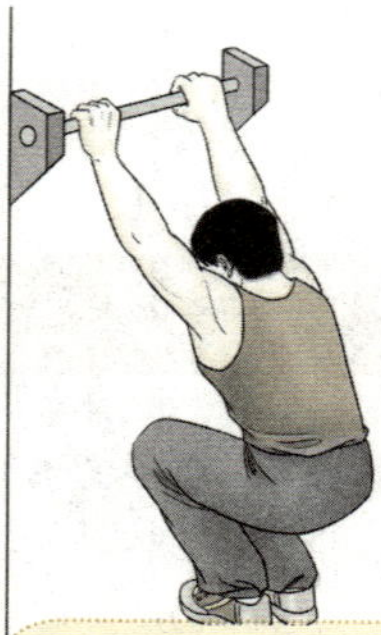

第八章

DIBAZHANG

容易被人遗忘的骶尾椎

骶尾椎是由骶骨与尾骨共同构成的，位于人体脊椎的最下端。无论是外力所致还是内因作用，造成骶尾椎病症出现的原因有很多，尤其以在日常活动中因为外力因素致使椎骨错位而引发相关疾病的症状最为常见。因为骶尾椎的活动量不是很大，所以很容易被人们忽视，但事实上，由骶尾椎所引起的病症也是很常见的。那么，怎样才能正确认识和保护自己的骶尾椎呢？在这一章里，就让我们一起来了解一下吧。

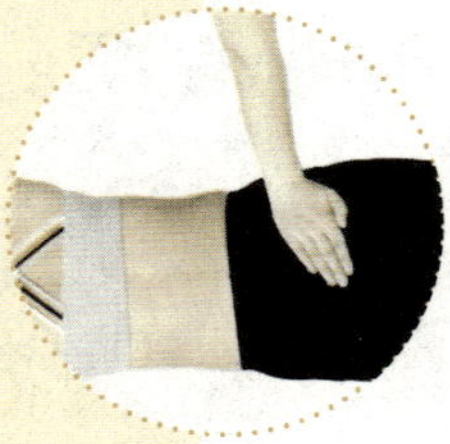

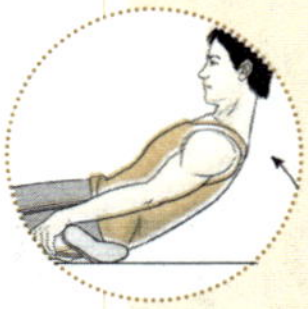

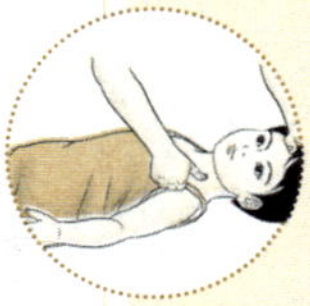

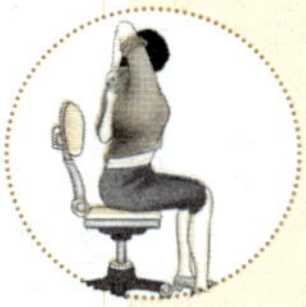

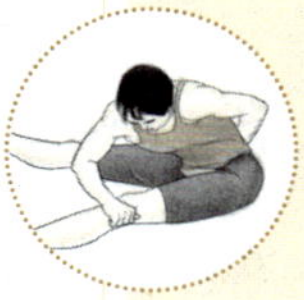

本章看点

- 尾骨挫伤
- 骨盆移位综合征
- 梨状肌综合征
- 骶髂关节扭伤
- 阳痿

072 尾骨挫伤

尾骨挫伤通常是因为受到外力所致，如不慎跌倒、重物撞击、踢打等，这些外力会使尾部的肌肉和韧带等软组织和尾骨骨膜损伤，更有甚者会出现骨折或尾骨关节脱位，由此引起尾骨疼痛，活动不便，病情严重者还伴随着排便困难的症状。中医分析认为这是脉络受损、淤血凝滞而导致气血运行不畅形成的局部疼痛。

诊断

1. 患者曾经有明显的外伤史，无论是在走路还是坐立、下蹲时疼痛都会加剧，患者常常会不自觉地偏向臀部不痛的一侧就坐。

2. 通常情况下，骶尾部受到外伤时并没有明显的肿胀，但在以手触摸时痛感强烈，尤其是按压尾骨尖时疼痛更会加重，痛感向大腿后侧、会阴以及臀部蔓延。

治疗方法

掌摩骶尾法

尾骨挫伤病发时，大多会同时带有骶尾以及腰臀部软组织的损伤，所以对这些部位软组织损伤的治疗也是治疗尾骨挫伤的方法之一。患者取俯卧位，双臂枕于额下，推拿者置于患者身体一侧，将一手手掌放在患者骶尾及腰臀部的疼痛区域，做有节律的环形摩动，按摩 3 ～ 10 分钟。

指压环跳穴

环跳穴位于股骨大转子最凸点与骶管裂孔连线的外 1/3 与中 1/3 交点处。患者俯卧或站立，双臂后伸，用双手拇指指端或螺纹面垂直按住环跳穴，施力按压，力道控制在自己可以承受的范围内。本方法刺激点集中，力量拿捏方便，具有消积导滞、活血化淤、消肿止痛、舒筋活络、缓解痉挛等作用。

足部按摩法

人体各器官和部位在足部都有相对应的反射区，按摩足部的骶椎和内侧尾骨反射区也可以达到缓解尾骨挫伤引发的疼痛症状。患者取坐位，屈膝使左脚侧立，用右手的食指关节对左脚的反射区进行刮按，时间为 3 ～ 5 分钟，以局部胀痛为佳，右脚同样方法进行。

治疗方法

中医认为尾骨挫伤是脉络受损、淤血凝滞而导致气血运行不顺形成的局部疼痛，因此在治疗时的原则就是活血化淤，舒经止痛。

掌摩骶尾法

患者俯卧，推拿者置于患者身体一侧，将一手手掌放在患者骶尾及腰臀部疼痛区域，做有节律的环形摩动。

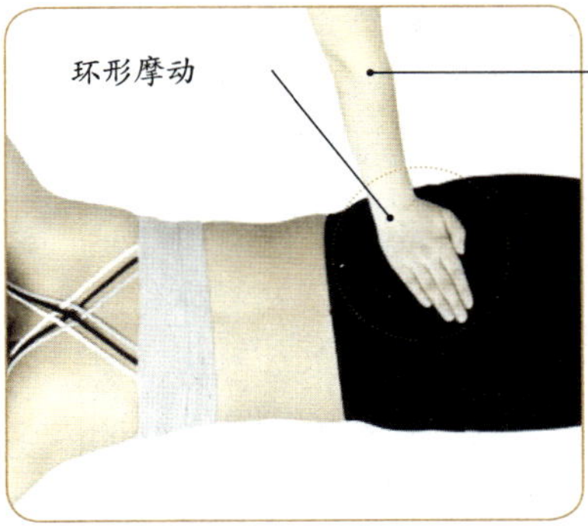

指压环跳穴

患者站立，双臂后伸，用双手拇指指端或螺纹面垂直按住环跳穴，施力按压。

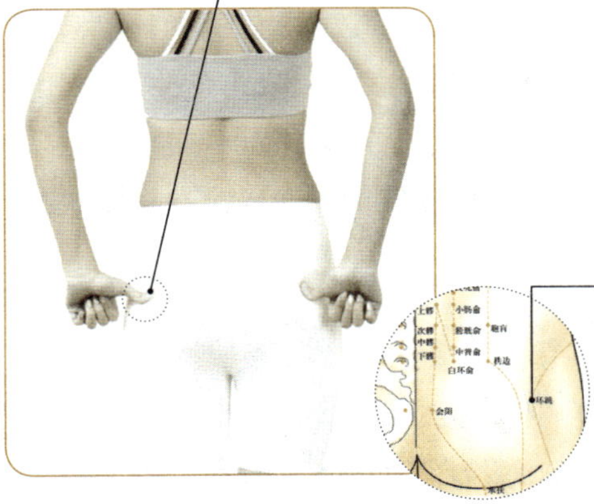

环跳

位于股骨大转子最凸点与骶管裂孔连线的外1/3与中1/3交点处

足部按摩法

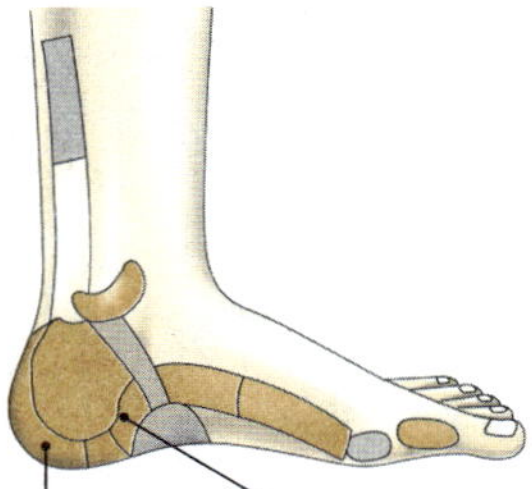

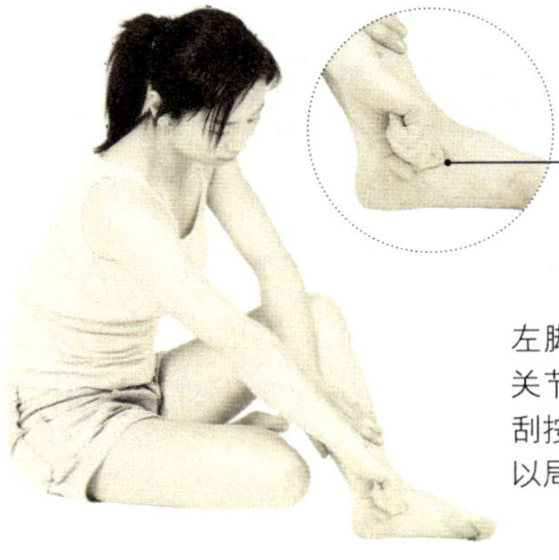

患者取坐位，屈膝使左脚侧立，用右手的食指关节对左脚的反射区进行刮按，时间为3～5分钟，以局部胀痛为佳。

073 骨盆移位综合征

人体的骶骨、尾骨和左右两侧的髋骨以及它们之间的连接组织共同组成了骨盆，无论是先天因素还是后天因素造成的骨盆移位都是骨盆移位综合征病发的根源。因为骨盆移位会使盆腔内的血管和神经受到压迫，进而影响脊柱和其他关节的位置和相关功能，由此引发一系列的症状。

诊断

1. 骨盆、脊柱和骶髂关节先天性的发育异常，致使骨盆位置不当而错位。
2. 日常生活中长期使用不良姿势，使骨盆负担过重而引发移位。
3. 女性产后骨盆扩张没有得到及时的恢复，后天性地造成骨盆移位。

治疗方法

仰卧屈髋法

患者身体平躺，两眼直视上方，放松肌肉，然后轻轻呼气，如果左侧是患侧，则左腿 90° 屈膝，右手按在左腿弯曲的膝盖上，使腰部向右转动，左手平伸，与上肢垂直，同时保持左肩稳定不转动，头部偏向左方，髋部跟着最大幅度地转动，反复做 2 ~ 3 次。如果右侧是患侧，依照此方法反向进行，可以缓解骨盆日常生活中累积的负荷。

下蹲牵引法

该方法是利用自身重力或肢体运动产生的动力进行牵引的方式。首先，准备一个与肩同高的单杠，患者双手紧握单杠，缓慢下蹲，同时保持双臂伸直，身体处于半悬垂状态，维持这个姿势 30 秒钟左右，再将身体站立。反复进行这种下蹲起立的动作，对移位的骨盆进行牵引，每次 10 分钟左右。

骨盆矫正法

矫正错位骨盆，锻炼腰臀部肌肉是治疗该病症重要的方法之一。患者平躺，两眼直视上方，放松肌肉，两膝弯曲并竖起。然后呼气的同时将臀部尽可能地向上抬起，注意膝盖不要向两旁张开，用脚跟着地支撑身体，保持身体和骨盆、大腿成一条直线，维持 5 秒钟后慢慢放下臀部。以 10 次为 1 组，每天做 3 ~ 4 组。

治疗方法

骨盆移位综合征多是由外伤所引起的，理筋整复是主要的治疗方法，要注意防止腰骶部外伤，改正不良体位姿势，减轻骨盆负荷。

仰卧屈髋法

患者平躺，肌肉放松，然后轻轻呼气，左腿 90°屈膝，右手按在左腿弯曲的膝盖上，使腰部向右转动，同时头部偏向左方，髋部跟着最大幅度地转动，反复做 2～3次。

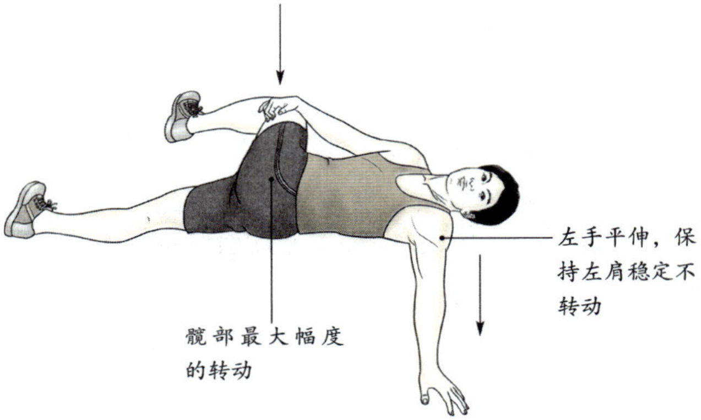

下蹲牵引法

患者双手紧握单杠，缓慢下蹲，身体处于半悬垂状态，维持这个姿势 30 秒钟左右，再将身体站立。反复进行这种下蹲起立的动作，对移位的骨盆进行牵引。

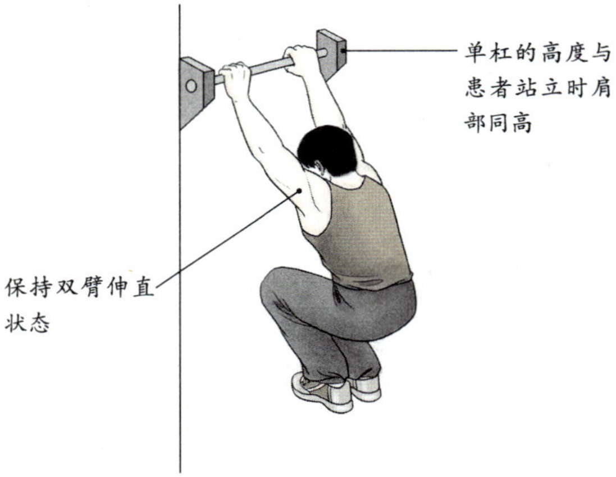

骨盆矫正法

首先患者平躺，两眼直视上方，放松肌肉，两膝弯曲并竖起。然后呼气的同时将臀部尽可能地向上抬起，用脚跟着地支撑身体，维持 5 秒钟后慢慢放下臀部。

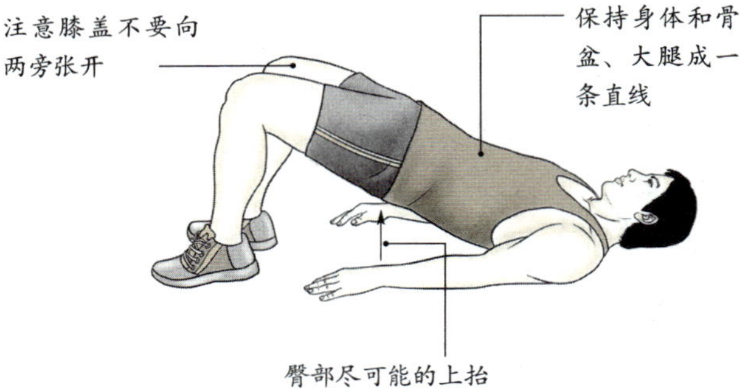

074 梨状肌综合征

梨状肌为臀部的深部肌肉，起于骶椎前面，穿过坐骨大孔而将其分为梨状肌上孔与下孔，止于股骨大转子，其主要作用是协同其他肌肉完成大的外旋动作，坐骨神经经梨状肌下孔出骨盆。梨状肌综合征是指由于梨状肌发生病变而引起的下肢疼痛。

诊断

1. 主要表现是疼痛，疼痛以臀部为主，位置常常较深，可向下肢放射，有的甚至伴有小腿外侧麻木或会阴部不适，“刀割样”或“灼烧样”的疼痛。

2. 患侧臀部明显压痛，以梨状肌部位为重，还可伴有萎缩；直腿抬高试验时，梨状肌被拉长严重压迫坐骨神经，当直腿抬高度小于 60° 时，即出现疼痛。

治疗方法

压腿侧腰法

患者取站立位，左侧下肢主要负责承担身体重量，右脚放在凳子上使右腿髋关节和膝关节屈曲约 90°，同时将右手的前臂放在右腿膝盖上，然后上半身慢慢向右侧倾斜，借助身体力量下压腿部。左手手臂在头顶上方伸直，尽可能的向右伸，使左侧腰部伸展达到极限，保持头部微抬，维持 5 ~ 10 秒钟。

艾灸法

取穴：环跳穴、秩边穴、阿是穴、承扶穴、殷门穴、委中穴

方法：患者俯卧，使用悬灸法即将点燃的艾条悬于施灸部位之上。艾条的火距皮肤约 3 厘米，灸 5 ~ 10 分钟，此方法可使皮肤有温热感而不至于烧伤皮肤，以出现红晕为达到效果。每次选择患侧的这些穴位进行悬灸，每日 1 次，6 日为 1 个疗程。

后伸腰运动

患者可通过后伸腰运动来锻炼梨状肌。患者取站立位，站在椅背后面，双手扶住椅背，双脚分开与肩同宽，然后以腰部为支点，向后方过伸腰部，使腹肌紧张，背部肌肉放松，同时颈部后伸，头部自然下垂，双臂伸直扶住椅背，维持 10 ~ 15 秒，重复 10 ~ 15 次。

治疗方法

对于梨状肌综合征的治疗可综合使用多种治疗方法，目的在于温通经络，行气活血，有效缓解梨状肌综合征引起的下肢疼痛。

压腿侧腰法

患者取站立位，右脚放在凳子上使右腿髋关节和膝关节屈曲约 90°，同时将右手的前臂放在右腿膝盖上。左手手臂在头顶上方伸直，尽可能的向右伸，保持头部微抬，眼睛看向左手手掌，维持 5 ~ 10 秒钟。

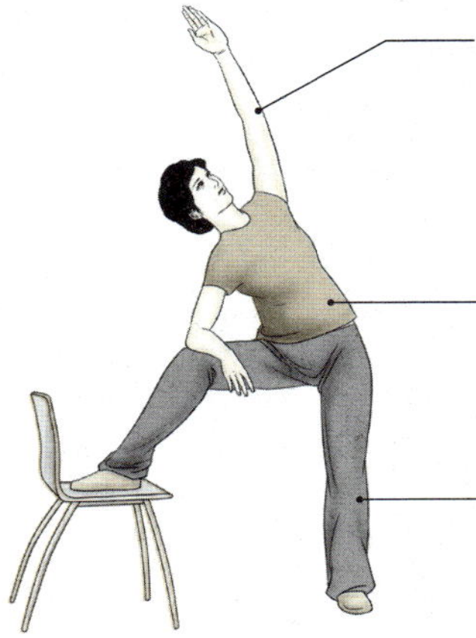

艾灸法

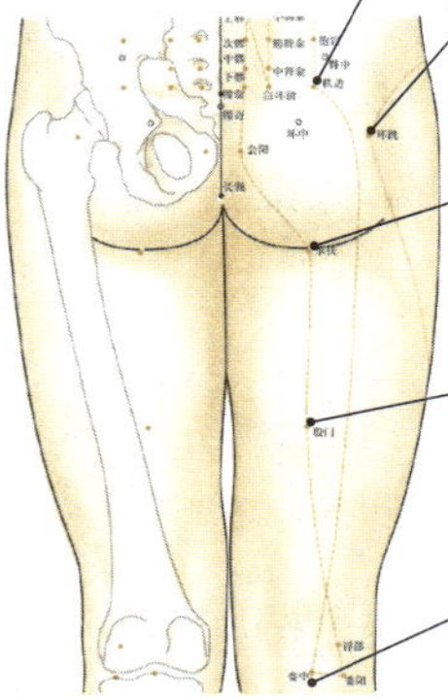

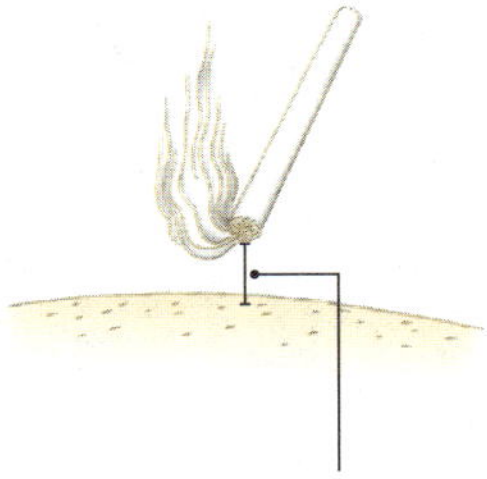

患者俯卧，将点燃的艾条悬于施灸部位之上，艾条的火距皮肤约 3 厘米，灸 5 ~ 10 分钟，使皮肤有温热感而不至于烧伤皮肤，出现红晕即达到效果。

后伸腰运动

患者站在椅背后面，双手扶住椅背，然后以腰部为支点，向后方过伸腰部，使腹肌紧张，背部肌肉放松，同时颈部后伸，头部自然下垂，双臂伸直扶住椅背，维持 10 ~ 15 秒。

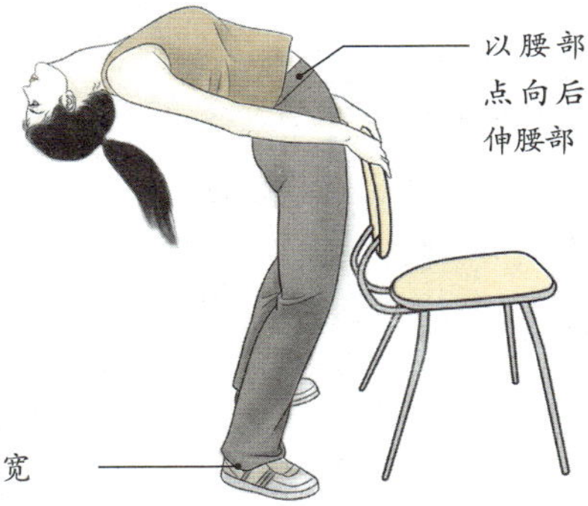

075 骶髂关节扭伤

骶髂关节扭伤多是因为骶髂关节附近的韧带受到外力牵拉而引起的损伤。女性更容易患此病，因为女性在妊娠期时，内分泌发生改变，这会导致骶髂关节周围的韧带、肌肉和筋经变得松弛，随着体重和腰椎前凸的不断增加，就很容易出现慢性劳损的症状，所以女性尤其要注意对该病的防范。

诊断

1. 站立时，身体略向健康一侧倾斜，患病侧的下肢在髋、膝关节处微屈而脚跟不着地。在行走时，患者的身体会偏向健康的一侧，走的时间久了，患侧的下肢无法再承受压力，会出现间歇性的跛行，直立行走变得困难。

2. 用手触摸时，可以发现腰椎的健侧有凸出，而且腰肌紧张。同时患侧的骶髂关节附近有大范围的压痛点。

治疗方法

伸腰运动

患者取站立位，双脚并拢，挺胸抬头，双手在腰际后交相握，并向上抬高，尽可能的伸直手臂，拉高手肘，身体做腰部后伸运动至极限位，将背部肌肉、臀部肌肉及下肢肌肉同时紧张收缩，维持 3 ～ 5 秒钟后将身体前倾，腰部伸直，慢慢恢复到初始位置。每日做 10 ～ 20 次，每日 1 ～ 2 次。

旋腰运动

此方法适用于骶髂关节扭伤后期的患者，在初期不要做此动作，以免造成更大的损伤。患者取站立位，双脚分开与肩同宽，挺胸抬头，双手扶腰，双脚不动，腰部向左侧旋转至极限位，维持 3 ～ 5 秒钟后，再向右侧旋转，交替进行 10 ～ 20 次，每日 1 ～ 2 次。旋转速度由慢到快，以不增加腰部疼痛为准。

掌擦韧带法

患者取俯卧位，全身放松，推拿者置于患者身体一侧，双臂伸直，双掌放在腰骶部疼痛区域，拇指按住一点起固定作用，掌心微抬起，然后四指左右滑动，轻擦疼痛部位，直至皮肤发热。该方法主要用于放松腰骶部周围的韧带和筋膜。

治疗方法

在受到外伤，如摔倒、踢打、暴力冲击时，常常会出现骶髂关节扭伤，中医上认为，活血化淤、通络止痛是治疗此病的关键。

伸腰运动

患者取站立位，双手在腰际后交相握，并向上抬高，身体做腰部后伸运动至极限位，将背部肌肉、臀部肌肉及下肢肌肉同时紧张收缩，维持 3 ~ 5 秒钟后将身体前倾，腰部伸直，慢慢恢复到初始位置。

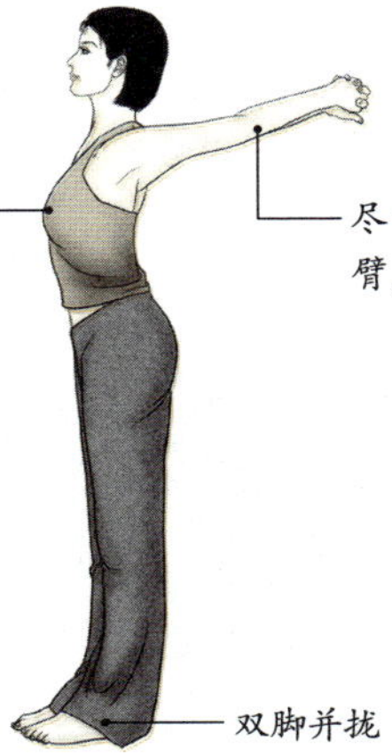

旋腰运动

患者取站立位，双手扶腰，双脚不动，腰部向左侧旋转至极限位，维持 3 ~ 5 秒钟后，再向右侧旋转，交替进行 10 ~ 20 次。

注：此方法适用于骶髂关节扭伤后期的患者，在初期不要做此动作，以免造成更大的损伤。

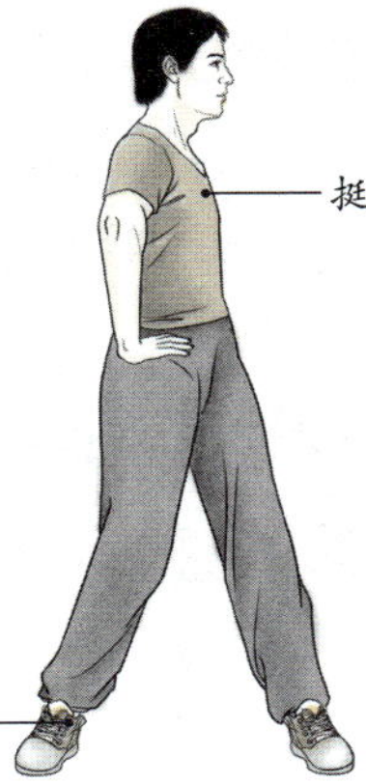

掌擦韧带法

患者取俯卧位，全身放松，推拿者置于患者身体一侧，双臂伸直，双掌放在腰骶部疼痛区域，拇指按住一点起固定作用，掌心微抬起，然后四指左右滑动，轻擦疼痛部位，直至皮肤发热。

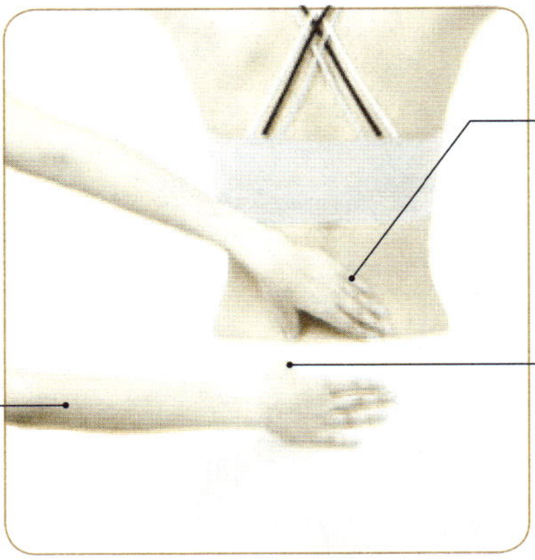

076 阳痿

从脊椎病因来看，阳痿与腰椎、骨盆的病变有直接联系，当腰椎、骨盆出现错位、或契合度不够、骨盆两侧高低不一时，就会使支配生殖系统的自主神经受到刺激或压迫，进而出现功能紊乱，使男子在有性欲要求时，阴茎不能勃起或勃起不坚，或者虽然有勃起也有一定程度的硬度，但不能保持足够时间的性交。

诊断

1. 房事中阴茎勃起有时不能持续；有时不能顺利插入阴道；勃起的角度尚可达到 90°，但硬度不理想；较以前性交频率减少，性快感还可以。

2. 阴茎在房事时经常不能顺利地插入阴道，勃起角度达不到 90°，且硬度非常差；性交频率显著减少；性快感明显减退。

治疗方法

步行矫正法

从医理角度来看，勃起和射精分别受副交感神经和交感神经支配，而它们又分别于右骨盆和左骨盆相联系，通常人们在走路时快而急，并且习惯性地用脚尖施力支撑身体重量，久而久之会使压力累积，使勃起受到影响。所以使用正确的步行姿势，能最大程度的伸缩跟腱，有助于改善阳痿症状。

骨盆矫正法

利用骨盆矫正法来矫正脊椎和骨盆，调节身体机能，避免压迫和刺激支配生殖系统的自主神经。患者首先身体俯卧，两臂和腿部张开，呈放松状态，然后在缓缓呼气的同时尽可能向上抬起右臂和左腿，头颈部不可随着抬高，维持 5 秒钟放下。另一侧肢体按相同方法进行。连续右臂和左腿，左臂和右腿交替抬起为 1 次，1 组 10 次，做 3 组。

肌肉舒展法

通过左右转动腰骶部，达到松弛腰骶部软组织的目的，缓解因腰骶部骨盆错位致使生殖系统功能紊乱而出现的阳痿症状。患者首先平躺，放松肌肉，将双臂和双腿向身体两侧伸开，呈“大”字形。然后呼气的同时抬起左腿，向身体右侧最大程度的伸直，同时转动腰骶部。反方向相同动作进行。连续左转再右转为 1 次，以 10 次为 1 组，每天做 3 组。

治疗方法

造成阳痿的原因有很多，而针对由脊椎病因所引起的该病症，应该使用相应的推拿手法和适当运动疗法来进行调节。

步行矫正法

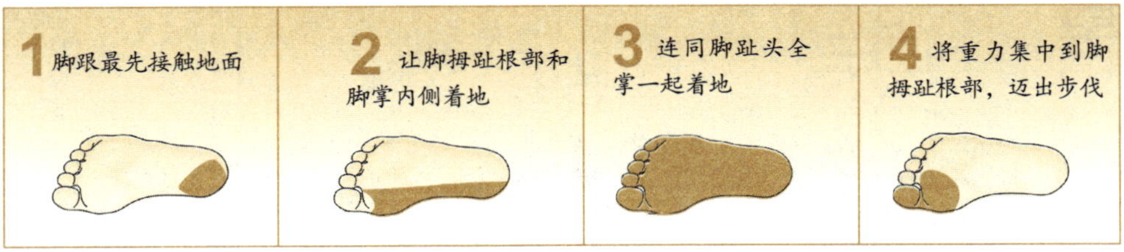

骨盆矫正法

开始时身体俯卧，两臂和腿部张开，呈放松状态，然后在缓缓呼气的同时尽可能向上抬起右臂和左腿，头颈部不可随着抬高，维持5秒钟后放下。

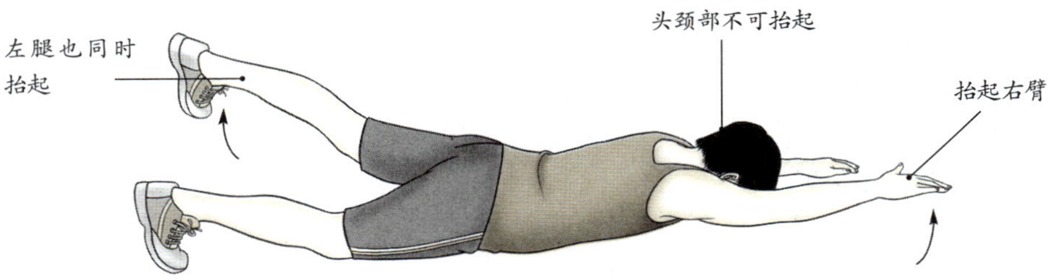

肌肉舒展法

患者首先平躺，放松肌肉，将双臂和双腿向身体两侧伸开，呈“大”字形。然后呼气的同时抬起左腿，向身体右侧最大程度的伸直，同时转动腰骶部。

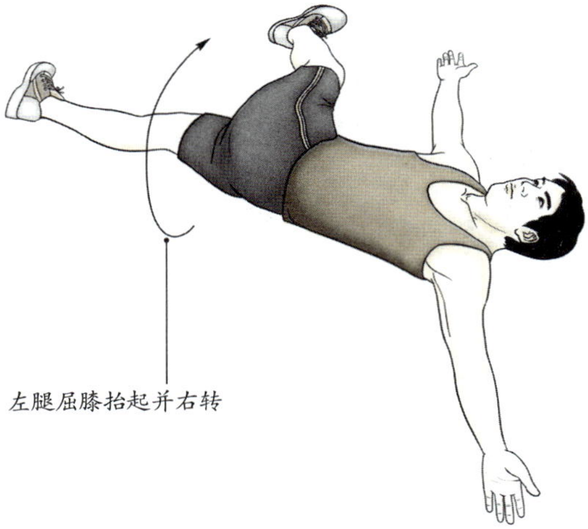

第八章 容易被人遗忘的骶尾椎

076

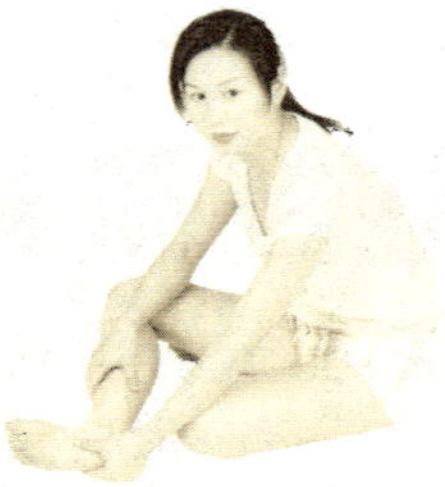

第九章

DIJIUZHANG

综合性脊椎疾病治疗

除了前面叙述的具体针对颈椎、胸椎、腰椎和骶尾椎的病症之外，还有一些疾病可能是跟其中的两个或两个以上椎体有关。在这一章里，我们就重点向大家介绍一下关于综合性脊椎的常见疾病，并通过不同的治疗方法帮助您解决这些病症所带来的困扰。

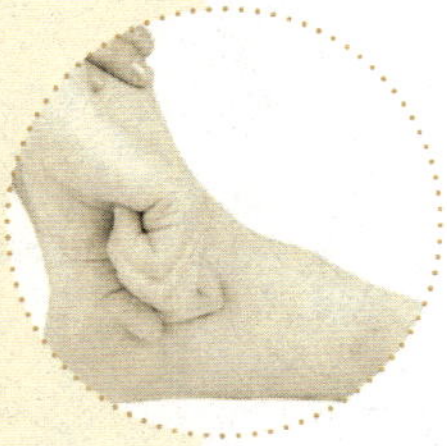

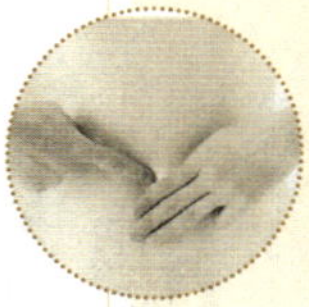
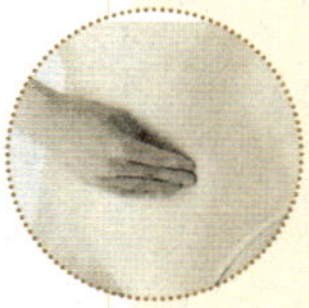
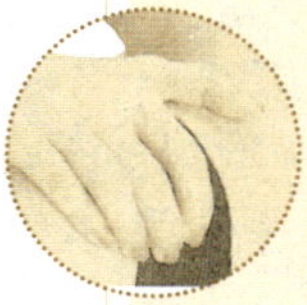
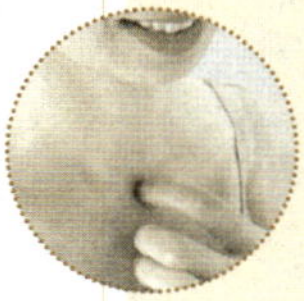

本章看点

- 肩周炎
- 足跟痛
- 便秘
- 腹泻
- 痔疮
- 失眠
- 网球肘
- 哮喘
- 荨麻疹
- 多汗

077 肩周炎

肩周炎，又称漏肩风、冻结肩，全称为肩关节周围炎，本病好发于 50 岁左右的人，故又称“五十肩”。从脊椎病因来看，当姿势不正确或遭受外力攻击时，就会破坏肩膀和颈椎的平衡，使肩关节及其周围出现障碍，进而引起活动受限，甚至会出现胸闷、呼吸不顺等症状。

诊断

1. 本病患者多为中、老年人，左侧多于右侧，亦可两侧先后发病。好发肩周炎的年龄与肩关节产生严重退变的年龄相一致。

2. 肩部疼痛是本病最明显的症状。开始时，肩部某一处出现疼痛，并与动作、姿势有明显关系。随病程延长，疼痛范围逐渐扩大，并牵涉到上臂中段，同时伴有肩关节活动受限。严重时患肢不能梳头、洗脸。

治疗方法

刮痧疗法

这里使用面刮法，即手持刮痧板向刮拭的方向倾斜 30° ~ 60° ，以 45° 最为普遍，将刮痧板的 1/2 长边或全部长边接触皮肤，自上而下或从内到外均匀地向同一方向直线刮拭。刮痧的穴位有：大椎、身柱、肩井、天宗、合谷和中渚。患者在刮拭时采用俯卧或站立位，以轻度的力道自上而下地在每个穴位上刮拭 30 次。

按压云门穴

云门穴位于人体的胸外侧部，肩胛骨喙突上方，锁骨下窝凹陷处，距前正中线 6 寸处，常按此穴可治疗肩周炎。患者可取站位或坐位，将大拇指置于前肩的云门穴上，其他四指扣住手臂以稳定力道，然后以指头稍微立起的方式作指压。

双肩绕环法

做一些适当的运动能促进肩部血液循环畅通，预防或减轻肩周炎的症状。患者取站立位，两脚分开与肩同宽，腰背挺直，深呼吸的同时收缩小腹，然后将头摆正端平，肘关节伸直，做两肩环转运动，每分钟 6 ~ 8 下。每日 1 ~ 3 次，每次 10 下左右。

治疗方法

肩周炎的患者平时应适当做体育锻炼，增强肩关节的运动。注意保暖，睡觉时应穿内衣，肩部不要露在被子外面，避免肩部受寒着凉而加重病情。

刮拭部位和刮拭方法

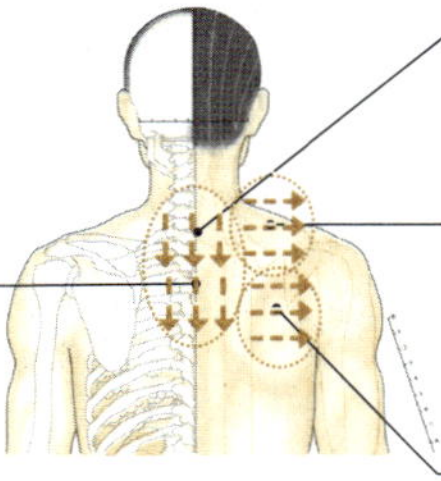

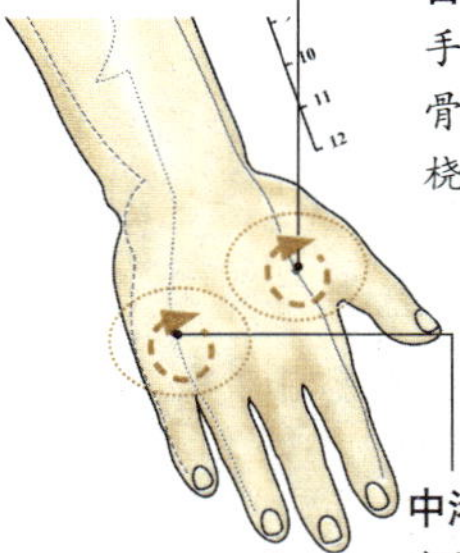

按压云门穴

患者可取站位或坐位，将大拇指置于前肩的云门穴上，其他四指扣住手臂以稳定力道，然后以指头稍微立起的方式作指压。

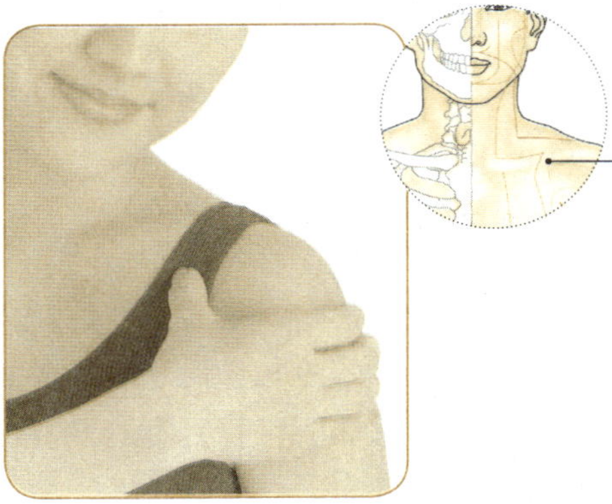

双肩绕环法

患者取站立位，两脚分开与肩同宽，腰背挺直，深呼吸的同时收缩小腹，然后将头摆正端平，肘关节伸直，做两肩环转运动，每分钟 6 ~ 8 下。每日 1 ~ 3 次，每次 10 下左右。

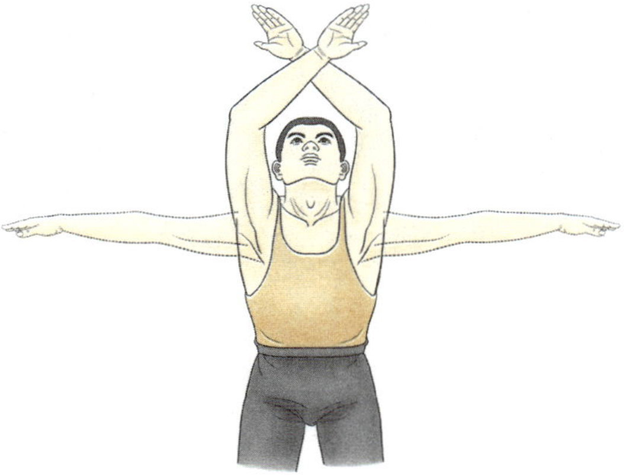

078 足跟痛

足跟痛又叫跟骨痛或跟痛症，是由多种原因引起的跟骨痛，多与劳损和退行性改变有密切关系。从脊椎病因来看，当内脏病变、外伤、姿势不当导致腰椎第 4、第 5 节错位时，也会影响足部，出现足跟痛的症状。

诊断

1. 早晨起床时，足跟会有剧烈的疼痛，需要走一段路或休息后才能好转。

2. 如果在跟骨结节处有骨刺形成，会使局部组织受到摩擦、劳损，产生无菌性炎症，当局部炎症较重时，足跟痛也会比较严重。

治疗方法

伸展运动

与椅子保持 40 ~ 50 厘米的距离，立正站好，双脚打开与肩膀同宽，然后双臂伸直与地面平行，让双手握住椅子的上扶手。一腿屈膝，一脚向后伸长，将足后跟在地上贴平，使跟腱和脚弓张拉，保持这个姿势 10 秒钟，并慢慢吐气，左右腿交替各做 5 次。

穴位按压法

对大钟穴和仆参穴进行按压，都可以有效地缓解足跟痛症状。大钟穴位于太溪穴下 0.5 寸稍后，跟腱前缘；仆参穴位于昆仑穴直下 1.5 寸处。患者取坐位，用食指的指腹对准穴位点进行按压，可先进行画圈似的按揉，然后再深深地向内用力按压，以此方法刺激穴位。

足浴法：五川灵仙汤

材料：川芎、川乌、川椒、木瓜、元胡、乳香、没药各 20 克，川牛膝、川断、威灵仙、透骨草、鸡血藤各 30 克，芒硝（另包）50 克，食醋 250 毫升。

用法：将前 12 味药浸泡 12 小时后煎煮 30 分钟左右，控出药汁加入芒硝、食醋，搅匀后用热气熏蒸患处，等水温适中时清洗足部。

治疗方法

足跟痛的患者应穿软底鞋或在鞋内放海绵垫，减轻足跟压力，另外还可以做一些伸展运动缓解足跟痛的症状。

伸展运动

面向椅子立正站好，双脚打开与肩膀同宽，然后让双手握住椅子的上扶手。一腿屈膝，一脚向后伸长。将足后跟在地上贴平，当感觉到跟腱和脚弓有张拉时，保持这个姿势 10 秒钟，并慢慢吐气。

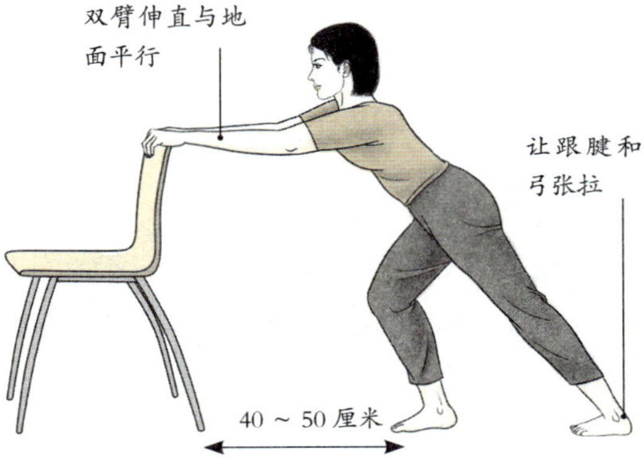

穴位按压法

患者取坐位，用食指的指腹对准穴位点进行按压，可先进行画圈似的按揉，然后再深深地向内用力按压，以此方法刺激穴位。

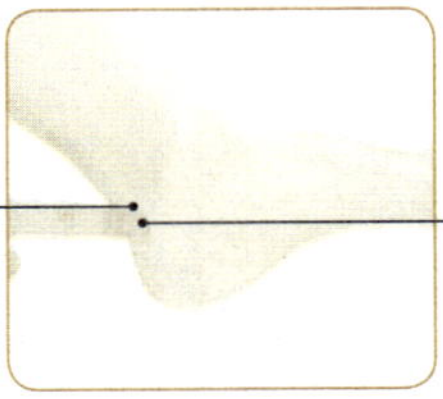

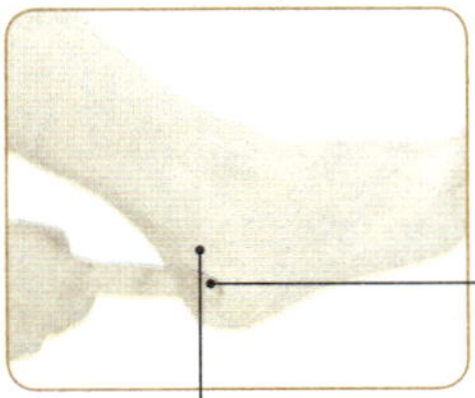

药性药理

鸡血藤	川牛膝	川乌	川芎
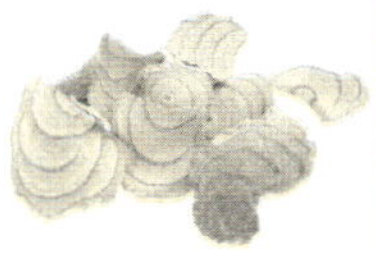	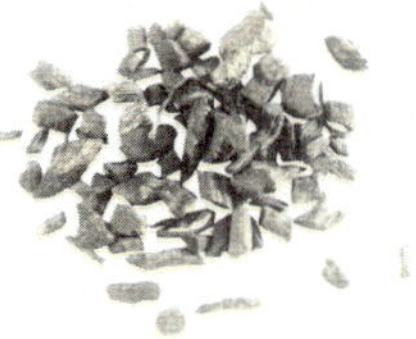	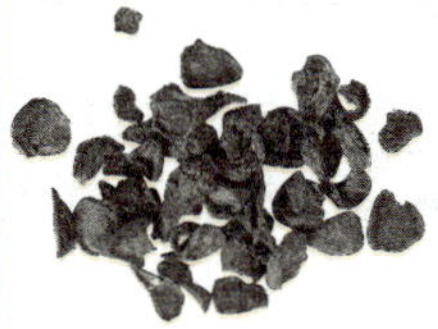	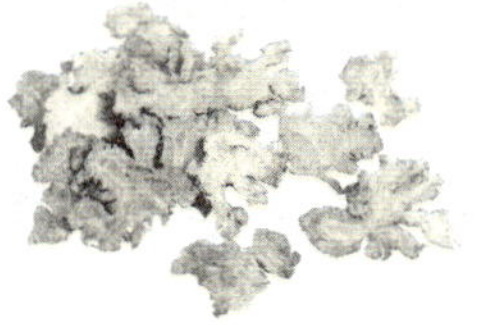
属性：味苦甘，性温。	**属性**：味平甘、微苦，无毒。	**属性**：味苦辛，性热，有大毒。	**属性**：味辛，性温。
功效：具有活血、舒筋等功效。多用于治疗腰膝酸痛、麻木瘫痪、月经不顺等病症。	**功效**：祛风、利湿、通经、活血，主治风湿腰膝疼痛、血淋、尿血、妇女经闭、关节痹痛、足痿筋挛等症。	**功效**：驱风除湿、温经止痛，可治风寒湿痹、关节疼痛、心腹冷痛、寒疝作痛等疼痛病。	**功效**：行气开郁，驱风燥湿、活血止痛，主治风冷头痛晕眩、胁痛腹疼、产后淤阻块痛、月经不顺等症。

079 便秘

便秘的主要表现是大便次数减少，间隔时间延长，或正常但粪质干燥，排出困难。从脊椎病理来看，与肠道蠕动有关的脊椎是第1腰椎，当其受到压迫时，就会引起排便不顺。如能整复此节腰椎，不仅能改善便秘问题，连顽固性便秘都可能好转。

诊断

1. 可伴有腹胀、腹痛、食欲减退、暖气、反胃等症。慢性便秘多无明显症状，可伴有头昏、头痛、易疲劳等神经官能症症状。

2. 严重者便次太少或排便不畅，粪便干结且量少，许多患者的排便每周少于3次，严重者长达2～4周才排便一次。

治疗方法

三指拿捏法

使用该方法时，患者取俯卧位，推拿者双手用拇指指面顶住患者腰背部的皮肤，然后用食指和中指在前按压，三指同时用力提拿肌肤，双手交替向前移动，以此能消除肌肉痉挛，整复腰椎，促进肠道蠕动。

刺激大巨穴

左边的大巨穴接近大肠终点，对治疗便秘最具效果。大巨穴位于腹部，脐中下2寸，前正中线旁开2寸处。患者可取站立位，先在肚脐斜下方以三只手指来测量穴位位置，找到大巨穴后，手掌微微弓起，将手指并拢置于穴位上，配合着呼吸来作指压。

足部按摩法

人体各器官和部位在足部都有相对应的反射区，按摩足部的肾脏、小肠、横结肠等反射区也可以治疗便秘。患者取坐位，屈膝使右脚侧立，用左手的拇指指腹对右脚的反射区进行揉按，时间为3～5分钟，以局部胀痛为佳。

治疗方法

患者应养成每天定时排大便的习惯，即使没有便意也要定时临厕，建立良好的排便条件反射。晨起空腹饮一杯淡盐水或蜂蜜水，加强肠胃振动。

三指拿捏法

患者取俯卧位，推拿者双手用拇指指面顶住患者腰背部的皮肤，然后用食指和中指在前按压，三指同时用力提拿肌肤，双手交替向前移动，以此能消除肌肉痉挛，整复腰椎。

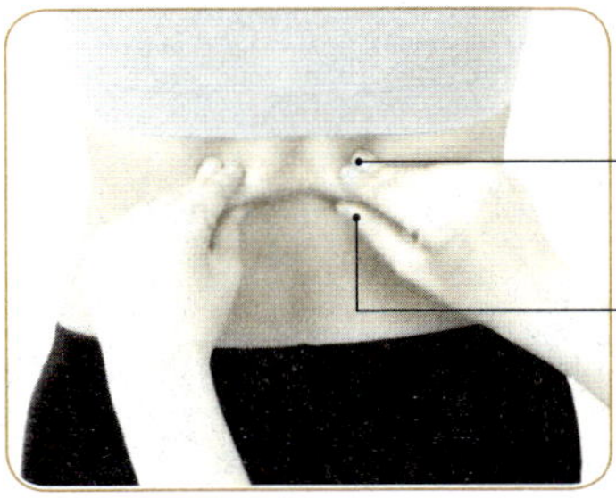

刺激大巨穴

左边的大巨穴接近大肠终点，对治疗便秘最具效果。患者可取站立位，找到大巨穴后，手掌微微弓起，将手指并拢置于穴位上，配合着呼吸来作指压。

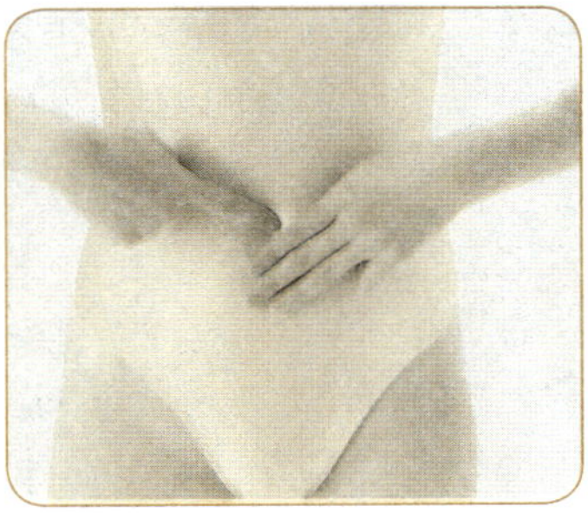

在肚脐斜下方以三只手指来测量穴位位置。

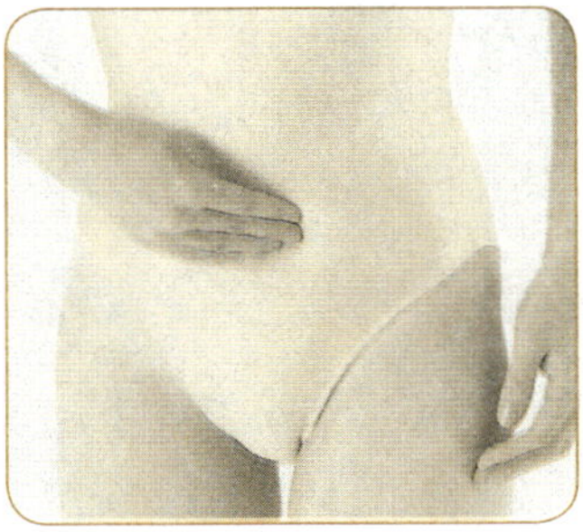

手掌微微弓起，将手指并拢置于穴位上，配合着呼吸来作指压。

足部按摩法

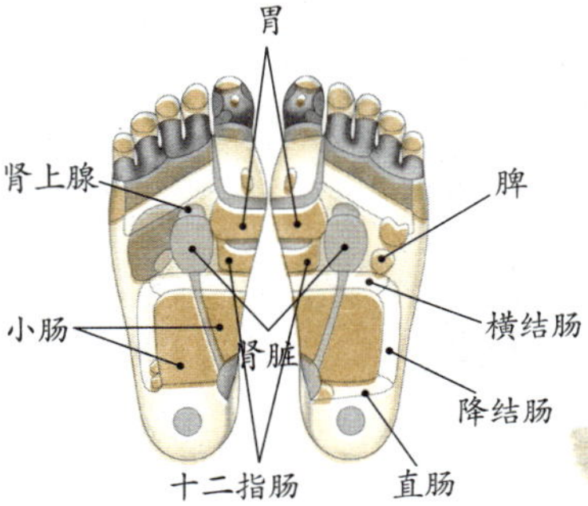

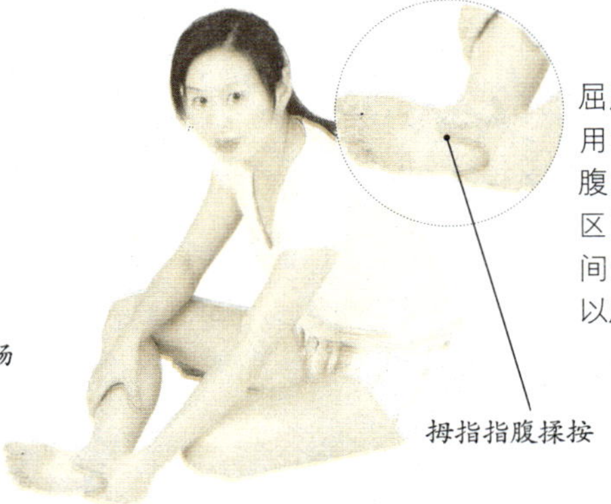

患者取坐位，屈膝使右脚侧立，用左手的拇指指腹对右脚的反射区进行揉按，时间为 3 ~ 5 分钟，以局部胀痛为佳。

080 腹泻

从脊椎病因来看，腹泻与颈椎和腰椎错位有密切关系，当颈椎和第 4 腰椎的钩椎关节发生错位时，就有可能引起慢性腹泻。慢性腹泻是指病程在两个月以上的腹泻或间歇期在 2~4 周内的复发性腹泻，其表现为持续两个月以上大便次数增多且便稀，甚至带有黏冻、脓血，还会伴有腹痛、发热、消瘦、腹部肿块或消化性溃疡等症状。

诊断

1. 小肠病变引起的腹泻：脐周附近的腹部不适，在餐后或便前加剧，大便量多，色浅，次数可多可少。

2. 结肠病变引起的腹泻：腹部两侧或下腹不适，在便后会缓解或减轻，排便次数多且急，粪便量少，常带有血及黏液。

治疗方法

刮痧疗法

使用面刮法，即手持刮痧板向刮拭的方向倾斜 30° ～ 60° ，以 45° 最为普遍，将刮痧板的 1/2 长边或全部长边接触皮肤，自上而下或从内到外均匀地向同一方向直线刮拭。刮痧的穴位有：天枢、身柱、大肠俞和足三里，以中度的力道自上而下地在每个穴位上刮拭 30 次。

足部按摩法

人体各器官和部位在足部都有相对应的反射区，按摩足部的肝脏、胃、直肠、腹腔神经丛等反射区也可以治疗腹泻。患者取坐位，屈膝使右脚侧立，右手握住脚踝，用左手的拇指关节对右脚的反射区进行刮按，时间为 3 ～ 5 分钟，以局部胀痛为佳。

指压温溜穴

温溜穴在前臂背面桡侧，当阳溪穴与曲池穴连线上，腕横纹上 5 寸处即是，经常按摩该穴对肠鸣腹痛有一定的功效。患者可使用站立位，屈肘使手掌向上，手肘略为弯曲，指压的手轻轻托住弯曲的前臂，将大拇指正对着温溜穴作指压，手掌及手肘都会有刺痛感。

治疗方法

在进行腹泻治疗的同时，也要注意饮食应以能保证营养而又不加重胃肠道病变部位的损伤为原则，选择清淡流质食物。

刮拭部位及刮拭方法

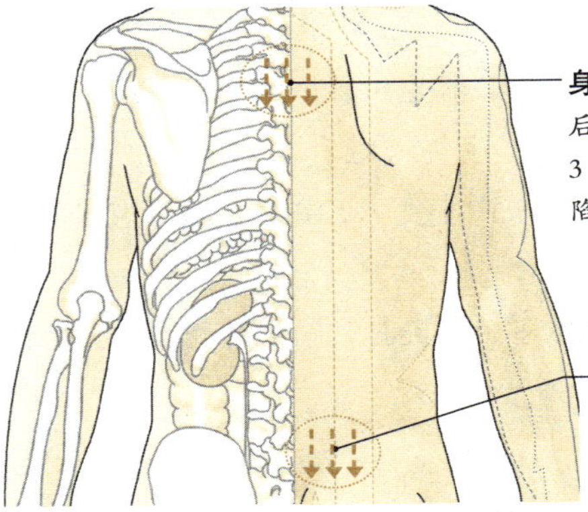

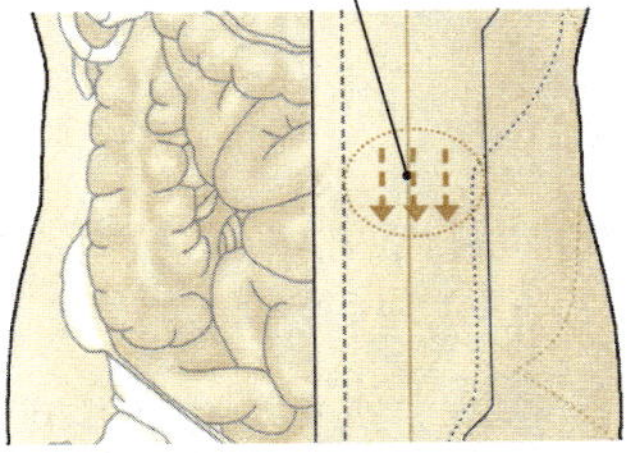

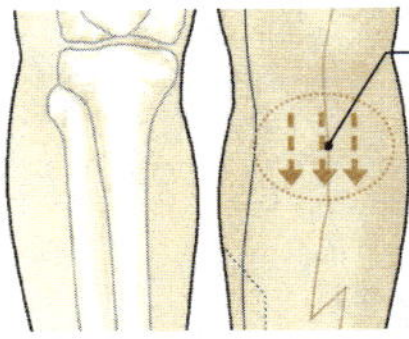

足部按摩法

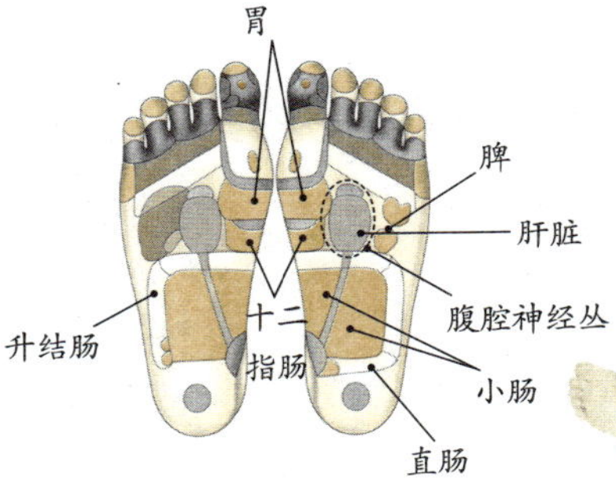

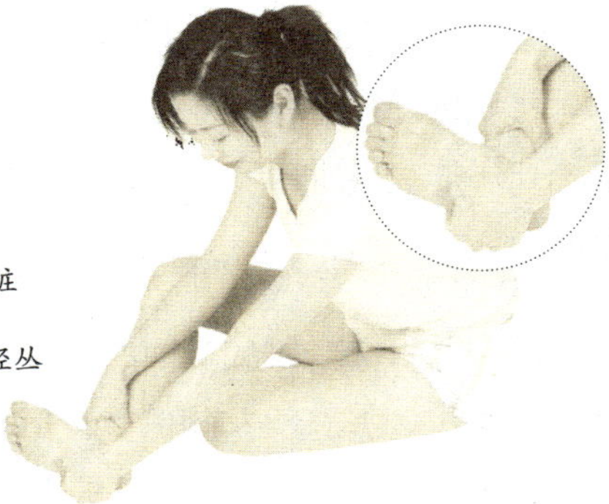

患者取坐位，屈膝使右脚侧立，右手握住脚踝，用左手的拇指关节对右脚的反射区进行刮按，时间为3～5分钟，以局部胀痛为佳。

指压温溜穴

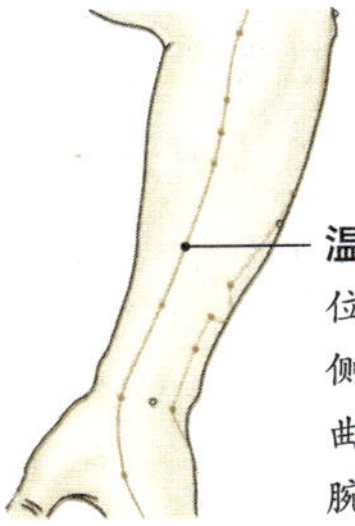

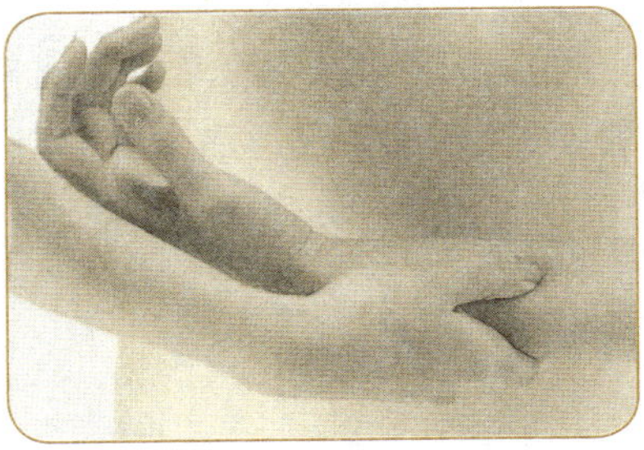

患者可使用站立位，屈肘使手掌向上，手肘略为弯曲，指压的手轻轻托住弯曲的前臂，将大拇指正对着温溜穴作指压，手掌及手肘都会有刺痛感。

081 痔疮

痔疮，是肛门直肠底部及肛门黏膜的静脉丛发生曲张而形成的一个或多个柔软的静脉团的一种慢性疾病。从脊椎病理来看，矫正脊椎特别是第 2 腰椎可以使下半身受阻的血液恢复畅通，帮助消化道的秽物排出体外，因此对痔疮的防治有较好的效果。

诊断

1. 便时出血，血色鲜红，出血量一般不大，但有时也可较大量出血，便后出血自行停止。

2. 痔疮发展到一定程度即能脱出肛门外，痔块由小变大，由可以自行恢复变为须用手推回肛门内。

3. 肛门沉重、疼痛，痔块脱出嵌顿，出现水肿，感染时，局部疼痛剧烈。肛门周围痛痒，甚至导致皮肤湿疹，常使患者极为难受。

治疗方法

肘按法

推拿时，患者使用俯卧位，推拿者将手肘放在腰背部的肠骨处，以全身的力量画圈似的推揉，然后再慢慢往臀部方向推拿，使深处肌肉也能达到松弛的效果。此方法也可用拳头在疼痛点或肌肉痉挛处轻轻敲打，使第 2 腰椎得到充分舒展。

点按反射区

对脚踝上的下腹部反射区和脚底侧面的骶骨反射区进行点按，也能有效地缓解痔疮症状。患者取坐位，屈膝使左脚侧立，用右手的食指指间关节对左脚的反射区进行持续点按，时间为 3 ～ 5 分钟，以局部胀痛为佳。

刮痧疗法

先刮拭百会穴，将刮痧板角部与穴位呈 90° 垂直，刮痧板始终不离皮肤，在约 1 寸长皮肤上作短间隔的前后或左右摩擦刮拭 50 次。然后使刮板的角部与皮肤呈 45°，对膈俞、肾俞、关元俞和长强各穴自上而下进行刮拭，要注意不宜过于生硬，避免用力过猛而伤害皮肤，以轻度的力道在每个穴位上刮拭 50 次。

治疗方法

除了使用有关疗法对痔疮进行治疗外，还要保持肛门周围的清洁，最好每天定时排便，不要强忍大便，蹲厕时间不宜过长及过分用力。

肘按法

患者使用俯卧位，推拿者将手肘放在腰背部的肠骨处，以全身的力量画圈似的推揉，然后再慢慢往臀部方向推拿，使深处肌肉也能达到松弛的效果。此方法也可用拳头在疼痛点或肌肉痉挛处轻轻敲打。

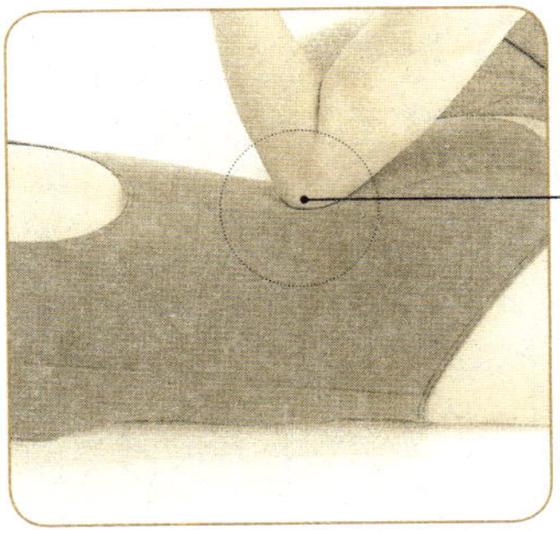

点按反射区

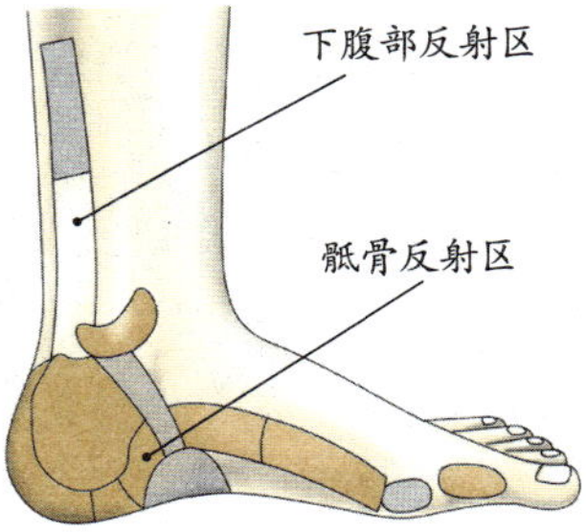

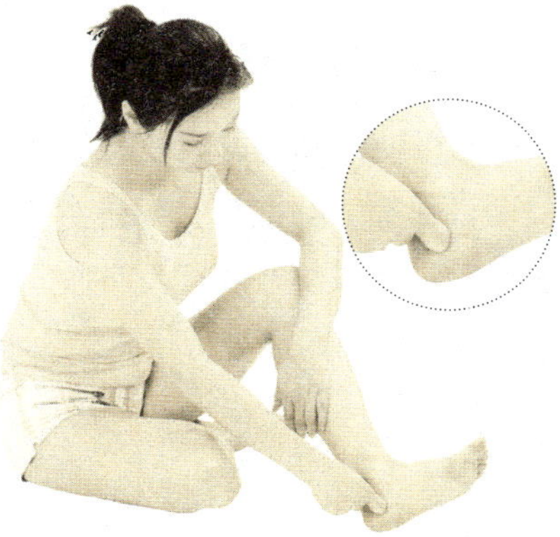

患者取坐位，屈膝使左脚侧立，用右手的食指指间关节对左脚的反射区进行持续点按，时间为 3 ~ 5 分钟，以局部胀痛为佳。

刮拭部位及刮拭方法

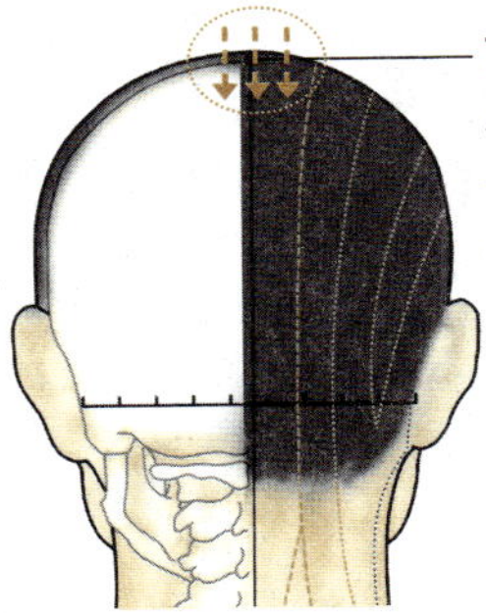

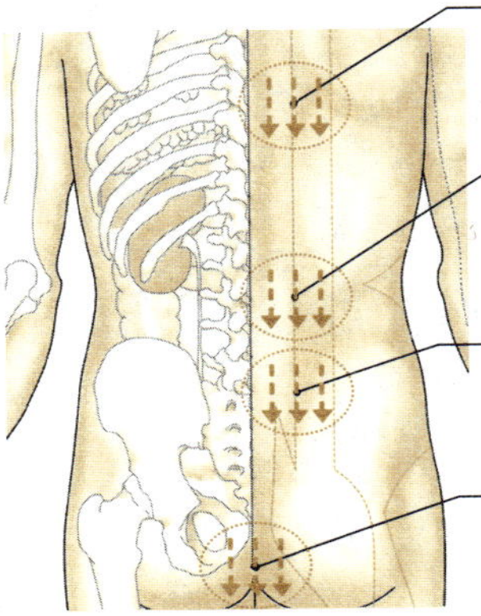

082 失眠

失眠又称为不寐、不得眠、不得卧、目不瞑，是经常不能正常睡眠的一种病症。常伴有白天精神状况不佳、反应迟钝、疲倦乏力，严重影响日常生活和工作学习。从脊椎病因来看，当上段颈椎、颈胸椎交界处发生错位时，会刺激或压迫神经系统，从而影响到睡眠，甚至引起失眠。

诊断

1. 很难入睡，入睡后不能熟睡，经常做恶梦，很容易被惊醒，早醒、醒后就无法再入睡。

2. 熟睡的时间很短，睡眠总时间少于 6 小时。次日没有精力，感到头昏、精神不振、乏力等，如果长时间失眠还会容易胡思乱想，导致神经衰弱和抑郁症。

治疗方法

指压膈俞穴

指压背部的膈俞穴可使紧绷的神经获得舒解，放松心情，比较容易入睡。膈俞穴位于人体的背部，在第 7 胸椎棘突下，左右旁开二指宽处。患者俯卧，指压者位于一旁，将大拇指对准穴位，以指尖微微立起的角度对膈俞穴进行按压。也可双手同时对患者左右两侧的穴位进行指压。

双掌搓脸法

患者将双手伸直，对掌相搓，由快至慢，至两掌发热后，以双掌轻按面部，然后以两手上下搓面部，直至面部发热为止。搓脸时可由下颌至鬓角斜向上搓揉，也可旋转向上搓。通过此法可以调节血液循环，放松神经。

梳理法

患者将双手各指稍微屈曲，呈鹰爪状，将各指指尖按于头部，从前额向后颈部梳理头皮下的筋肉组织，反复 30 ~ 50 次。梳理时，动作要轻柔、缓慢、深沉，顺着头发走向梳理，既达到按摩头部筋肉的目的又不拉扯头发。

治疗方法

在使用推拿等疗法治疗的同时，患者还要保持有规律的生活，平时多加强锻炼，从根本上消除精神上的压力和困扰，避免失眠的恶性循环。

指压膈俞穴

患者俯卧，指压者位于一旁，将大拇指对准穴位，以指尖微微立起的角度对膈俞穴进行按压。也可双手同时对患者左右两侧的穴位进行指压。

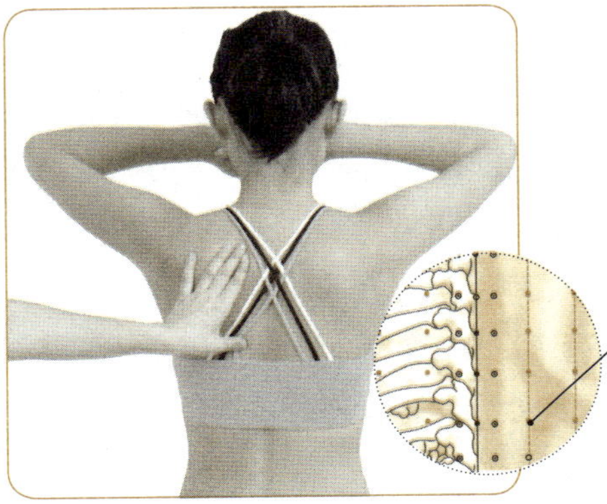

双掌搓脸法

患者将双手伸直，对掌相搓，由快至慢，至两掌发热后，以双掌轻按面部，然后以两手上下搓面部，直至面部发热为止。通过此法可以调节血液循环，放松神经。

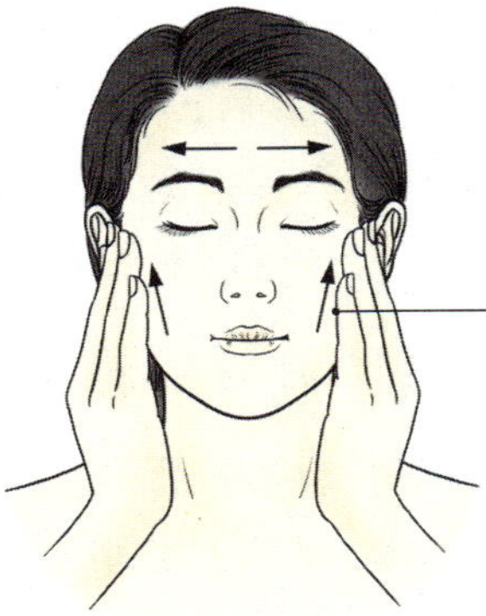

梳理法

患者将双手各指稍微屈曲，呈鹰爪状，将各指指尖按于头部，从前额向后颈部梳理头皮下的筋肉组织，反复30～50次。梳理时，动作要轻柔、缓慢、深沉。

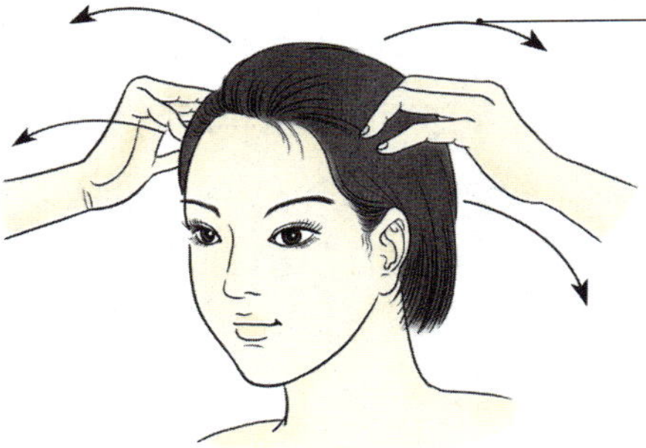

083 网球肘

从脊椎病因来看，网球肘发病的主要原因是第 4、第 5、第 6 颈椎的病变，当这三节颈椎发生错位时，会刺激到脊神经根，导致代谢异常、疼痛，如果不能及时加以整复，就会造成网球肘。网球肘又称肱骨外上髁炎，是肘关节外上髁局限性疼痛，并影响到伸缩手腕和前臂旋转功能的慢性酸痛性疾病。

诊断

1. 本病多发病缓慢，患者自觉肘关节外上方出现活动痛，疼痛有时可向上或向下放射，感觉酸胀不适。一般在肱骨外上髁处有局限性压痛点，有时压痛可向下发散，有时甚至在伸肌腱上也有轻度压痛及活动痛。

2. 局部无红肿，肘关节伸屈不受影响，但前臂旋转活动时可疼痛。患肢在屈肘、前臂旋转时伸肌群处于松弛状态，因而疼痛被缓解。

治疗方法

转颈后望法

患者取坐位，双手屈肘伸到腰后，将头颈缓缓向左侧旋转，并尽量向后望，直至最大限度，然后再慢慢恢复到正中位，向右侧旋转头颈，尽量向后望。如此交替操作 10 余次，以此缓解颈肩部的僵硬疼痛，活动错位的颈椎。

肩部推拿法

患者取坐姿，推拿者站在患者的患侧，右手托住患侧手腕部并将上臂向外伸展约 45°，然后用左手的大拇指和四指分别捏住肩部，共同用力进行推拿按摩。通过此法减轻肩部的酸软疼痛，左右两边分别按揉 3 分钟。

刮痧疗法

这里使用平面按揉法，用刮痧板角部的平面小于 20° 的按压在穴位上，做柔和迟缓的旋转，刮痧板角部平面与所接触的皮肤始终不分开，按揉压力应当渗透到皮下组织或肌肉。刮痧的穴位有：肘髎、曲池、天井、外关、小海和后溪。患者在刮拭时取站立位，以轻度的力道自上而下地在每个穴位上刮拭 60 次。

治疗方法

此病的患者要加强手臂、手的力量练习和柔韧练习，但运动的强度要合理，不可使手臂过度疲劳。

转颈后望法

患者取坐位，将头颈缓缓向左侧旋转，并尽量向后望，直至最大限度，然后再慢慢恢复到正中位，向右侧旋转头颈，尽量向后望，如此交替操作10余次。

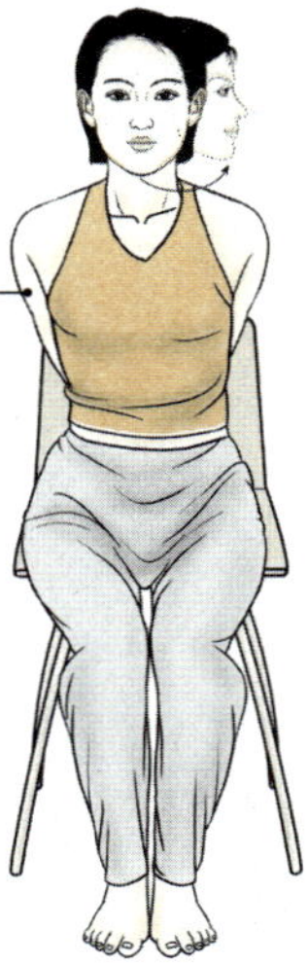

肩部推拿法

患者取坐姿，推拿者站在患者的患侧，右手托住患侧手腕部，用左手的大拇指和四指分别捏住肩部，共同用力进行推拿按摩，左右两边分别按揉3分钟。

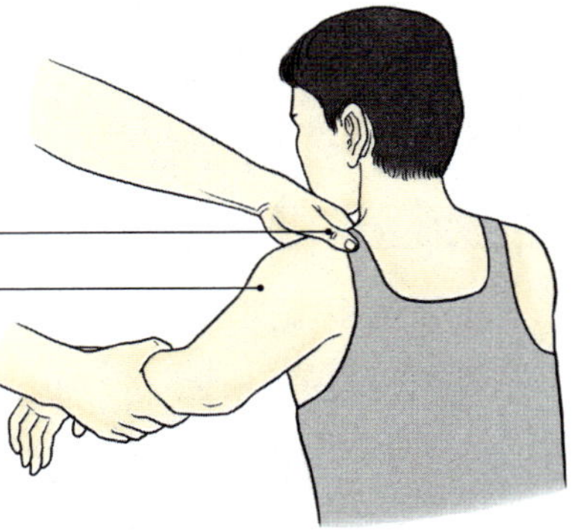

刮拭部位及刮拭方法

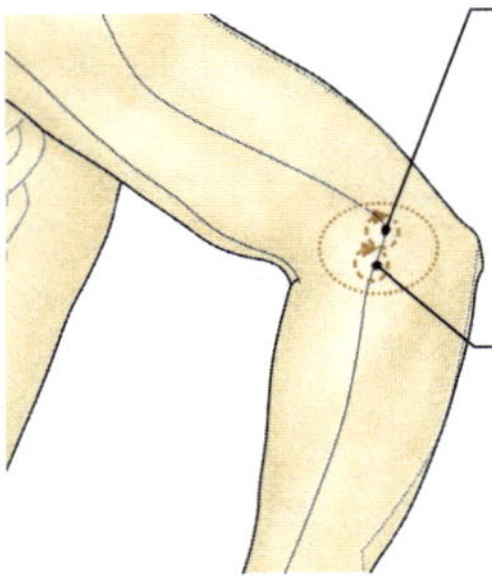

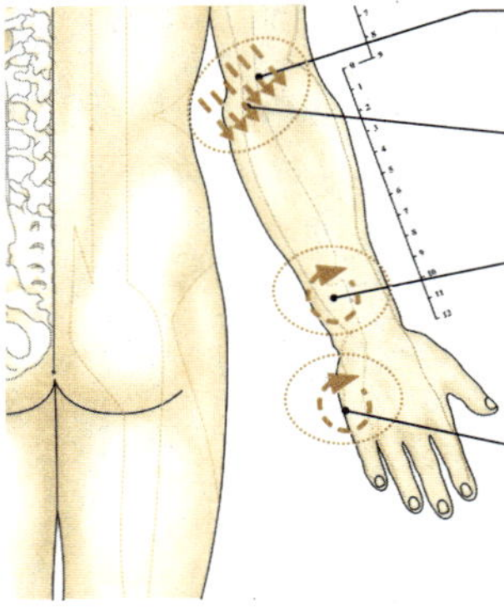

084 哮喘

从脊椎病因来看，哮喘与颈椎病、胸椎小关节紊乱都有联系，当颈椎、胸椎受到外伤、退化性改变、小关节错位时，颈部、胸部的交感神经可能会受到压迫，进而使其分布于肺部、支气管的作用受到抑制，造成支气管平滑肌痉挛，分泌物增加，并出现胸闷、气急、咳嗽等症状，最终导致哮喘。

诊断

1. 肺部听诊，两肺满布哮鸣音，而且哮喘性支气管炎，必有慢性咳嗽史。

2. 反复发作的喘息、气促、胸闷或咳嗽等症状，呼气性呼吸困难反复发作，发作时不能平卧，发作将止时咳出白色泡沫痰。多在夜间或凌晨发生。

治疗方法

刮痧方法

这里使用推刮法，即刮痧板向刮拭的方向倾斜角度小于 45° ，压力稍大，速度缓慢一点。刮痧的穴位有：大椎、灵台、肺俞、肾俞、天突、玉堂和膻中。患者在刮拭时可以采用坐位或站立位，单手持刮痧板，用推刮法以适度的力道，在每个穴位上刮拭 40 次即可。

指压天突穴

天突穴位于颈部，当前正中线上胸骨上窝中央即是。此穴可用来治疗支气管哮喘、支气管炎等，配定喘、膻中、丰隆主治哮喘。位于左右锁骨中间的天突穴，若单是以食指施力并不能达到预期的疗效，所以，在指压的中途必须改变施力的方向，不断地向胸骨方向施力，则刺激将可传到胸部。

刺激肩中俞

肩中俞位于背部，第 7 颈椎棘突下，旁开 2 寸处即是。长期按压此处穴位，能够有效治疗支气管炎、哮喘等。患者可将食指、中指、无名指三指并拢，用指尖以稍强的力道来按压该穴。也可用暖暖袋或吹风机将此处肌肉温热 3 ～ 4 分钟后，再进行指压，效果会更好。

治疗方法

在对哮喘进行治疗的同时，也要注意自己周围的环境因素，远离霉菌、花粉、蚕丝、羽毛、飞蛾、棉絮、真菌等过敏源。

刮拭部位及刮拭方法

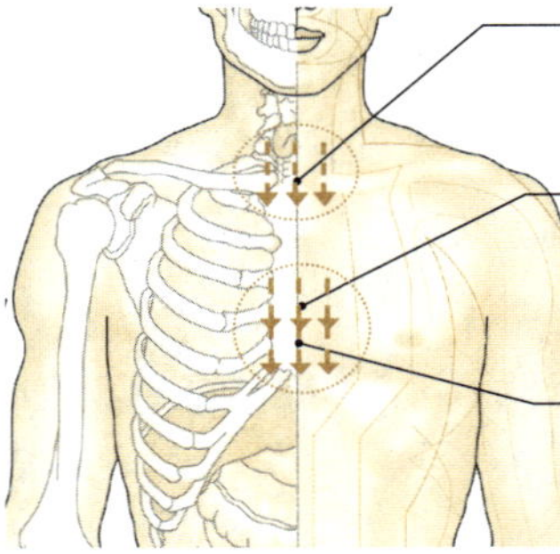

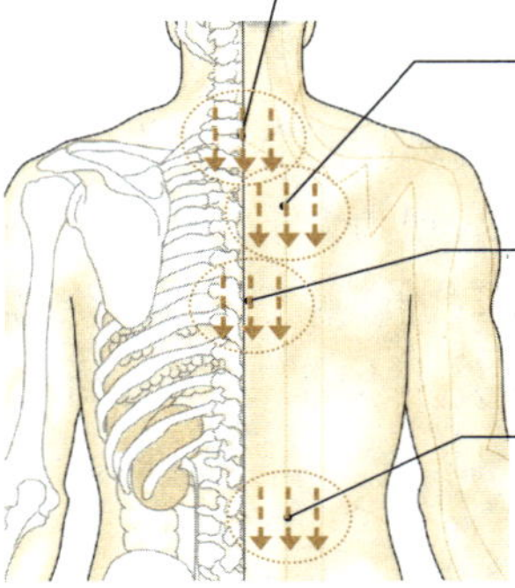

指压天突穴

患者可使用站姿或坐姿，保持上半身挺直，然后抬起一手，将食指放在左右锁骨中间的天突穴上，用指尖对该穴进行指压。

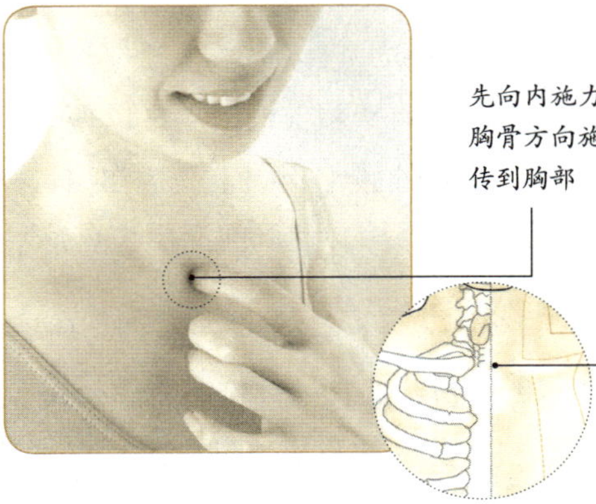

刺激肩中俞

患者可用暖暖袋将此处肌肉温热3～4分钟后，再将食指、中指、无名指三指并拢，用指尖以稍强的力道来按压该穴。

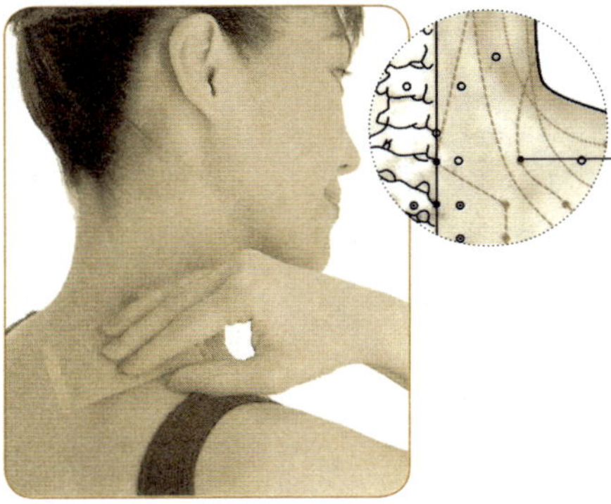

085 荨麻疹

荨麻疹俗称风疹块，是一种常见的过敏性疾病。从脊椎结构来看，第9胸椎主要控制过敏的神经丛，当其发生错位时，会压迫到过敏的神经丛，进而引发荨麻疹。临床主要表现为皮肤突然出现成块成团的风团，异常瘙痒。

诊断

1. 起病快，瘙痒明显，发作后短时间内可自行消退。一天可发作数次。

2. 皮损只表现为大小、形态不一的风团。若发生在睑、口唇等组织松弛部位并表现出特别明显的浮肿，此为血管神经性水肿。

3. 内脏可发生水肿，同时有胸闷、气急、腹痛、腹泻的症状，有时腹痛剧烈可误诊为急性腹痛。喉头水肿还可能会发生窒息。

治疗方法

胸椎摩擦法

对患者的胸椎部位进行摩擦，可以松弛其软组织，避免压迫控制过敏的神经丛。患者取坐位，裸露背部，将头颈部低下去，以便于推拿者进行按摩。推拿者立于患者一侧，一手扶住患者的腰部起固定支撑作用，一手手指平伸，用小鱼际紧贴皮肤，作上下直线地来回摩擦，使局部产生灼热感。

刮痧方法

这里使用面刮法，即手持刮痧板向刮拭的方向倾斜30° ~ 60° ，以45° 最为普遍，将刮痧板的1/2长边或全部长边接触皮肤，自上而下或从内到外均匀地向同一方向直线刮拭。刮痧的穴位有：风府、大椎、膈俞、曲池和血海。患者在刮拭时采用站立位，以轻度的力道自上而下地在每个穴位上刮拭30次。

温热风门穴

风门穴在背部，当第2胸椎棘突下，旁开1.5寸处即是。这个穴位对头颈痛、胸背痛、荨麻疹等病症有很好的调理作用。患者可取坐位或站立位，右手拿着吹风机，左右晃动以热风吹热该穴，能使背部积留的寒气消失，使肌肉因温热而伸展。

治疗方法

对荨麻疹的治疗，除了使用相关治疗方法外，也要注意饮食，鱼虾海鲜多为诱因，应小心食用，也要避免喝酒、受热、情绪激动、用力等行为。

胸椎摩擦法

患者取坐位，裸露背部，以便于推拿者进行按摩。推拿者立于患者一侧，一手扶住患者的腰部起固定支撑作用，一手手指平伸，用小鱼际紧贴皮肤，作上下直线地来回摩擦，使局部产生灼热感。

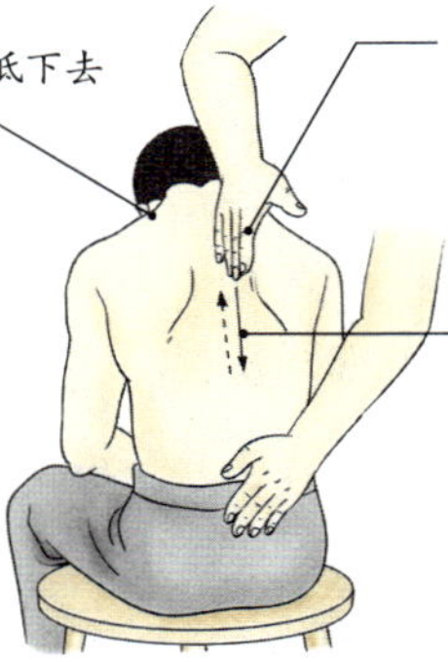

刮拭部位及刮拭方法

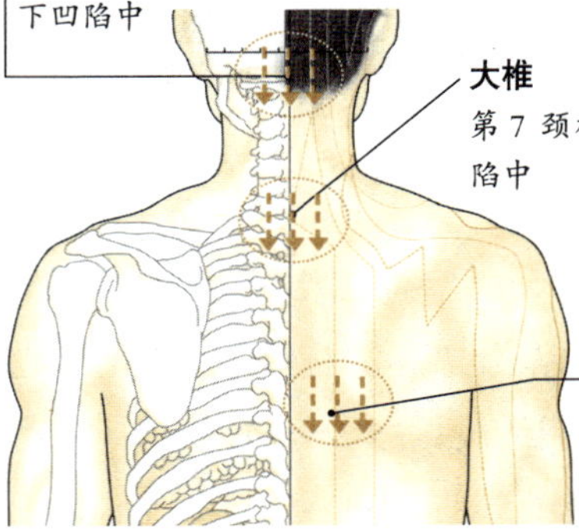

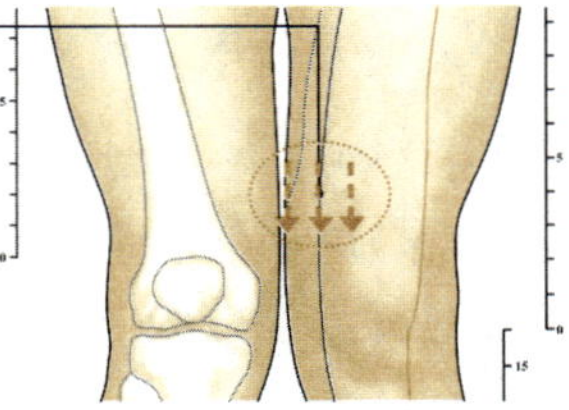

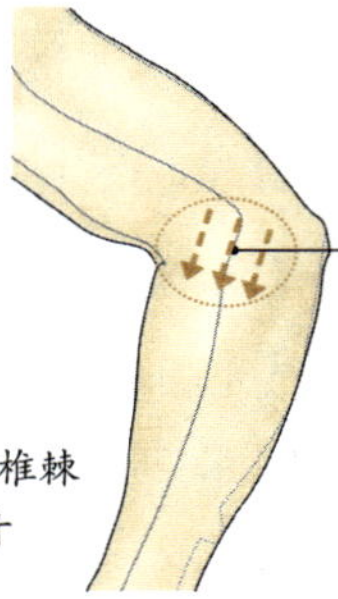

温热风门穴

患者可取坐位或站立位，右手拿着吹风机，左右晃动以热风吹热该穴，能使背部积留的寒气消失，使肌肉因温热而伸展。

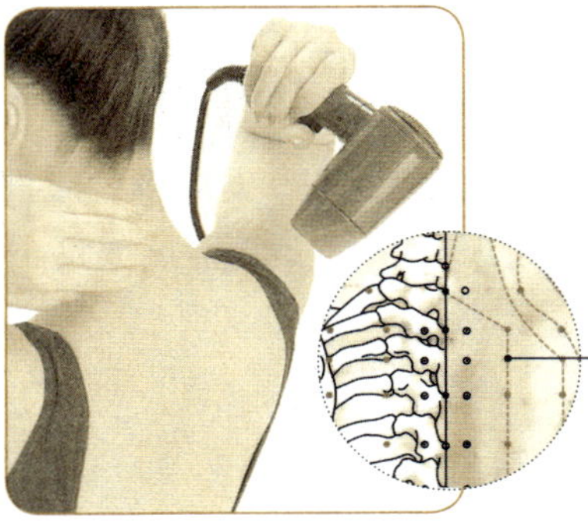

086 多汗

多汗即汗腺分泌过多，表现为身体很容易流汗，并且该病症与温度、季节、气候等变化也有一定关系。但从脊椎病理来看，人体的胸椎第 11 节和脊椎尾端的腰椎第 5 节如果发生病变的话，也有可能引起多汗。

诊断

1. 汗液自上向下流入眼框和颈部，多数患者面部潮红，严重者呈紫红色。
2. 症状较轻者手掌湿润，重者手掌可分泌出肉眼可见的汗珠且手掌冰凉。
3. 腋下部位呈大片汗斑状，重者容易引起腋窝皮肤细菌或真菌感染。
4. 汗液蓄积在足部，引起皮肤继发性病变，如皮炎、足癣、皮肤疱疹等。

治疗方法

刺激臑俞穴

臑俞穴位于人体肩部，当腋后纹头直上，肩胛骨下缘凹陷中即是。此穴对多汗症、咳喘、瘰疬有很好的调理作用。患者可取站立位或坐位，将食指、中指、无名指、小指并拢并扣住肩膀，中指正好置于臑俞穴，以向前拉的方式刺激该穴。也可先以暖暖袋温热该穴再进行刺激，此方式更具效果。

按摩大横穴

大横穴位于人体的腹中部，距脐中 4 寸处即是。长期按压对多汗、四肢痉挛等症有很好疗效。站立或仰卧，右手五指并拢，手指朝下，将拇指放于肚脐处，则小指边缘与肚脐所对之处即是该穴，然后用中指指腹适度按摩 2 分钟。

抱膝滚背法

在做该动作时，要垫上足够厚的垫子以防止滚背时伤到背部。患者仰躺，接着屈曲四肢，双臂抱膝，使背屈成圆球状，然后将屈曲的背部在床褥上前后、左右或旋转滚动，以松弛背部软组织，对胸椎、腰椎进行调节。初练时可不必达到双手对握的程度，只要两手指尖能够触碰到即可。

治疗方法

患有多汗症者，可以选择一些散步、快走、游泳等平和的运动来强化心脏功能，不宜进行竞争性的运动，以免流汗过多。

刺激臑俞穴

患者可取站立位或坐位，将食指、中指、无名指、小指并拢并扣住肩膀，中指正好置于臑俞穴，以向前拉的方式刺激该穴。

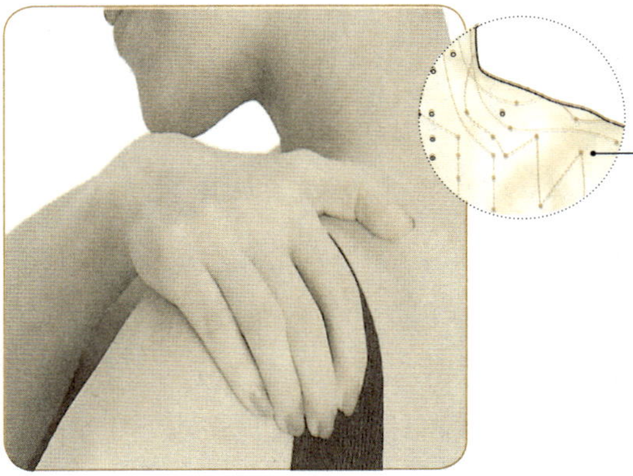

位于人体肩部，当腋后纹头直上，肩胛骨下缘凹陷中即是

按摩大横穴

站立或仰卧，右手五指并拢，手指朝下，将拇指放于肚脐处，则小指边缘与肚脐所对之处即是该穴，然后用中指指腹适度按摩 2 分钟。

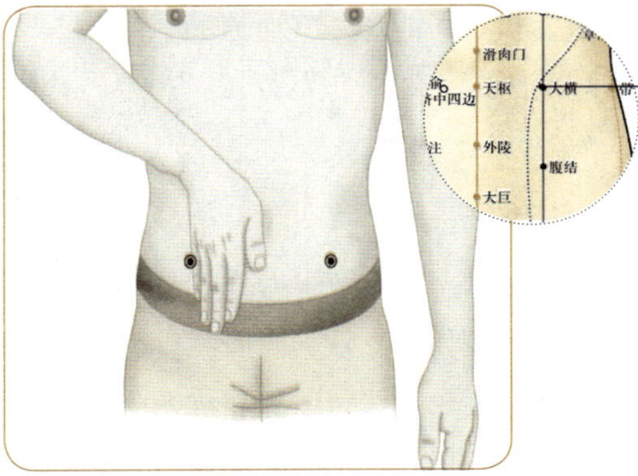

大横

位于人体的腹中部，距脐中 4 寸处即是

抱膝滚背法

患者仰躺，接着屈曲四肢，双臂抱膝，使背屈成圆球状，然后将屈曲的背部在床褥上前后、左右或旋转滚动，以松弛背部软组织。

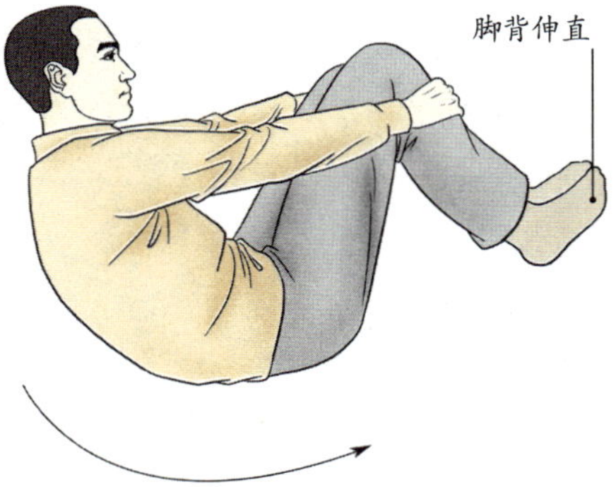

注：初练时可不必达到双手对握的程度，只要两手指尖能够触碰到即可。

附录一《易经筋》教你脊椎保健

《易筋经》记载的是古代的一种导引术，通过十二种姿势呼吸吐纳、屈伸俯仰、活动关节，从而达到养生健体的目的。《易筋经》的“易”是指改变、改善，“筋”指的就是十二经筋，“易筋”就是指改善和锻炼十二经筋。《易筋经》记载了十二个导引姿势，每一个导引姿势都是针对所练经筋而设定的。通过特定的姿势，可以刺激整条经筋，加强经筋的通导性，畅通气血，增强人的体质。

锻炼的注意事项

1.《易筋经》的每一势都分为左势和右势，左右势区分时以足为准，左足在前练的是左侧经筋，为左势；右足在前练的是右侧经筋，为右势。正立的各个姿势双足前后相差三寸许，也有左势与右势之分。

2. 练习时要做到“头领身松”，头领，即不用身体各部位的支撑力支撑周身，而是用头将全身领起；身松，指放松身体，自然下坠。练功时要反复检查身体各部，看是否有用支撑力的地方，要及时放松下来。头领和身松，两者一上一下相协调，使经筋处于激发状态，能加强气血流通。

3. 练习时要宁静而深邃，做到心无旁骛。

锻炼前的准备工作

在易筋经全套功法习练过程中要求做到形意相合，在练习前也有一定的要求。

1. 应做好习练前准备，如穿上宽大、有弹性的服装，还要排除大小便。

2. 要做好热身活动，预热身体，以免在练习中由于过度牵拉而受伤。

3. 要专心致志，心无旁骛。练功前要使自己的心理活动逐步由复杂趋于简单，习练中要做到眼随手走，神贯意注，心力兼到，才能达到事半功倍的习练效果。若在练习中神散意弛，形意不合，就会徒具其行而不能获实效了。

4. 必须遵循循序渐进的原则，在习练中绝对不能因为追求某一标准动作而不顾动作要领。有些动作暂时达不到标准可以先做“意到”，在熟悉动作要领的基础上再逐步达到标准动作的要求。

第一势 韦陀献杵势

手阳明经筋分布于食指、手臂外侧前缘、肩前肩胛及面颊部位。初练此势，首先会感到肩前和上臂前缘酸麻热胀，常练之后不适感自然会消失，并且会渐渐感到手阳明经筋循行部位有通畅之感。

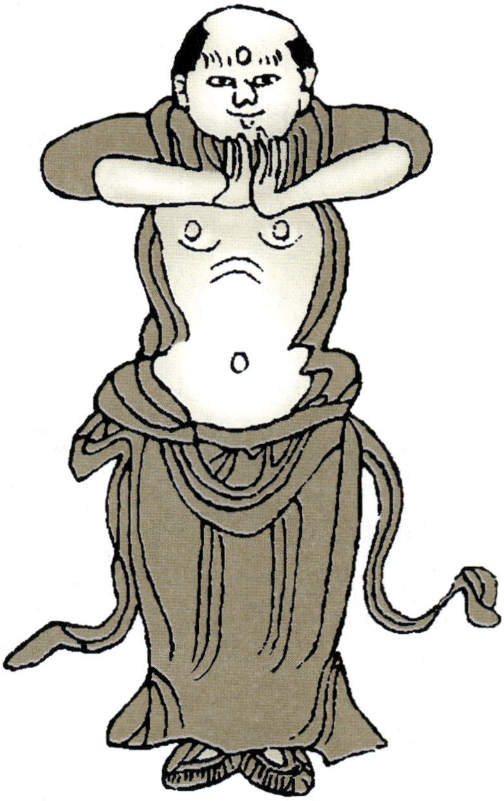

功法口诀

立身期正直，
环拱手当胸，
气定神皆敛，
心澄貌亦恭。

动作要领

第1步 两脚平行站立，与肩等宽，双膝微屈，两臂自然下垂于身体两侧，五指自然并拢微屈，两眼平视前方，继而放松，轻轻闭合。全身自上而下，头颈、肩、臂、胸、腹、臀、大腿、小腿、脚依次放松，躯体各关节及内脏放松。

第2步 两臂徐徐前手举，掌心相对与肩等宽，两臂平直，再屈肘，肘节自然向下提坠，两手慢慢内收，距胸约一拳后，两手指尖相叠，拇指轻触，掌心向内。此时要求沉肩坠肘，含胸拔背，气沉丹田，舌抵上腭。

第二势 横胆降魔杵势

手太阳经筋分布于手小指、臂的外侧后缘、耳周围及面颊。初练此势，肩后侧、上臂后侧会出现酸麻热胀等现象，但练久之后就会出现通畅轻快之感。

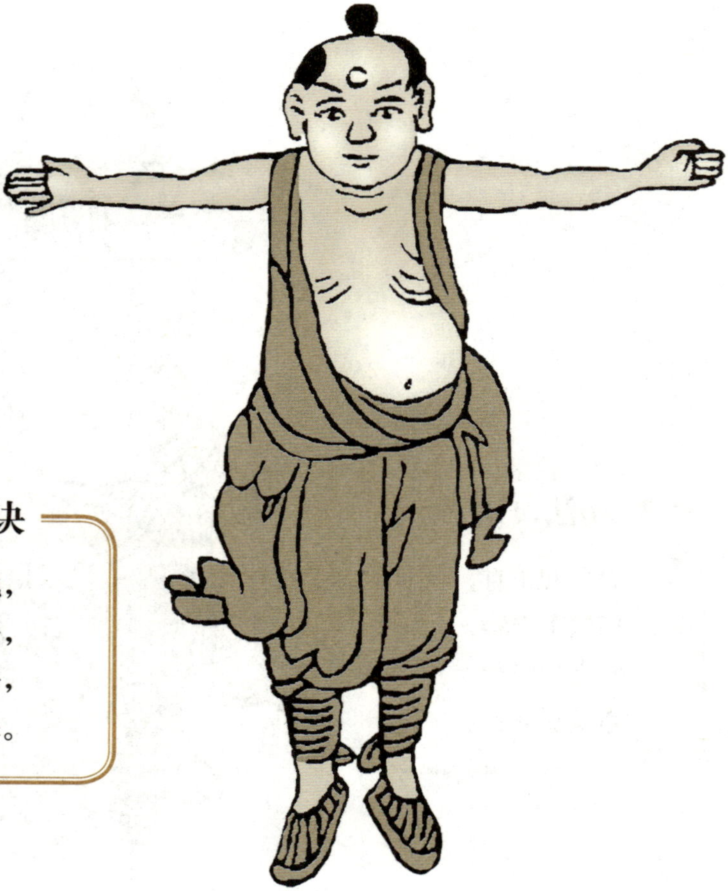

功法口诀

足趾挂地，
两手平开，
心平气静，
目瞪口呆。

动作要领

第1步 接韦陀献杵势，翻转掌心向下，指尖相对，在体前缓缓下接至小腹前，同时引气下导。

第2步 两掌左右分开，翻转掌心朝上，缓慢上抬呈侧平举，意念在无限远处。两手微高于肩，两眼平视前方，极目远眺，舌尖放下平铺，松腰松胯，两足趾抓地，似要生根之状，全身放松，心平气和，排除杂念。

第三势 掌托天门势

手厥阴经筋介于手太阴经筋与手少阴经筋之间，分布于中指、臂内侧中间、腋下及胸肋间。初练此势，掌根手腕内侧会有酸胀感，久练之后则手厥阴经筋循行部位有通畅感，掌上生出向上之力。

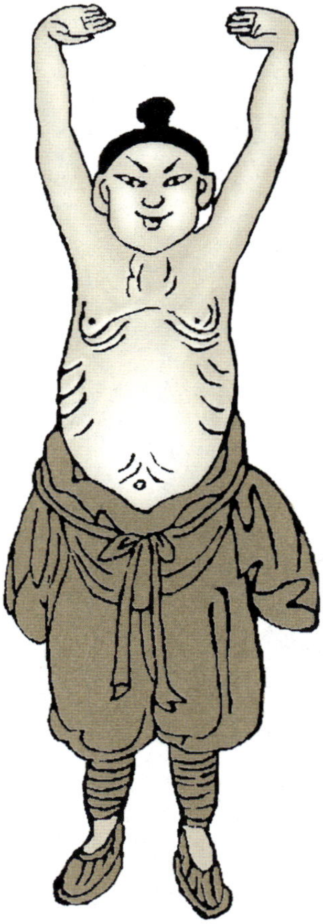

功法口诀

掌托天门目上观，
足尖着地立身端。
力周腿胁浑如植，
咬紧牙关不放宽。
舌可生津将腭舐，
鼻能调息觉心安。
两拳缓缓收回处，
用力还将挟重看。

动作要领

第1步 接横胆降魔杵势，两臂上举，掌心相对，翻转掌心向上，十指相对，舌抵上腭，仰面观天，眼看九天之外，脚跟提起，足尖着地。

第2步 两掌心翻转朝下，肘微屈，头正，眼平视前方，舌尖放下，两手在身前缓缓下按至小腹前，神意自九天之外收回，足跟随之着地。

第四势 摘星换斗势

手少阴经筋分布于小指、臂的内侧后缘及胸肋部位。初练此势，小鱼际会有酸胀感，久之手少阴经筋循行部位会有通畅感，掌上生出向内相合之力。

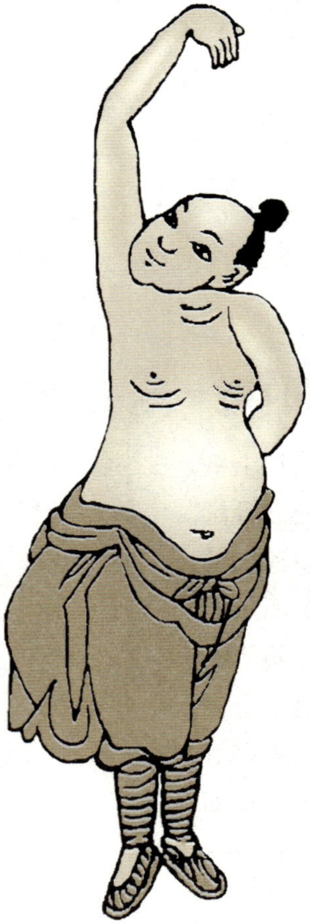

功法口诀

双手擎天掌覆头，
再从掌内注双眸。
鼻端吸气频调息，
用力收回左右眸。

动作要领

第1步 右手经身体右侧缓缓向上举起，掌心朝天，五指朝左，松肩直臂。左手臂劳宫穴紧贴命门穴。舌抵上腭，仰面上观手背。然后深长地呼吸，静立约半分钟。

第2步 右掌翻转向下，屈肘，摆正头部，舌尖自上腭自然放下，眼平视前方或轻闭，同时“神返身中”。

第五势 倒拽九牛尾势

足太阴经脉分布在足大趾、下肢内侧前缘及胸腹部。常练此势，足太阴经筋所循行部位会有通畅感，并且足下生出向后之力。

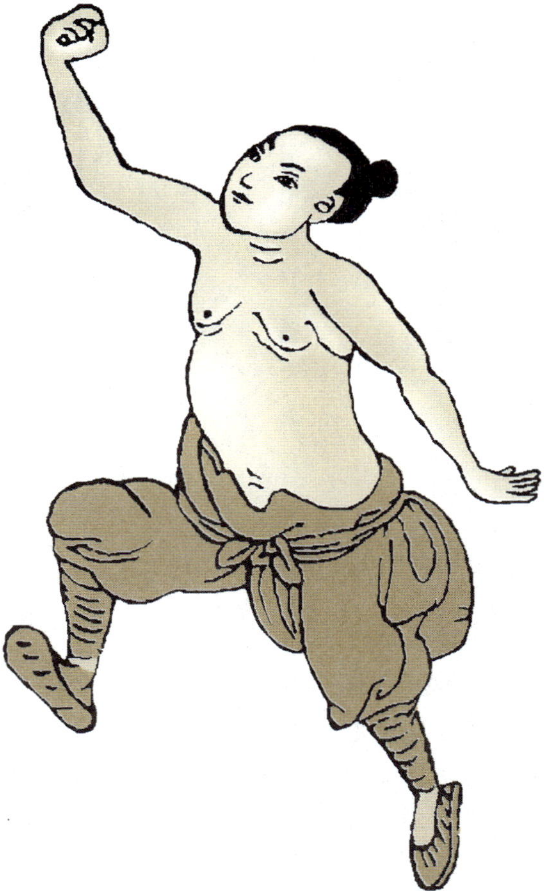

功法口诀

两腿后伸前屈，
小腹运气放松。
用力在于两膀，
观拳须注双瞳。

动作要领

第1步 右脚前跨一步，屈膝成右弓步。右手握拳，举至前上方，双目观拳。左手握拳，左臂屈肘，斜垂于背后。

第2步 吸气时，两拳紧握内收，右拳收至右肩，左拳垂至背后；呼气时，两拳两臂放松还原。然后再身体后转，成左弓步，左右手交替进行。

第六势 出爪亮翅势

手少阳经筋介于手阳明经筋和手太阳经筋之间，分布于无名指、臂的外侧中间、面颊两侧以及肩上颈侧。初练此势，肩膀上部会出现酸胀感，久练之后则手少阳经筋循行部位有通畅感，掌上生出向下之力。

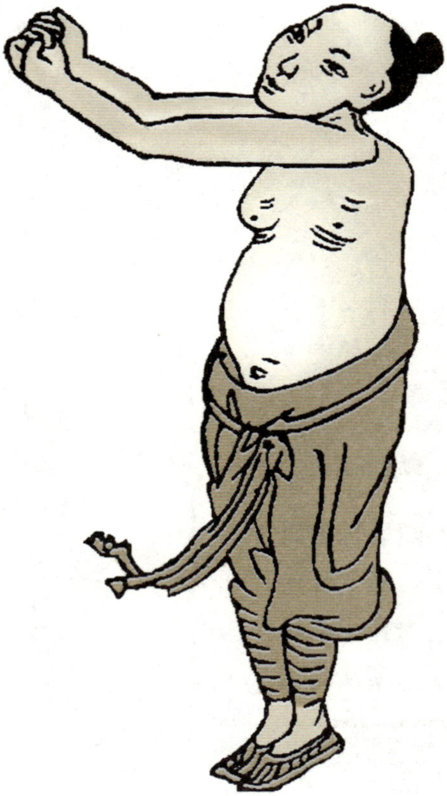

功法口诀

挺身兼怒目，
推手向当前。
用力收回处，
功须七次全。

动作要领

第1步 两脚靠拢，两臂前平举，立掌，掌心向前，十指用力紧扣，虎口相对，两眼怒目平视前方，随势脚跟提起，以两脚尖支持体重。

第2步 两掌缓缓分开，上肢成一字样平举，立掌，掌心向外，随势脚跟着地。吸气时，两掌用暗劲伸探，手指向后翘；呼气时，臂掌放松。连续做8~10 次。

第七势 九鬼拔马刀势

手太阴经筋分布于大拇指、上肢内侧前缘及肋间。初练此势，臂前肩下发酸发胀，久之自然消失。常练此势，手太阴经筋循行部位会有麻热的感觉，进而畅通轻快。

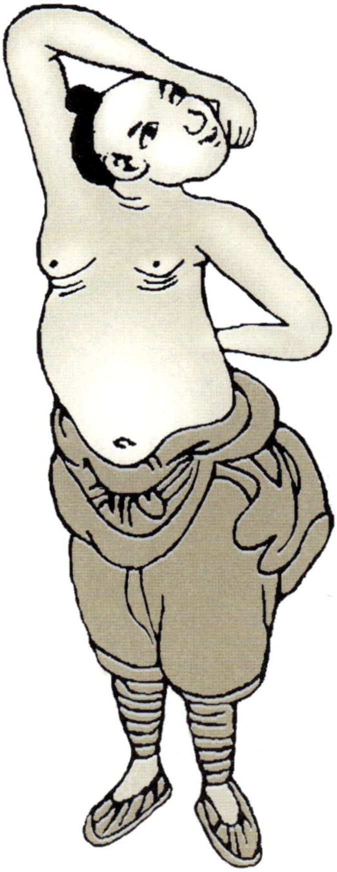

功法口诀

侧首弯肱，
抱顶及颈。
自头收回，
弗嫌力猛。
左右相轮，
身直气静。

动作要领

第1步 左手后背，掌心朝外置于腰部。右手上举过头，屈肘贴于枕部并抱头，手指压拉左耳，右腋张开。同时头颈腰背拧转向左后方，眼看左足跟。舌尖轻抵上腭，稍停片刻。

第2步 回转身躯，侧头上观，两眼向远望。舌尖轻抵上腭，身直气静。两手沿体前缓慢下落，恢复直立动作。

第八势　三盘落地势

足少阴经筋循行于足小趾、足心、下肢内侧后缘及脊柱前侧。常练此势，可以使脊柱部位足少阴经筋的循行处有通畅感，足下生出向下之力。

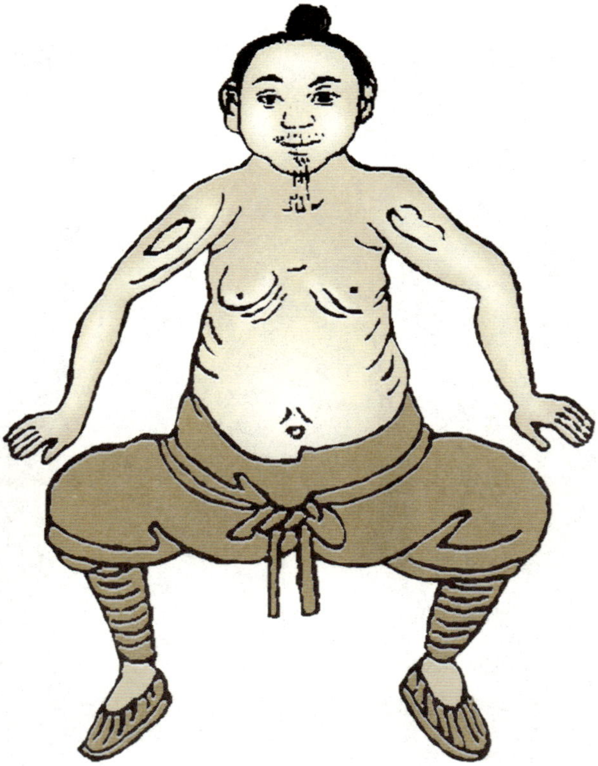

功法口诀

上腭坚撑舌，
张眸意注牙。
足开蹲似踞，
手按猛如拏。
两掌翻齐起，
千斛重有加。
瞪睛兼闭口，
起立足无斜。

动作要领

第1步　左脚向左横跨一步，屈膝下蹲成马步。上体挺直，两手叉腰，再屈肘翻掌向上，小臂平举如托重物状，稍停片刻。

第2步　两手翻掌向下，小臂伸直放松，如放下重物。动作随呼吸进行，吸气时，如托物；呼气时，如放下重物，反复5~10次。

第九势 青龙探爪势

足少阳经筋分布于足第四趾、足背、下肢外侧中间、身体的左右两侧及头的侧部。常练此势，足少阳经筋循行部位会有酸麻胀热及通畅感，足下生出外开之力。

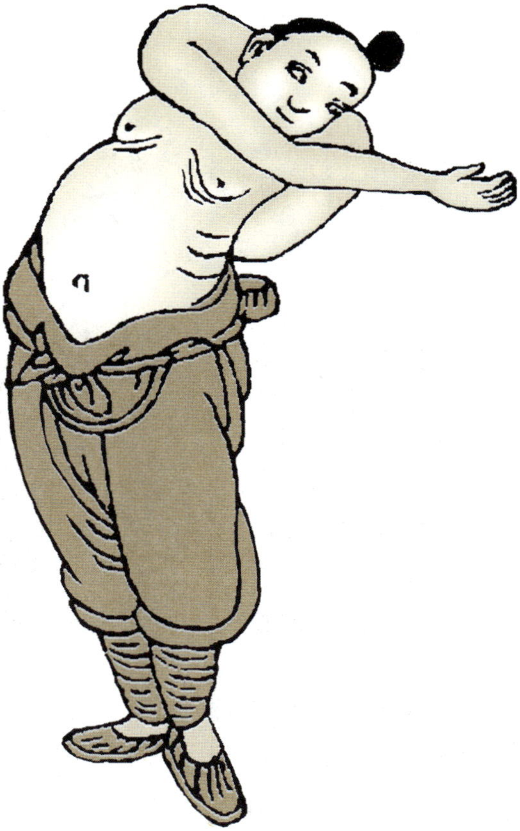

功法口诀

青龙探爪，左从右出，
修士效之，掌气平实。
力周肩背，围收过膝，
两目平注，息调心谧。

动作要领

第1步 两脚开立，两手成仰拳护腰。右手向左前方伸探，五指捏成勾手，上体左转。腰部自左至右转动，右手亦随之自左至右水平画圈。

第2步 手画至前上方时，上体前倾，同时呼气；画至身体左侧时，上体伸直，同时吸气。左右交换，动作相反。连续5~10次。

第十势　饿虎扑食势

足阳明经筋分布于足二趾、三趾、四趾、下肢外侧前缘、胸腹、面颊等部。常练此势，足阳明经筋循行部位会有通畅感，足下生出向前之力。

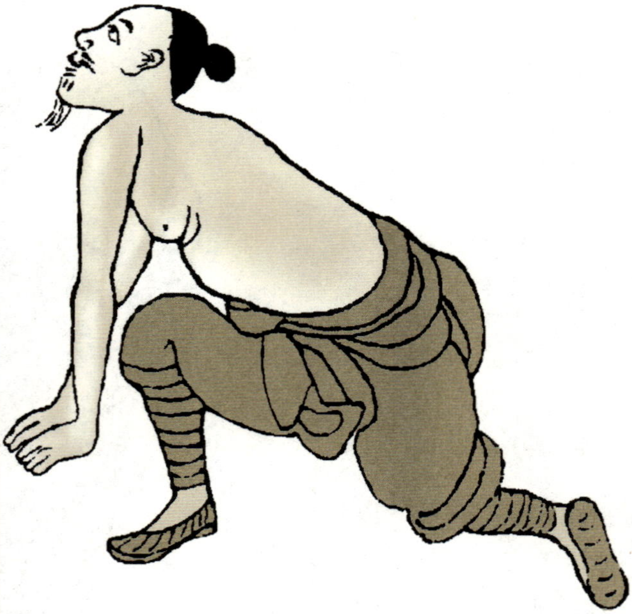

功法口诀

两足分蹲身似倾，
屈伸左右腿相更。
昂头胸作探前势，
偃背腰还似砥平。
鼻息调元均出入，
指尖着地赖支撑。
降龙伏虎神仙事，
学得真形也卫生。

动作要领

第1步　右脚向右跨一大步，屈右膝下蹲，成右弓左仆腿势。上体前倾，双手撑地，头微抬起，目视前下方。

第2步　吸气时两臂伸直，上体抬高并尽量前探，重心前移；呼气时屈肘，胸部下落，上体后收，重心后移，蓄势待发。如此反复，随呼吸而两臂屈伸，上体起伏，前探后收，如猛虎扑食。

第十一势 打躬击鼓势

足太阳经筋分布于足小趾、下肢外侧后缘、腰背及头顶等处。此势练久之后，足太阳经筋循行部位会有通畅之感，足下生出向上之力。

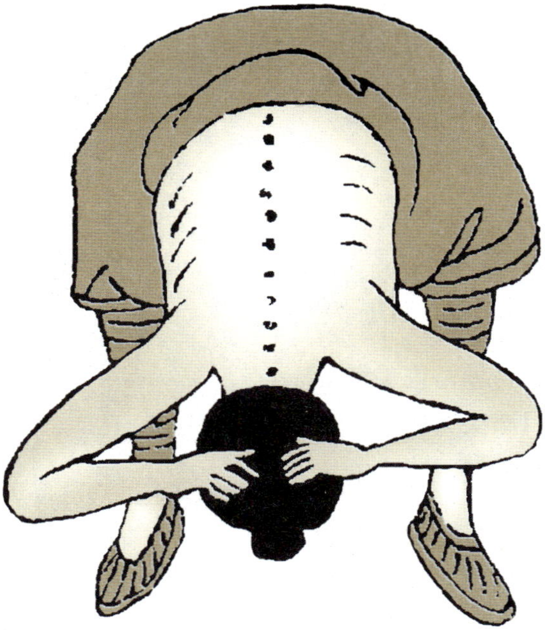

功法口诀

两手齐持脑，
垂腰至膝间。
头惟探胯下，
口更啮牙关。
掩耳聪教塞，
调元气自闲。
舌尖还抵腭，
力在肘双弯。

动作要领

第1步 两脚开立，脚尖内扣。双手仰掌缓缓向左右而上，用力合抱头后部，手指弹敲脑后片刻。配合呼吸做屈体动作。

第2步 吸气时身体挺直，目向前视，头如顶物；呼气时，直膝俯身弯腰，两手用力使头探于膝间作打躬状，勿使脚跟离地。根据体力反复做10~20次。

第十二势　掉尾摇头势

足厥阴经筋循行于足大趾、下肢内侧中间，介于足太阴经筋与足少阴经筋之间。常练此势，可使足厥阴经筋所过之处有通畅之感，足下生出向内相合之力。

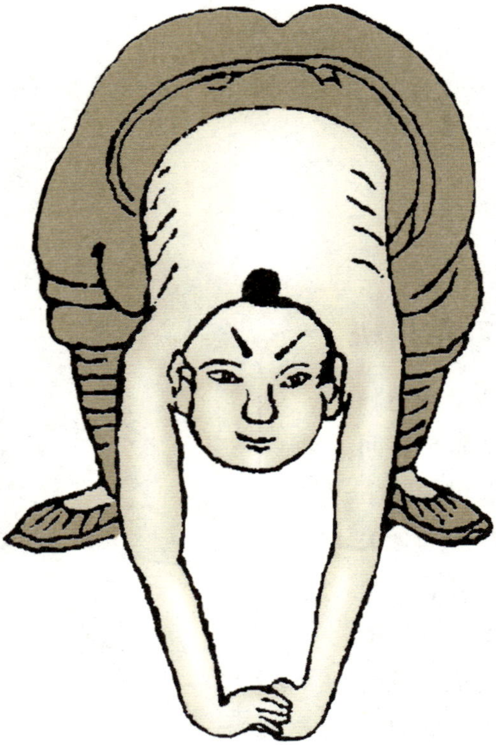

功法口诀

膝直膀伸，推手至地。
瞪目昂头，凝神一志。
起而顿足，二十一次。
左右伸肱，以七为志。
更作坐功，盘膝垂眦。
口注于心，息调于鼻。
定静乃起，厥功维备。

动作要领

第1步　两腿开立，双手仰掌由胸前徐徐上举至头顶，目视掌而移，身立正直，勿挺胸凸腹。十指交叉，旋腕反掌上托，掌心向上，仰身，腰向后弯，目上视。

第2步　上体前屈，双臂下垂，推掌至地，昂首瞪目。呼气时，屈体下弯，脚跟稍微离地；吸气时，上身立起，脚跟着地。如此反复21次，然后再将两臂左右侧举，屈伸7次。

附录二 脊椎体操保护你的脊椎

脊椎作为人体的中轴，是我们活动的重要支柱，脊椎不仅具有负重、减震、保护和运动等功能，还能传递脑部所下达的命令，同时将身体各部位的信号传回脑部。如果人体姿势不当或受到外力撞击时，脊柱相应部位的椎骨间位置很可能发生变动，从而引起小关节紊乱，椎间孔形状和大小的改变，局部肌肉、韧带组织的损伤等。这些改变直接或间接地刺激或压迫脊神经根、椎动（静）脉、脊髓、交感和副交感神经、经络等信息通道，不仅使血液流通和神经感应不畅，还会伤害与脊椎相关的器官，使其功能受到影响，进而引发人体的多种疾病。所以，在日常生活中做一些脊椎体操，能有效地保护脊椎不受伤害。

脊椎体操的注意事项

1. 尽可能使用腹式呼吸法，吸气要快，吐气要长。大口吸气后，尽可能的憋气，直到憋不住时再慢慢吐气，一分钟之内呼吸 1 ～ 2 次为最佳状态。

2. 做完一组动作后，放松全身的肌肉，维持最后姿势 10 秒钟后再移动。动作结束立刻移动的话会减轻运动刺激强度，失去效果。

3. 在进行体操运动时不要选择在空腹状态或刚吃饱饭的情况下进行。

4. 选择在地板或硬板床上锻炼，避免在身下垫一层棉被或海绵垫。

5. 每天的运动量应该控制在 1 次，而且最佳时间是在晚上睡觉前，全身放松后，更有助于睡眠质量。

6. 在进行体操运动前最好先去上厕所，避免中断动作的连贯性。

7. 一定要注意动作的准确性，一旦使用错误的动作姿势，或动作不到位，不仅不会对脊椎有好处，反而会造成脊椎的歪斜。

脊椎歪斜的四大因素

避免采用不良姿势：①不要长期使同一侧肩膀负重；②不要用一手支撑头部横躺着；③习惯翘腿坐着的人，要左右腿轮流翘起；④长期坐着要采用端坐姿势，驼背坐姿会造成腰椎弯曲。

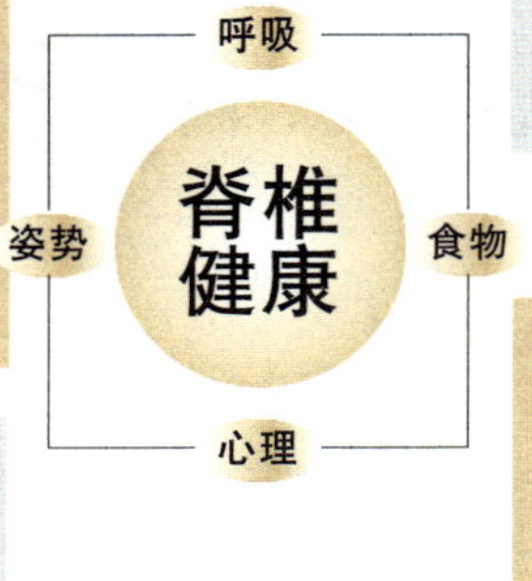

有助于呼吸的常识：①睡觉时使用较低的枕头；②不要用被子盖着头睡觉；③运动时使用腹式呼吸法。

饮食时要注意：①减少动物性脂肪的摄入；②食用蔬菜时尽量吃热的；③睡觉前不要吃东西；④在吃饭时用两边的牙齿咀嚼，而且不要扭曲身体。

心理调节：①保持积极乐观的心态；②以健康的心态去面对压力；③找到舒适的减压方法，如旅游、运动。

颈椎1号体操

颈椎1号位于脖子最上面，是人体脊椎最顶端的骨头，它深入到头后部的深处，一般情况下，我们是无法用手触摸到的。颈椎1号的脊髓神经中一共有8对颈神经及其连接的交感神经，这些神经分别控制着颈部、肩部、手腕及其周围的肌肉，也影响着心脏、眼球、泪腺、耳下腺、鼻黏膜等。

针对病症

肥胖、眩晕、癫痫、面部神经麻痹、呼吸困难、糖尿病、花粉症、过敏、心肌肥大等。

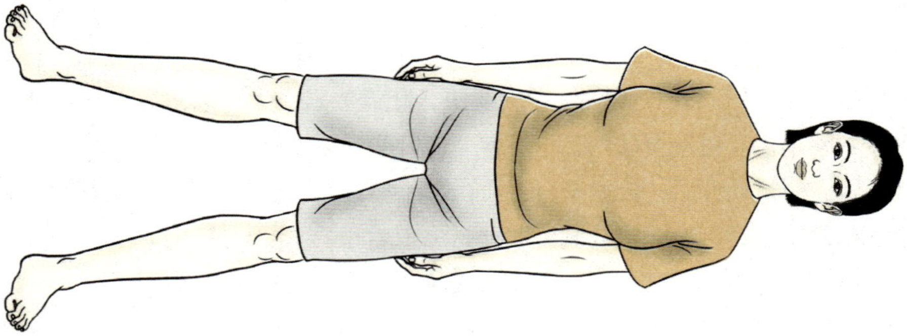

1 仰躺，全身放松，双脚打开，中间距离为35～40厘米，双手自然下垂，贴在身体两侧。

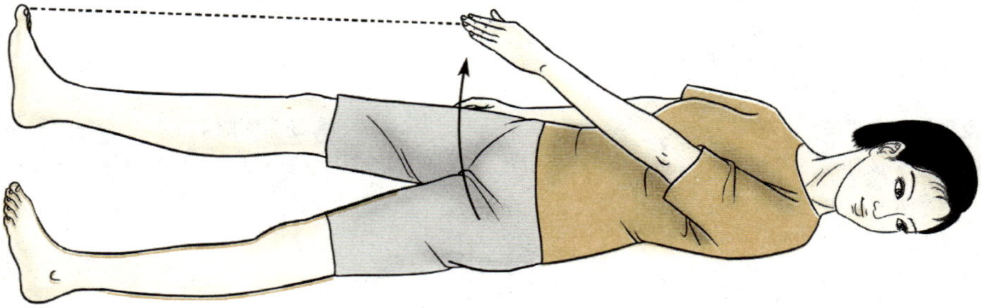

2 左手手指伸直，将左手手臂伸直垂直抬高30厘米，并向右移动使手指指尖指向右脚脚尖，而且头部尽可能地转向左侧，维持这个姿势10秒钟。抬高手臂前深吸气，然后尽可能地憋气直至放松恢复到初始姿势。

颈椎 2 号体操

颈椎 2 号是颈椎的第 2 块椎骨，它肩负着颈部的转动任务，上面呈现出一种圆突状，是我们用手可以触摸得到的脊椎中最上面的一块。颈椎 2 号与人体头部及其表面的血液循环有着极其密切的关系，而且在三叉神经和后头神经过度兴奋时，可以通过颈椎 2 号有效地抑制兴奋状态。

针对病症

发烧、心脏病、高血压、泌尿系统疾病、面部血液循环障碍、胃部扩张等。

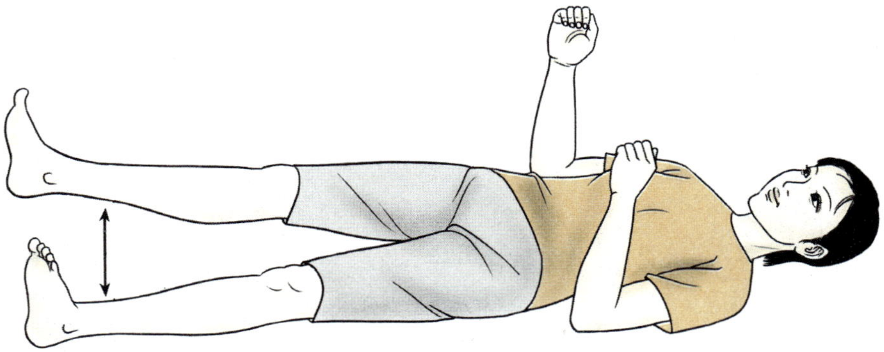

1 仰躺，全身放松，双腿伸直，双脚打开，中间距离为35～40厘米，脚背伸直。双手握拳屈肘，使手臂上肢紧贴身体，小臂垂直于身体。

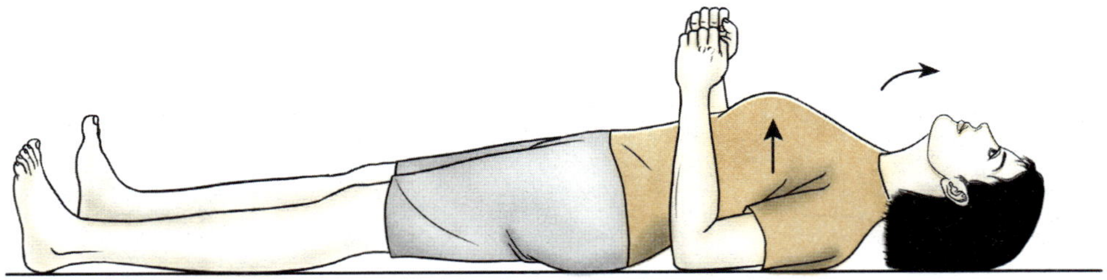

2 扩胸将肩胛骨并拢，然后把下巴往上抬起，用后脑勺支撑身体，接着深吸一口气后尽量憋住气息，做挺胸的动作，维持10秒钟后，回到初始姿势。反复进行。

颈椎 3 号体操

从颈椎 3 号开始，一直到颈椎 7 号，它们的大小和形状相似，都是由椎间板的软骨所构成，彼此之间由椎间关节相联系。颈椎 3 号与眼睛、鼻子的关系较大，一旦颈椎 3 号不能移动或是发生其他病变，就很容易引起鼻塞等鼻子方面的疾病。再者，迷走神经中枢与人体的胃肠、肝脏、肾脏、脾脏、胰脏都有着紧密的联系，所以也会引发相关的疾病。

针对病症

鼻塞、胃弱、胃下垂、眼睛疲劳、假性近视、高血压、膀胱炎、生殖系统疾病等。

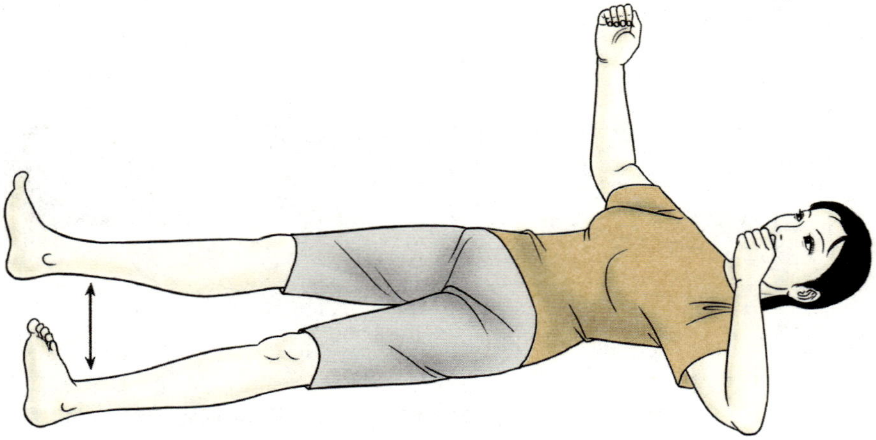

1 仰躺，全身放松，双腿伸直，双脚打开，中间距离为35～40厘米，脚背伸直。双手臂在身体两侧端平，与上肢垂直，然后双手握拳屈肘，使小臂垂直于手臂上肢。

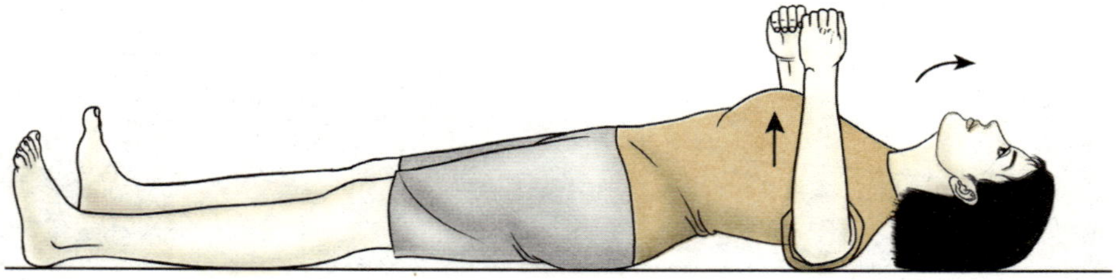

2 扩胸将肩胛骨向中间并拢，然后把下巴往上抬起，用后脑勺支撑身体，接着深吸一口气后尽量憋住气息，做挺胸的动作，维持10秒钟后，回到初始姿势。反复进行。

颈椎 4 号体操

颈椎 4 号是颈椎最中间的一块椎骨，当你头部往后弯曲时凹进去最多的地方就是这一节椎骨。颈椎 4 号中伸出的神经一直从颈部延伸到心脏，分布在横膈膜上，我们人体的腹式呼吸也就是因为横膈膜的上下活动才得以实现的。因此，如果颈椎 4 号出现歪斜或其他病变，就会减少横膈膜的上下活动，导致其神经传导不佳，无法充分吸入空气，由此引发相关疾病。

针对病症

打嗝、歪嘴、中耳炎、下半身冰冷、神经衰弱、更年期障碍、胃溃疡、胃下垂等。

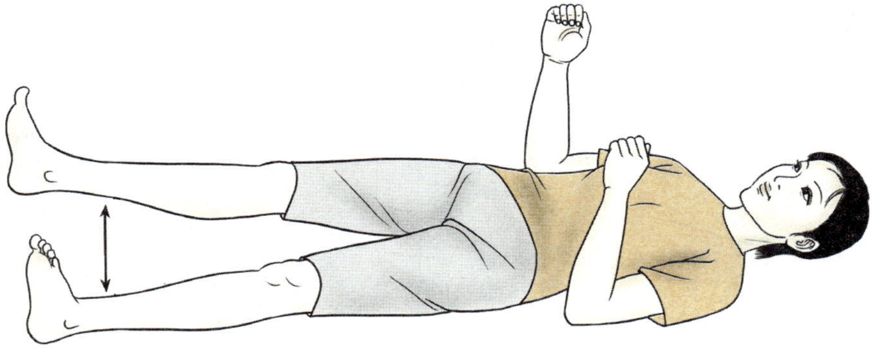

1

仰躺，全身放松，双腿伸直，双脚打开，中间距离为35～40厘米，脚背伸直。双手握拳屈肘，使手臂上肢紧贴身体，小臂垂直于身体。

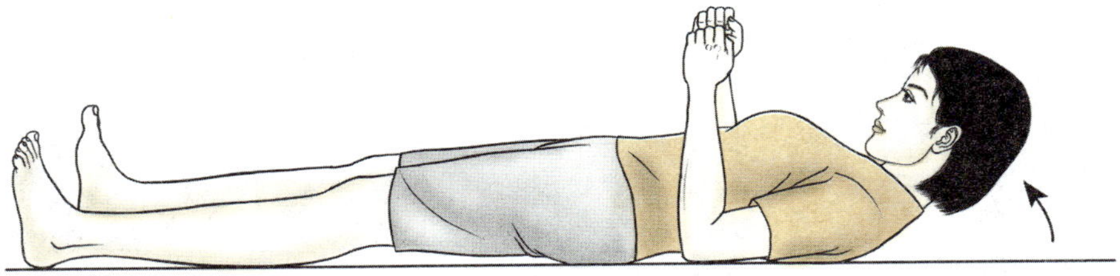

2

扩胸将肩胛骨靠拢，然后把头部尽可能地往上抬起，直至下巴贴到胸口，接着深吸一口气后憋住气息，做挺胸的动作，直到不能再支撑时，回到初始姿势。反复进行。

颈椎 5 号体操

颈椎 5 号是指人体脊椎从最上面向下数的第 5 块椎骨。我们常常会发现，脖子粗短的人，他的上背部会有一块隆起的地方，这就是因为颈椎 5 号受到外力撞击或其他因素影响导致其歪斜所造成的。颈椎 5 号一旦歪斜的话就会降低肝脏和胃肠的机能，引发相关的疾病。另外，甲状腺也与颈椎 5 号有着紧密的联系，此节段椎骨偏离原来的位置，会引起如甲状腺机能亢进等甲状腺疾病。

针对病症

肝病、麻疹、甲状腺机能亢进、胃酸过多、胆囊炎、胃下垂等。

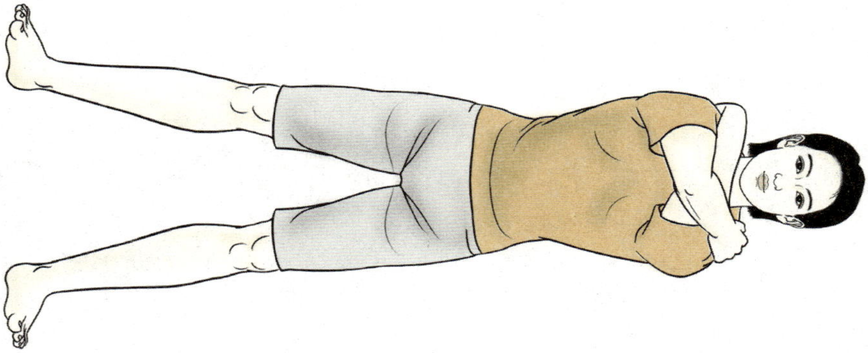

1

仰躺，全身放松，双腿伸直，双脚打开，中间距离为35～40厘米。将左右手臂在胸前交叉，使左手握住右肩膀，右手握住左肩膀。

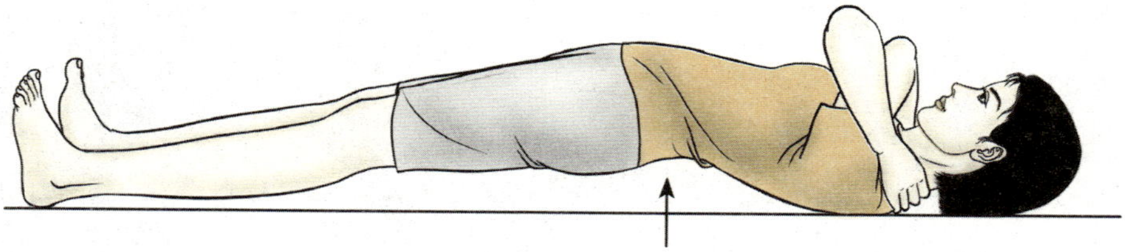

2

以双肩和双脚为支撑点来支撑身体重量，腹部用力将身体向上抬起如弓状，同时两手臂用力把肩膀向中间收缩，直到用力使脸红为止。抬起身体前深吸气，然后尽可能地憋气直至不能支撑，再恢复到初始姿势。

颈椎 6 号体操

颈椎 6 号是指人体脊椎从最上面向下数的第 6 块椎骨。这段椎骨是我们人体的呼吸系统中枢，如果此椎骨出现歪斜或其他病变会导致呼吸困难，因此加强这一节段椎骨的锻炼，能有效改善呼吸困难、咳嗽、气喘、声音沙哑、发声不易等症状。另外，我们的肩膀、手部、手臂周围的肌肉都是由颈椎 6 号发出的颈椎 5 ~ 7 号颈神经线所支配的，而当这些神经线的神经根受到压迫时，手部就会出现麻痹症状。

针对病症

咳嗽、呼吸困难、手麻痹、声音沙哑、手神经痛、发冷发热、膀胱炎、肾脏疾病、晕车、浮肿等。

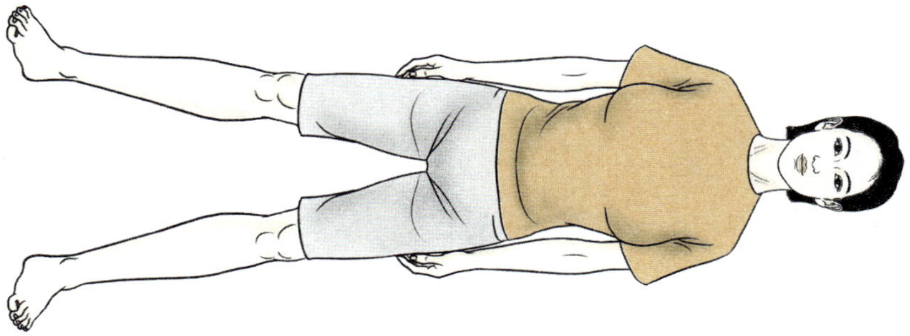

1 仰躺，全身放松，双脚打开，中间距离为35~40厘米，双手自然下垂，贴在身体两侧。

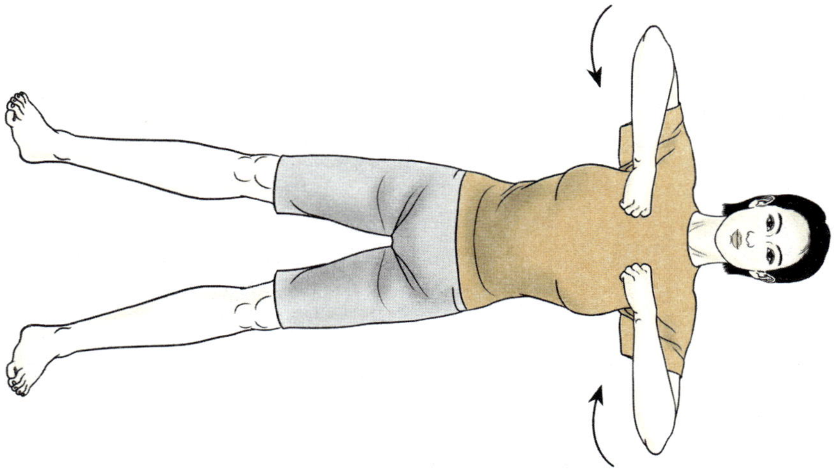

2 手掌朝上的将双臂在身体两侧端平伸直，使人体呈“大”字形，接着双手轻轻握拳，手臂施力，向内弯曲双肘，使双拳落于胸部上方，然后再迅速地放松手臂力量，恢复到手臂伸直状态，如此反复动作。

颈椎 7 号体操

颈椎 7 号是人体颈椎中的最后一块椎骨，位于颈的根部，要找到这块椎骨很容易，你低下头，在颈部会摸到两块明显突出的骨头，而上面的一块就是颈椎 7 号。此椎骨控制着人体的动脉机能，在颈部的左右两侧有颈动脉，它是心脏将氧气和其他养分输送到脑部的重要血管，如果颈动脉出现僵硬粗大，就会引发动脉硬化的症状。

针对病症

动脉硬化、心脏病、流鼻血、肺结核、小儿夜尿症、咽喉炎、生殖器官疾病等。

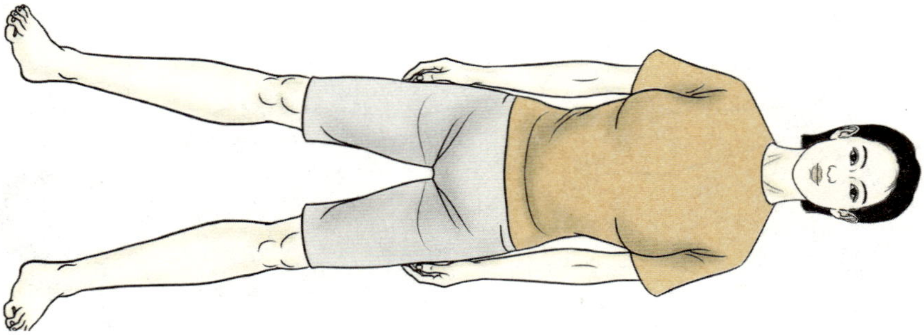

1

仰躺，全身放松，双脚打开，中间距离为35～40厘米，双手自然下垂，贴在身体两侧。

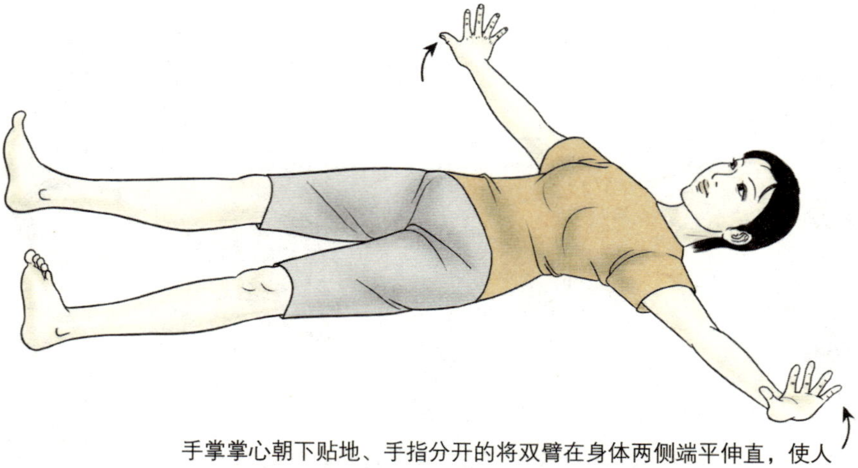

2

手掌掌心朝下贴地、手指分开的将双臂在身体两侧端平伸直，使人体呈“大”字形，然后深吸一口气，憋气，保持手指张开的状态将手腕用力上翻，并尽可能地使手指最大程度地分开，手腕上翻到极限后呼气放松，恢复到初始姿势。

胸椎 1 号体操

脊椎中支撑肋骨的最上面那块骨头就是胸椎 1 号，要找到这一椎骨最简单的方法就是低头，颈部最突出那块椎骨的下面就是胸椎 1 号了。它所担任的最重要的责任就是促进气管黏膜里的血液循环，一旦此椎骨出现问题，发生歪斜，人就很容易患上感冒，或者支气管炎等其他呼吸系统的疾病。此外，如果胸椎 1 号发生僵硬，也很容易导致便秘的出现，因为它与 S 状结肠关系紧密。

针对病症

高血压、便秘、支气管炎、脑中风、感冒、耳鸣、糖尿病、肾脏病、呼吸器官疾病等。

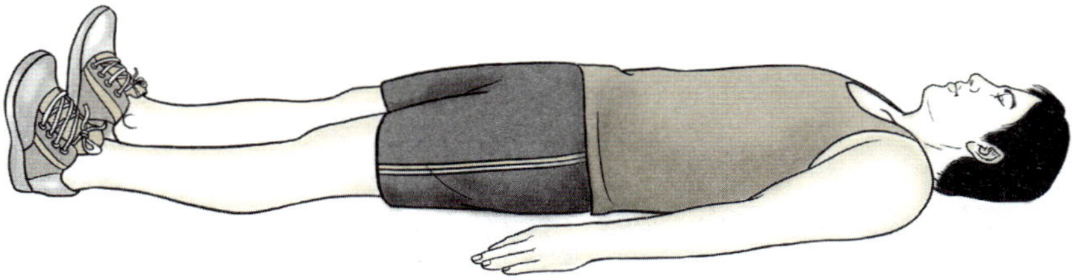

1 仰躺，全身放松，双脚打开，脚背伸直，双手自然下垂，掌心贴地。

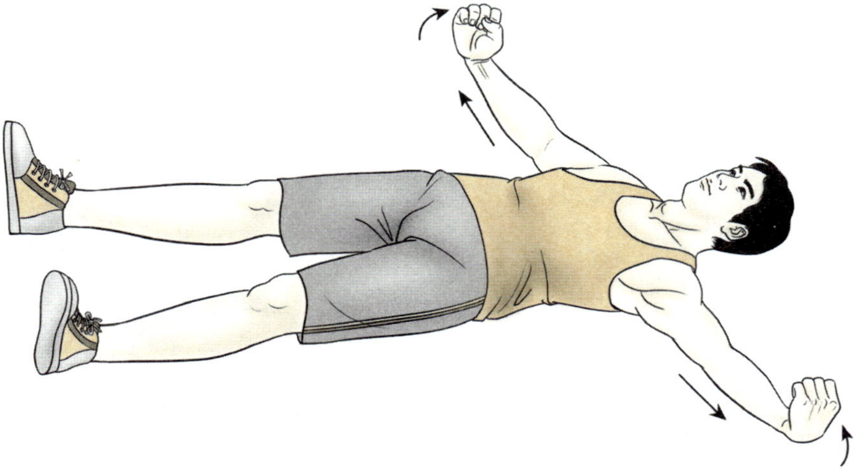

2 手掌朝上、手背贴地地将双臂在身体两侧端平伸直，使人体呈“大”字形，接着将两手的食指、中指向内弯曲，再把大拇指叠放在这两指上，同时弯曲无名指和小拇指使双手握拳。然后深吸一口气，憋气，保持手指握拳的状态将全身力量集中在手腕上，用力向内侧弯曲，手腕内弯到极限后呼气放松，恢复到初始姿势。

胸椎2号体操

作为脊椎中支撑肋骨的第二块骨头，它与胸椎1号一样，也对呼吸器官的机能有着一定的影响作用，此外，它也是肌肉痉挛中枢。当胸椎2号因为受到外力的作用发生移位或歪斜，或者出现僵硬时，人体就会出现背部和肩膀肌肉痉挛，而且小孩抽筋症状也与此椎骨密切相关。除此之外，在发生骨折时，针灸胸椎2号上方两侧的大杼穴，有助于病情的恢复。

针对病症

扁桃体炎、痉挛、骨折、肺炎、抽筋、感冒、心肌肥大、花粉症、过敏症、糖尿病、精神病变等。

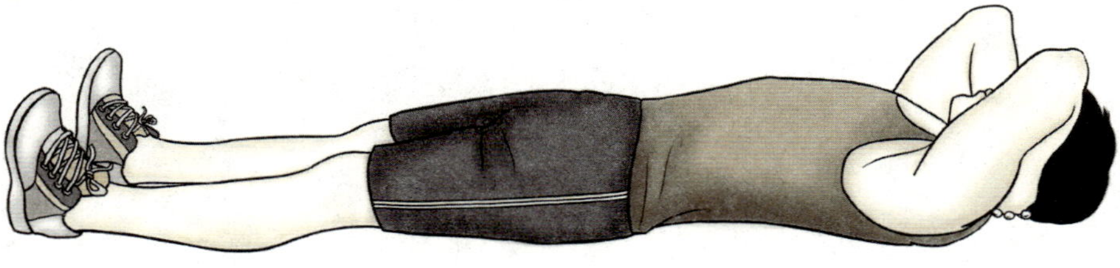

1 仰躺，全身放松，双脚打开，脚背伸直，双手抱头使手指在脑后交叉相握。

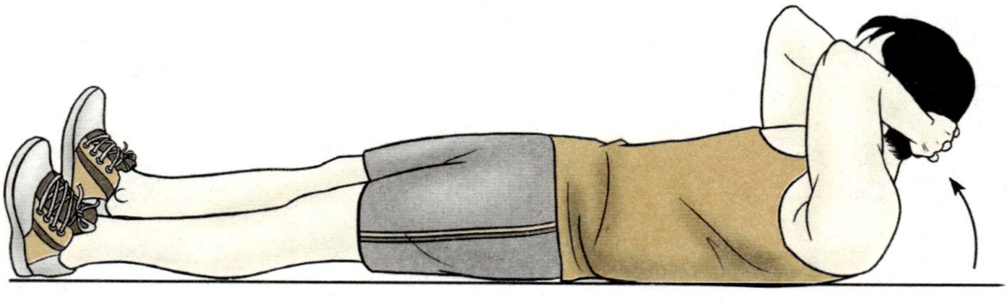

2 保持脚背伸直状态，将力量集中于颈部，使头部尽可能地抬起，注意身体不要一起抬起，膝盖也不要弯曲，然后深吸一口气，憋气，直到无法支撑时，呼气放松，恢复到初始姿势。

胸椎 3 号体操

作为脊椎中支撑肋骨的第三块骨头，胸椎 3 号跟心脏、肺部、乳腺以及肋膜各部位的机能紧密相连，与此同时，它也是身体酸化中枢。当我们在体力严重消耗、熬夜或者吃了大量甜食和碳水化合物时，体内的陈旧废物，比如尿酸和二氧化碳就会不断增加，使血液呈现酸性，这需要对胸椎 3 号进行持久地锻炼，以促使将二氧化碳排出体外。值得一提的是，如果产妇发生胸椎 3 号歪斜的情况，就会出现乳汁分泌不佳的症状。

针对病症

心脏病、腹膜炎、母乳分泌不佳、气喘、高血压、胃部扩张、膀胱炎、泌尿系统疾病、打鼾等。

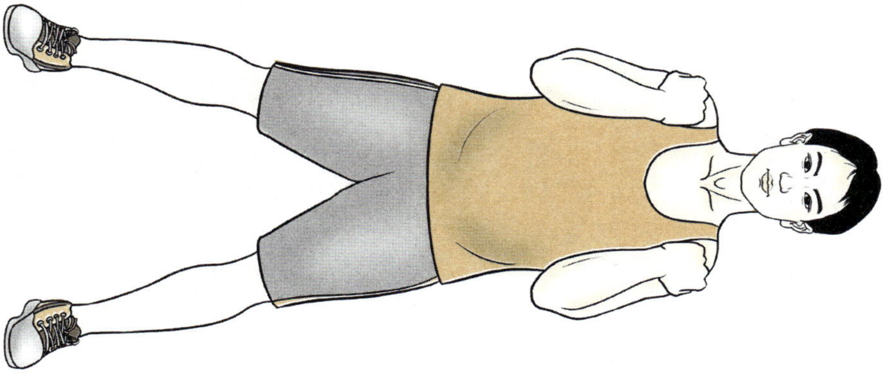

1 仰躺，全身放松，双脚打开，中间距离为35～40厘米，脚背伸直。双肘弯曲并贴在身体两侧，双手握拳，使拳心贴在两侧肩膀上。

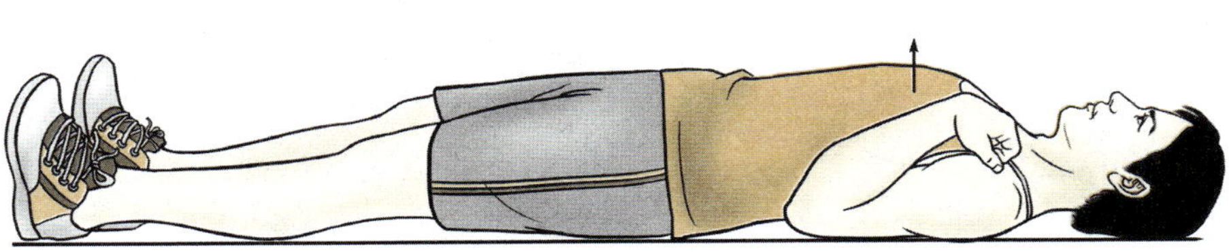

2 深吸一口气后尽量憋住气息，做挺胸的动作，将肩胛骨并拢，使胸部悬空呈弓状姿势，此时注意不能弯曲喉咙，这是这一动作的要点所在，直到无法支撑时，呼气放松，恢复到初始姿势。反复进行。

胸椎 4 号体操

胸椎 4 号是脊椎中支撑肋骨的第四块骨头，是人体中的过敏中枢，一旦此块椎骨因外力作用或自身病变而出现移位或僵化时，就会因为各种刺激反应而产生过敏现象。除此之外，胸椎 4 号与心脏、肺部、食道和肝脏等内脏器官都有着紧密的联系，尤其是心脏，胸椎 4 号的左侧与心脏相连，如果椎骨歪斜的话，就很容易引发休克、心脏麻痹、猝死等病症。

针对病症

过敏症、胆结石、肝病、脱水症、高血压、心脏病、生殖系统疾病、下半身疾病等。

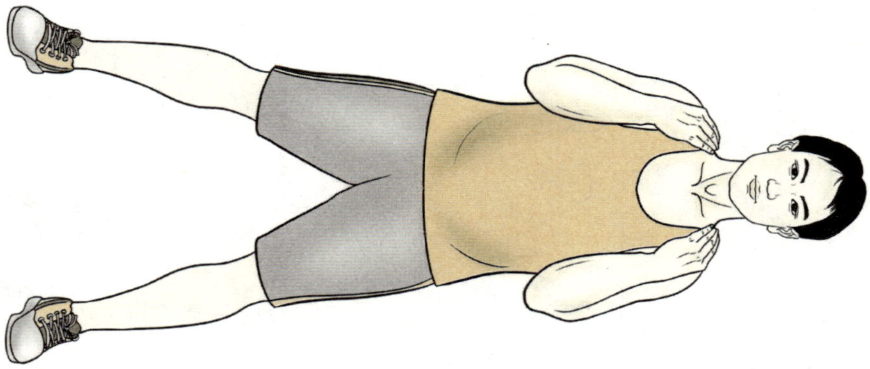

1

仰躺，全身放松，双脚打开，中间距离为35～40厘米，脚背伸直。双肘弯曲并贴在身体两侧，双手手指并拢伸直的贴在两侧肩膀上。

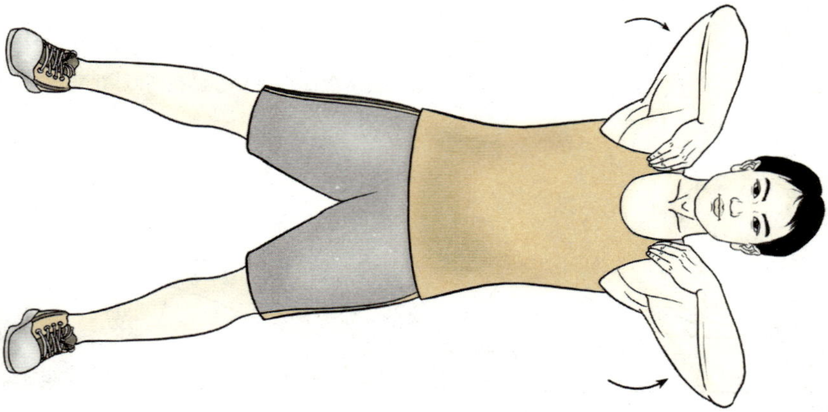

2

深吸一口气后尽量憋住气息，做挺胸的动作，将双肘分别向脑袋两侧抬高，使手臂上肢抬高到水平高度，而过敏性体质的人可能无法抬高到这一高度，只要尽可能地向上抬就行。直到无法支撑时，呼气放松，恢复到初始姿势。

胸椎5号体操

胸椎5号是脊椎中支撑肋骨的第五块骨头，它主要借助下垂体前叶的脊椎中枢来负责调节所分泌出来的荷尔蒙量，进而影响着甲状腺、卵巢、乳房、副肾腺、幽门、睾丸等作用的发挥。如果胸椎5号出现移位或歪斜，就会随之产生低血压、更年期障碍、焦躁、胃部不适等病症，有些患者还会产生莫名的不快感，心情压抑烦躁。

针对病症

感冒、低血压、更年期障碍、胃溃疡、十二指肠溃疡、头部受伤后遗症、耳鸣等耳部疾病、肝脏机能障碍等。

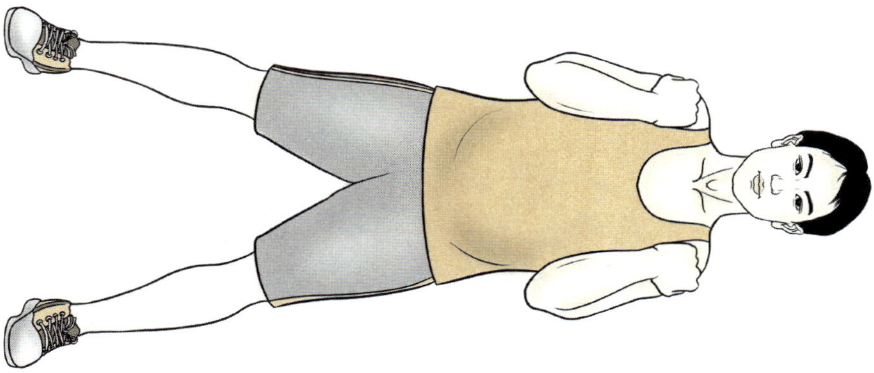

1 仰躺，全身放松，双脚打开，中间距离为35～40厘米，脚背伸直。双肘弯曲并贴在身体两侧，双手握拳，使拳心贴在两侧肩膀上。

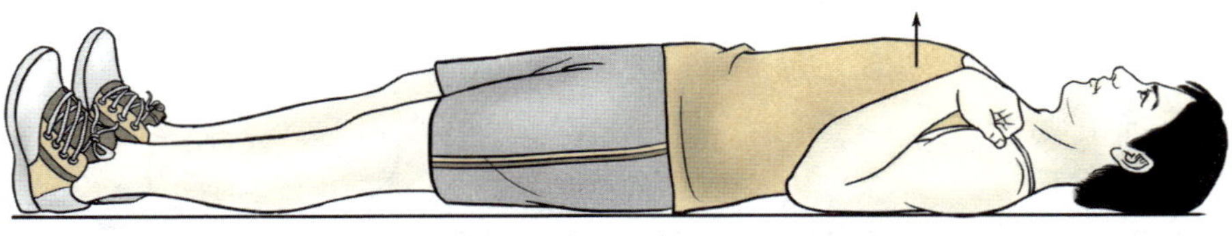

2 深吸一口气后尽量憋住气息，做挺胸的动作，将肩胛骨并拢，使胸部悬空呈弓状姿势。将下巴微微抬起，这是这一动作的要点所在，直到无法支撑时，呼气放松，恢复到初始姿势。反复进行。

胸椎 6 号体操

作为脊椎中支撑肋骨的第六块骨头，胸椎 6 号最直接影响的就是肩膀。如果两侧的肩膀高度不同，一高一低，就可以使用这里介绍的胸椎 6 号体操来进行调节。除此之外，胸椎 6 号还具有以下功能：促进胰岛素、胰脏荷尔蒙分泌；它是人体中的发汗中枢，能及时根据外界气温的变化调节体温；能有效提高肝功能，并与消化系统紧密相连。

针对病症

糖尿病、肝病、胆结石、多汗症、狭心症、胃酸过多、胃下垂等胃肠疾病、胆囊炎等。

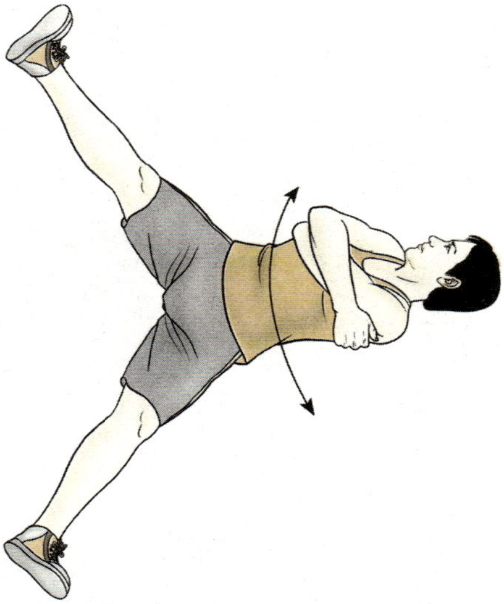

1 仰躺，全身放松，双脚尽量打开，脚背伸直。将双手在胸前交叉环抱，右手在上，两手握住肩侧，使胸部向中间收缩靠拢，然后深吸气，将身体向左右两侧旋转。

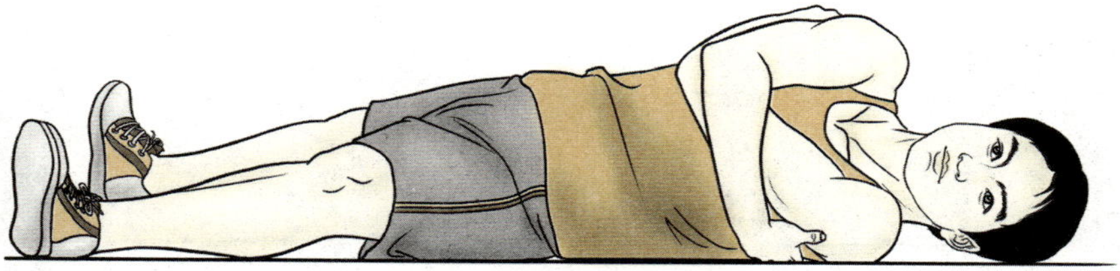

2 深吸一口气，保持双手抱胸的状态将上半身转向左侧，然后憋气并维持这个姿势，直到无法支撑时，呼气放松，恢复到初始姿势。再向右侧转身，如此交替进行。

胸椎 7 号体操

胸椎 7 号是脊椎中支撑肋骨的第七块骨头，它的下端与肩胛骨连线的下端持平。胸椎 7 号是人体中的感觉中枢所在，尤其是对麻木、麻痹的感知尤为敏锐，当人长时间跪坐或下蹲时，迫使胸椎 7 号向前推挤，负荷加重，就会使双脚产生麻木感，而只有一只脚产生麻痹感时，此时的胸椎 7 号一定是偏向这侧歪斜的。此外，这节椎骨也直接影响着人体的内脏，它会对通过副肾的荷尔蒙进行分泌。

针对病症

盲肠炎、神经衰弱、脚部麻痹、食欲不振、膀胱炎、浮肿、更年期障碍、心脏病等。

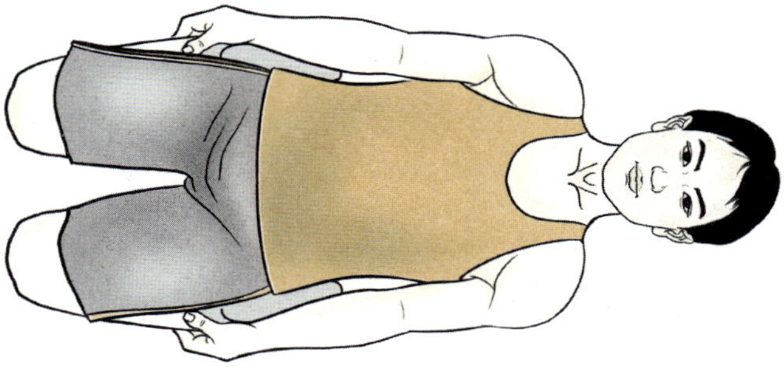

1

首先，跪坐在地板上，脚心朝上，然后下半身保持跪坐的姿势，将上半身后仰，直至双手握住双脚脚踝。

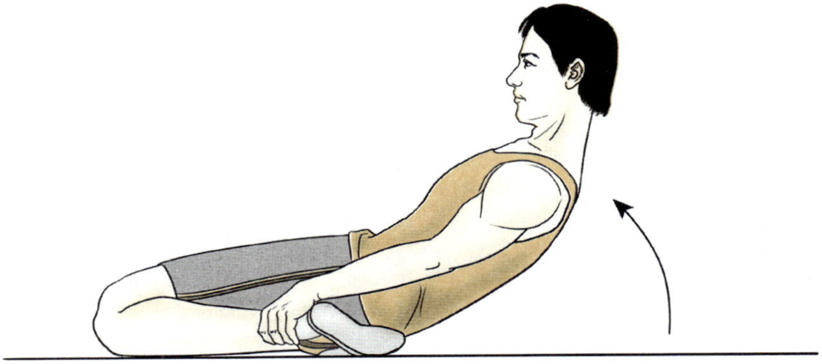

2

放松腰部，保持双手紧握脚踝的状态，抬起上半身，注意膝盖一定不能浮起来，也可以让家人帮忙压住膝盖，以免抬起。然后深吸一口气维持上半身抬起的姿势，直到无法支撑时，呼气放松，恢复到初始姿势。放松腰部地弯曲上半身，会将力量集中在胸椎7号上。

胸椎 8 号体操

作为脊椎中支撑肋骨的第八块骨头，胸椎 8 号是人体红血球制造和调节的地方。贫血且脸色不好的人、手脚冰冷的人及老人，如果坚持做胸椎 8 号体操的话，能有效改善身体状况，保持身体健康。因为胸椎 8 号一旦歪斜，红血球的制造能力就会降低，手脚部的骨髓也会提前退化老化，如此一来，即使年纪轻轻，也很容易因为手脚部位红血球数量的减少对血液循环造成障碍，最终导致手脚冰冷。

针对病症

贫血、肝脏充血、打冷战、手脚冰冷、竭斯底里性偏头痛、神经衰弱、感冒、下半身疾病等。

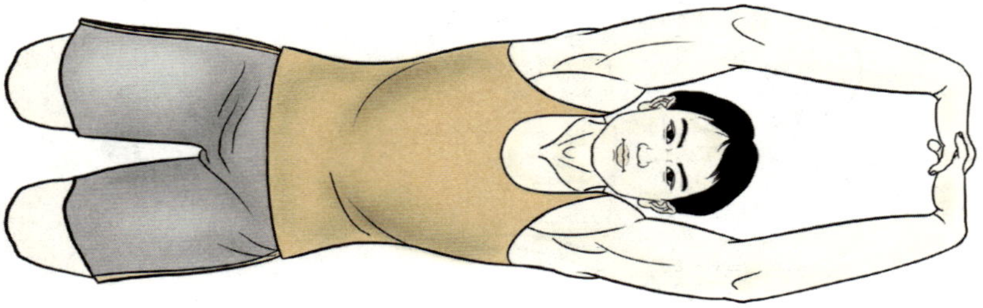

1

首先跪坐在地板上，脚心朝上，然后下半身保持跪坐的姿势，将上半身向后仰，同时将双手向头部上方伸展，并掌心朝向头顶地使双手手指交叉交握。

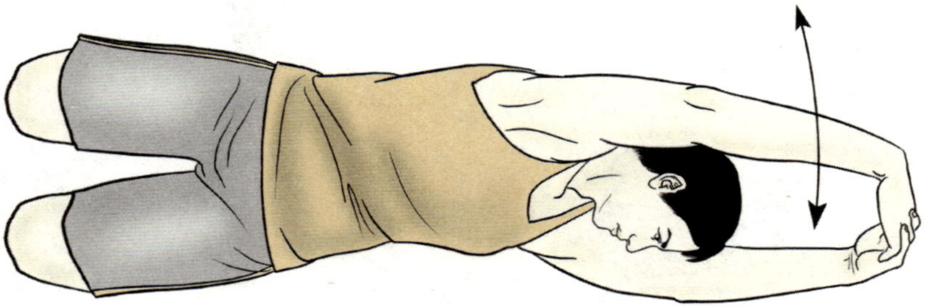

2

保持双手交握伸直的姿势，深吸一口气，将右侧的臀部和头部转向左侧，要保证左侧臀部和头部不离开地面，右侧的膝盖和脚也不要随着左转而抬起，憋气维持这个姿势直至无法支撑时，呼气放松恢复到初始位置，然后再向右侧转身，如此交替进行。

胸椎 9 号体操

作为脊椎中支撑肋骨的第九块骨头，胸椎 9 号主要肩负着向脑部活动和肌肉活动补给必需和足够营养的任务。当胸椎 9 号因为受到外力的作用发生移位歪斜或是僵化时，就无法给消耗能量的肌肉和脑部进行及时的补充。如此一来，肌肉就会变得僵硬没有活力，而胸椎 9 号体操就可以使这种情况得到改善，因为体操动作会刺激到副肾皮质，进而就会通过分泌肾上腺素以增加活力。

针对病症

头痛、眩晕、失眠、肝病、胆结石、气喘、小儿夜尿症、呼吸系统疾病、脑血管疾病等。

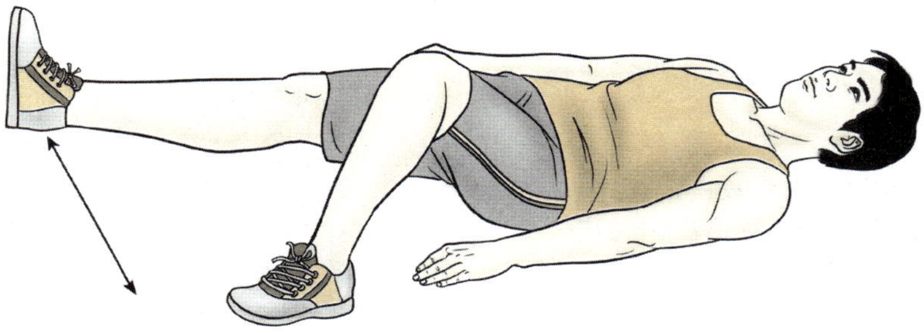

1 仰躺，全身放松，双手掌心朝下，在身体两侧微微展开，双脚打开，中间距离为35～40厘米，然后将左膝弯曲竖起，脚掌着地。

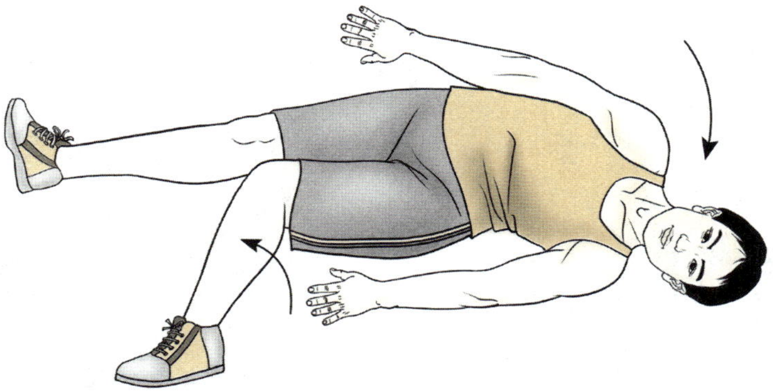

2 保持肩膀不离开地面的状态，尽可能地将上半身向左侧倾斜，同时左膝向右侧倾倒，在这一过程中注意头部不要转动，始终保持面部朝上。上半身左侧弯曲至极限时，做一次腹式呼吸，然后恢复到初始位置。左右两侧交替进行。

胸椎 10 号体操

胸椎 10 号是脊椎中支撑肋骨的第十块骨头，它主要负责调节脊髓神经机能。脊髓神经一共有 31 对，分布在全身，它是从脊髓中延伸出来的末梢神经，包含 3 种神经纤维，分别是知觉系统、运动系统和自律神经。当身体出现自律神经失调而导致原因不明的不快感时，就可以通过胸椎 10 号体操来进行调节，不仅能有效地调节自律神经的混乱，还能放松腰肌。

针对病症

肥胖、胃痛、自律神经失调、糖尿病、肾脏病、心肌肥大、过敏症、花粉症、精神病变等。

1

仰躺，全身放松，双脚尽量打开，脚背伸直，双手自然下垂，贴在身体两侧。

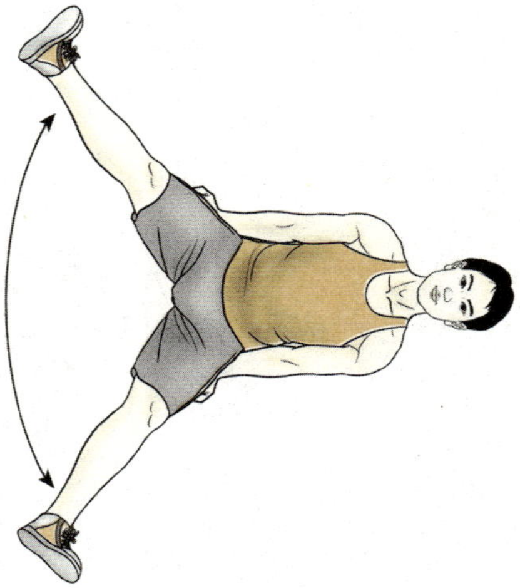

2

将双手掌心朝下，在身体两侧微微展开，接着转动腰部，使上半身尽量向右侧扭转，左肩和头部也同样向右侧扭转，并屈肘尽可能使左手掌放在脑袋的右侧。在腰部扭转到极限时，做一次腹式呼吸，然后恢复到初始位置，再向左侧扭转，如此交替进行。

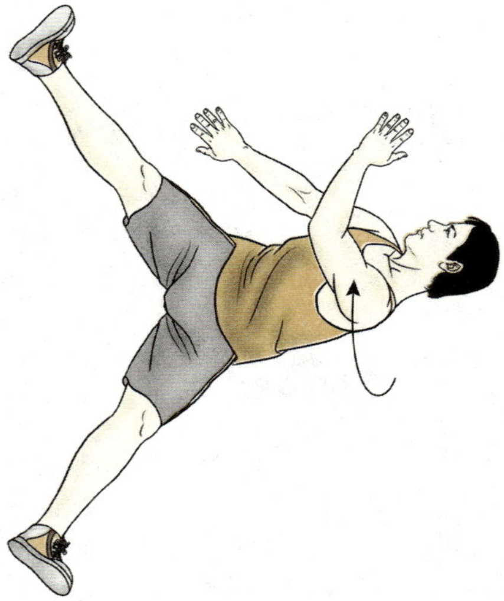

胸椎 11 号体操

作为脊椎中支撑肋骨的第十一块骨头，胸椎 11 号是人体白血球的制造中枢，而白血球在人体中有着十分重要的作用。当有微生物、细菌或异物侵入到人体内时，白血球就会将这些物质包裹住，从而封住其毒性，以免其伤害到身体。但是，一旦胸椎 11 号偏离其原本的位置，发生移位或歪斜，就会影响白血球的制造能力，或使白血球的品质受到影响，如此一来，就会降低人体的免疫力和抵抗力。

针对病症

气喘、荨麻疹、肾脏病、扭伤、心脏病、膀胱炎、发高烧、高血压、胃部扩张、打鼾等。

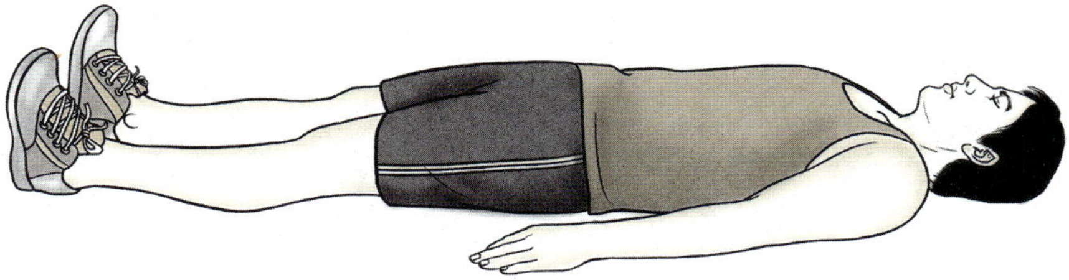

1 仰躺，全身放松，双脚打开，脚背伸直，双手自然下垂，掌心贴地。

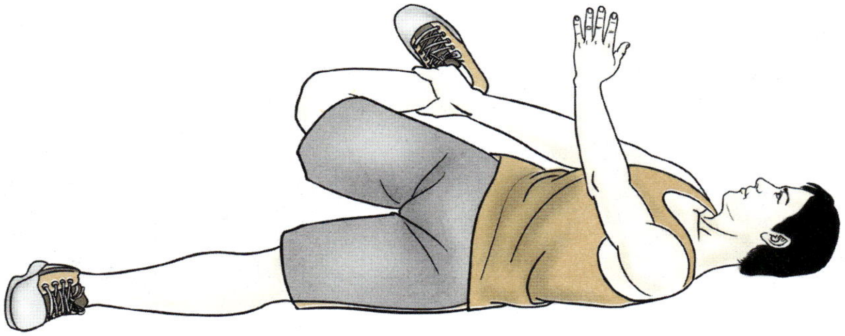

2 右腿膝关节屈曲，使右手握住右脚的脚踝，注意右腿的大腿根部不能离开地面。接着在头颈部向右侧转动的同时，上半身向右侧转动，将左手抬起朝右脚方向伸展。在这一过程中注意左腰不能离开地面，而且也可使左手伸展至握住右手腕。转动至极限时，做一次腹式呼吸，恢复到初始位置，再向左侧扭转，如此交替进行。

胸椎 12 号体操

胸椎 12 号是脊椎中支撑肋骨的最后一块骨头，其最主要的作用就是防止肋骨下滑，同时它也是人体生殖器官的中枢，主要是以下器官机能的枢纽：女性包括卵巢、输卵管、子宫、阴道、外阴部等，男性则是前列腺、精囊、阴囊、阴茎等。除此之外，胸椎 12 号跟骨盆有着紧密的联系，如果这段椎骨因外力导致歪斜的话，骨盆也会随之发生倾斜，进而一直影响到人体下肢部。

针对病症

子宫内膜异位症、前列腺肥大症、尿毒症、荨麻疹、肾脏病、生殖系统疾病、肛门疾病等。

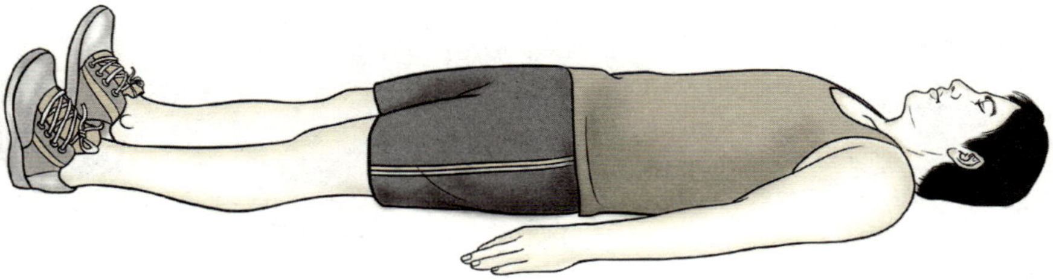

1 仰躺，全身放松，双脚打开，脚背伸直，双手自然下垂，掌心贴地。

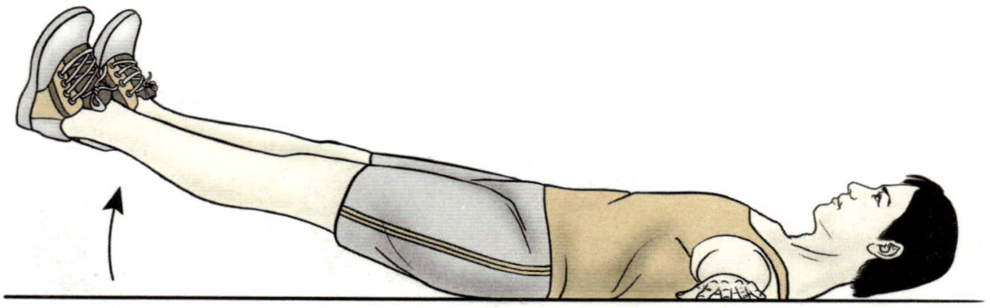

2 手掌掌心朝下贴地、手指分开地将双臂在身体两侧端平伸直，使人体呈“大”字形，同时收紧下巴。深吸一口气后憋气，保持双脚打开的状态抬起双脚，抬高20厘米左右，注意要使脚趾向内弯曲，即脚趾尖朝向人体头部的方向，头颈部微微抬起。憋气到无法承受时，呼气放松，休息10秒后再重复进行。

腰椎 1 号体操

腰椎 1 号是脊柱中承接胸椎的第一块腰椎椎骨，人体的知觉系统、性器官以及头部运作都与该节段骨头有着密不可分的关系，尤其是对于消除脑部疲劳的方法与其有着直接关系。当你感到用脑过多疲劳时，在睡觉前做一下腰椎 1 号体操，能有效促进睡眠质量，给第二天提供充足的精力和体力。

针对病症

腰痛、胃溃疡、十二指肠溃疡、胃胀、虚弱、感冒、呼吸困难、神经衰弱、耳鸣等耳部疾病等。

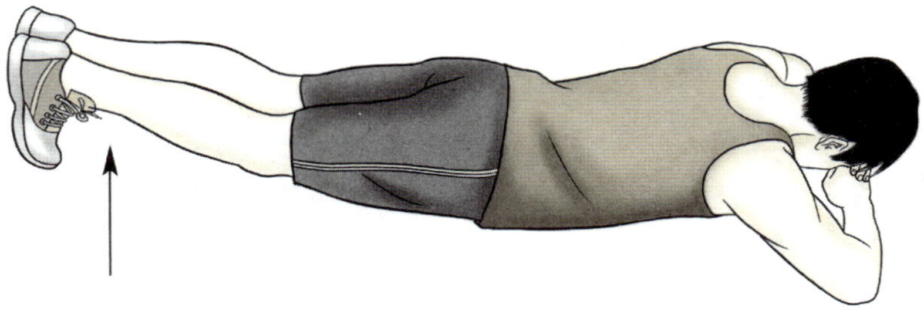

1 身体俯卧，双手叠放于额头下方，两腿并拢。呼气的同时，腰部和臀部用力，保持双腿并拢并最大程度地向上抬升。

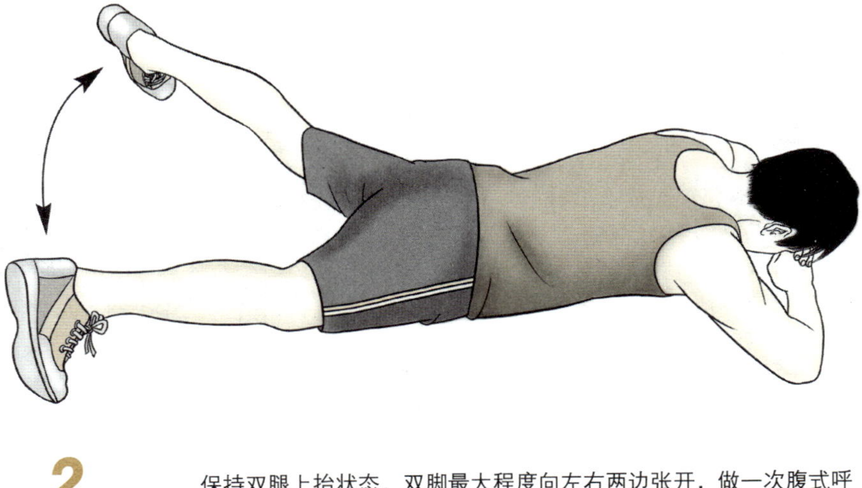

2 保持双腿上抬状态，双脚最大程度向左右两边张开，做一次腹式呼吸后，恢复到双腿并拢上抬，并缓缓放下，反复进行。

腰椎2号体操

腰椎椎体从上数第二块就是腰椎2号骨头，它是人体中性荷尔蒙的分泌中枢，也与大肠和小肠等消化器官的运作有着直接关系。如果腰椎2号受到外力撞击发生歪斜或因为病变产生僵硬，就会影响包括卵胞荷尔蒙、男性荷尔蒙等在内的性荷尔蒙，它们会透过脑下垂体前叶分泌甲状腺激素、黄体激素、卵巢激素等，也会造成精力衰退等症状的产生。

针对病症

夜尿症、腹膜炎、便秘、腰痛、肾脏病、精力衰退、胃下垂、胃酸过多、胆囊炎等。

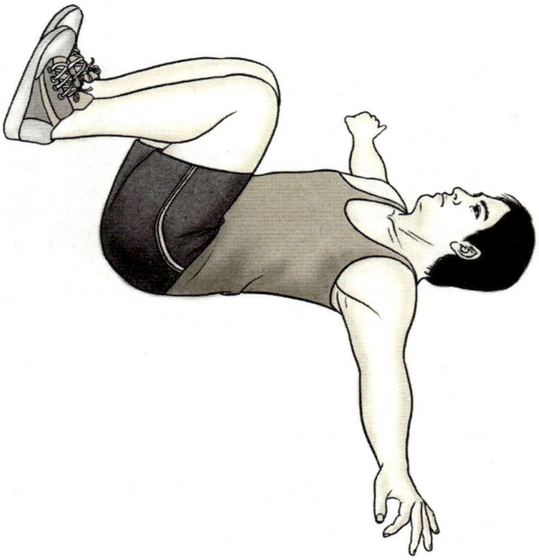

1

身体仰卧，两手张开与身体垂直，两腿膝盖并拢弯曲90°向胸部靠拢。

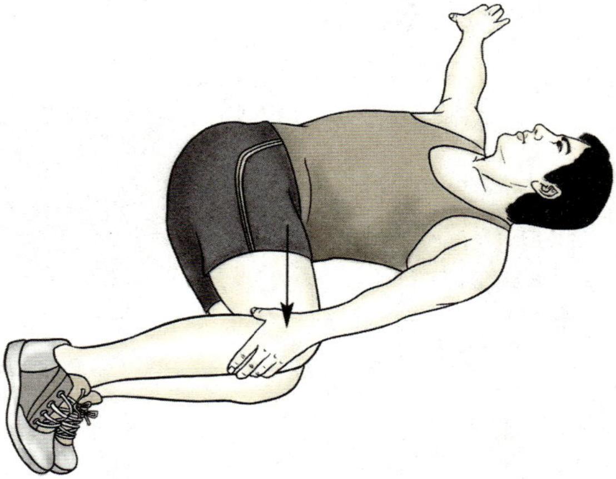

2

两膝保持弯曲90°，并向上抬起与腰部垂直，然后慢慢向左侧转动。轻轻呼气，并用左手按住右膝，注意双膝不要分开，腰部最大程度地向左转动，同时保持右肩紧贴地面，头部不转动。反方向采用相同方法。

腰椎 3 号体操

作为腰椎中的第 3 块椎骨，它与我们的肚脐正好相对着，人体进行左右扭转的动作时，就是这块骨头在发挥作用。腰椎 3 号是肠子运作的中枢，如果此段椎骨出现病变僵化，就会使肠子机能变弱，或者肚子里常常发出“咕噜咕噜”的响声，也有可能与之相反，肠子机能出现亢奋，这样就会容易引起腹泻。不仅如此，腰椎 3 号所伸展出来的神经也与精巢或卵巢间接相连，因此对它们也有影响作用。

针对病症

扭腰、腰痛、腹泻、浮肿、肾炎、痛风、蛋白尿、晕车、膀胱炎、心脏病、肾脏病等。

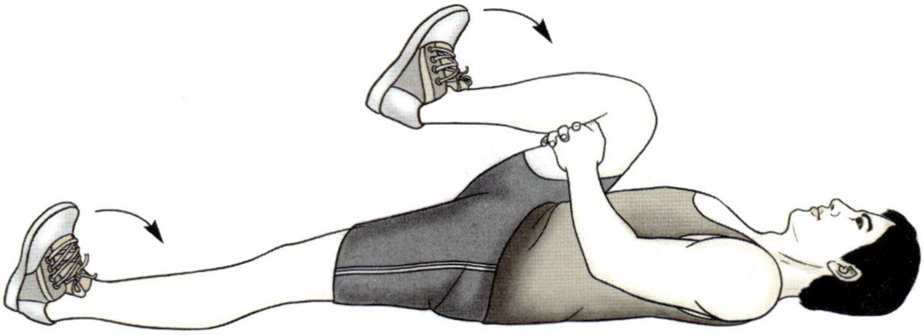

1

身体仰卧，两眼向上平视，双手置于右腿膝盖后部并夹紧，将膝盖向胸前靠拢，保持脚背最大限度弯曲。

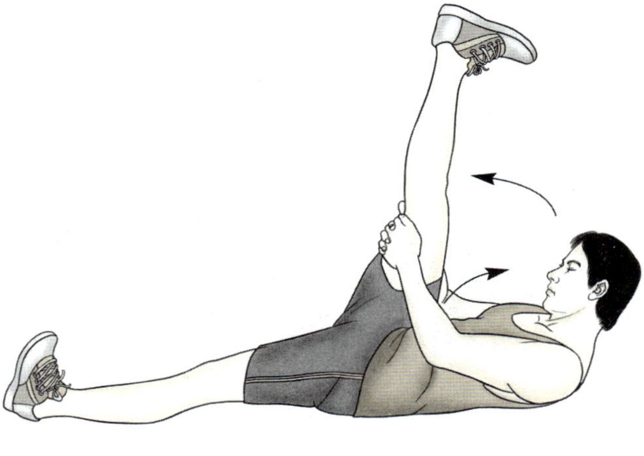

2

右腿膝盖最大程度向上伸直，用双手向胸前靠拢，脚背保持尽可能大的弯曲状态。吸气的同时双臂肘部弯曲，牵拉上体和头颈部前倾，憋气到无法承受时，呼气放松。左腿相同方法进行。

腰椎 4 号体操

腰椎 4 号是腰椎中的倒数第二块骨头，它所处的高度相当于人体骨盘最上端的连接处，主要控制着骨盘，另外，生殖器官也受到该椎骨很大的影响。如果腰椎 4 号因外力导致歪斜的话，骨盘也会随之发生倾斜，这种影响作用会一直延伸到脚部。例如坐骨神经痛就是如此，痛感会从患者患侧的臀部一直向下扩散至大腿、小腿以及足部。

针对病症

头痛、难产、坐骨神经痛、小儿夜尿症、咽喉炎等喉咙系统疾病、肺结核、肺炎、生殖系统疾病等。

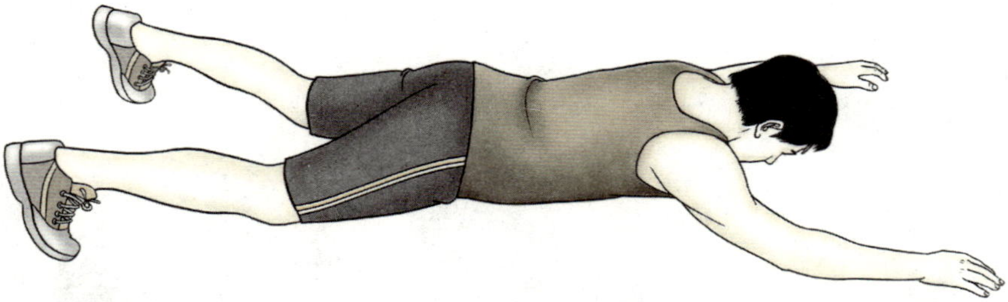

1 身体俯卧，两腿尽可能地张开，双手也在头顶上方张开，全身呈放松状态。

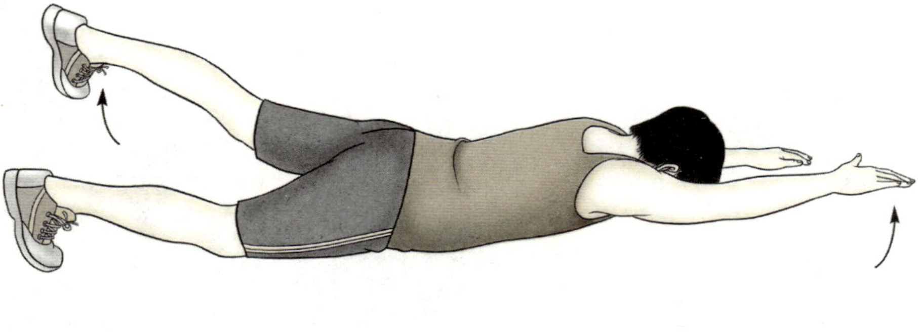

2 运用腹式呼吸法，同时尽可能向上交替抬起右臂和左腿，头颈部不可随着抬高，憋气到无法承受时，呼气放松，恢复到初始姿势。另一侧肢体按相同方法进行。

腰椎 5 号体操

腰椎 5 号是脊椎中腰骨的最后一块骨头，它下面连着骶骨，与人体内脏中的膀胱运作有很大关系，同时它也控制着我们生殖器官机能作用的发挥。有很多人在疲累后就会引发膀胱炎，这在很大程度上与腰椎 5 号的歪斜移位或僵硬有关系。通过腰椎 5 号体操，还可以有效地改善痔疮、腹泻等疾病。

针对病症

膀胱炎、腰痛、下痢、子宫肌瘤、痔疮、小儿夜尿症、气喘等呼吸器官疾病、感冒难愈、肝脏病等。

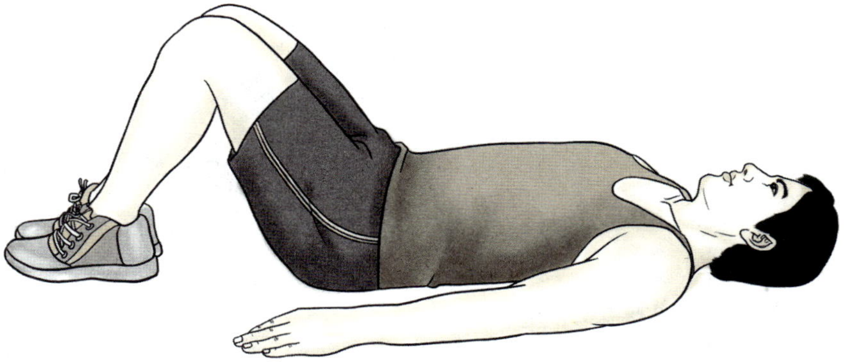

1 身体平躺，两眼直视上方，放松肌肉，两膝弯曲并竖起，双手自然下垂，掌心朝下。

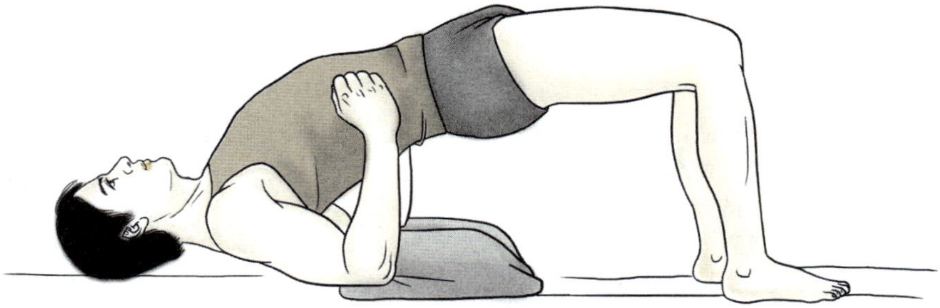

2 深吸一口气，用双脚、头部和双肘支撑床面，共同用力把臀部和腰背部尽量抬起，使其最大限度地离开床面，注意膝盖不要向两旁张开。憋气到无法承受时，呼气放松，恢复到初始姿势，反复进行。

骶骨 1、2 号体操

骶骨是脊椎中承接腰椎的骨盘中那块呈倒三角形的骨头，骶骨 1、2 号就是这个倒三角形最上面的两块椎骨，其中骶骨 1 号是人体中水分调节的中枢，骶骨 2 号与人体生殖器官密切相连，尤其是对女性的月经调节有很大影响。如果骶骨 1 号出现淤血，会造成血液循环不畅，容易引发尿频。骶骨 1、2 号体操能有效调节血液循环，对尿频、盗汗、妇科疾病等有很好的改善作用。

针对病症

尿频、盗汗、浮肿、生理痛、月经不顺、月经时间长等妇科疾病、青春痘、胃下垂、胆囊炎、气喘等。

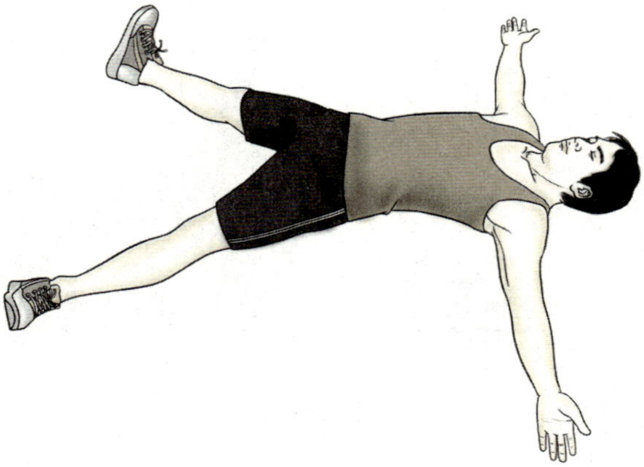

1

仰躺，全身放松，双脚尽可能地打开，脚背伸直，手掌朝上地将双臂在身体两侧端平伸直，使人体呈“大”字形。

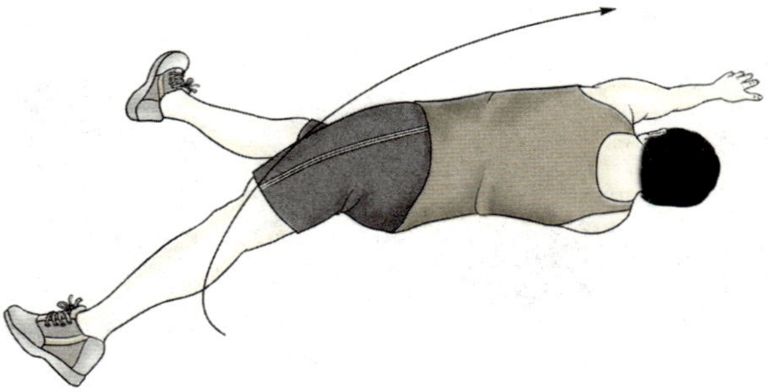

2

深吸一口气的同时抬起左腿，向身体右侧最大程度地伸展，此时腰部也向右侧扭转，保持双臂伸直状态，憋气到无法承受时，呼气放松，恢复到“大”字形，反方向进行相同动作。

骶骨 3、4、5 号体操

骶骨 3、4、5 号是呈倒三角形的骶骨的中间及最下面的那部分，它们与我们人体的生殖器官和肛门有着密不可分的关系。如果骶骨 3、4、5 号中任何一段椎骨出现问题，发生移位歪斜，腰部都无法用力，这时候可以通过体操动作进行缓解，使血液顺畅地循环。而那些患有性病、子宫后屈或生殖器官发育不全的患者，则很可能是因为骶骨 4 号出现僵化状况，应及时调节。

针对病症

痔疮、早泄、月经过多、耳鸣、胃溃疡、胃下垂、胆囊炎、更年期障碍、膀胱炎、生殖系统疾病等。

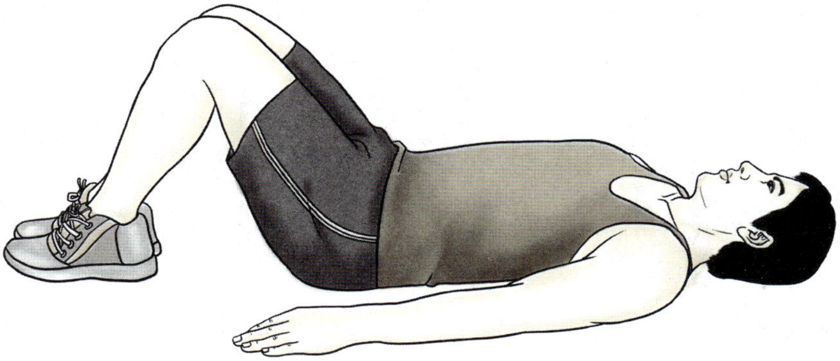

1 身体平躺，两眼直视上方，放松肌肉，两膝弯曲并竖起，双手自然下垂，掌心朝下贴在地面上。

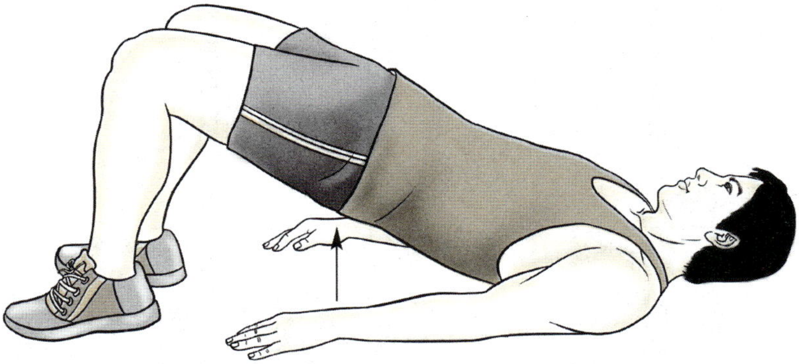

2 深吸一口气，将臀部尽可能向上抬起，注意膝盖不要向两旁张开，用脚跟着地支撑身体，保持身体和骨盆、大腿部成一条直线，憋气到无法承受时，呼气放松，恢复到初始姿势，反复进行。

选题策划：含章行文·东方智学
责任编辑：宋　春
特约编辑：訾莹莹
装帧设计：含章行文|装帧|

图书在版编目(CIP)数据

脊椎病速效自疗／健康中国名家论坛编委会编著. —长春：吉林出版集团有限责任公司，2010.7
（健康大学堂）
ISBN 978-7-5463-3332-8

Ⅰ. ①脊… Ⅱ. ①健… Ⅲ. ①脊椎病－治疗 Ⅳ. ①R681.5

中国版本图书馆CIP数据核字(2010)第122667号

书　名：脊椎病速效自疗
编　著：健康中国名家论坛编委会
出　版：吉林出版集团有限责任公司
地　址：长春市人民大街4646号(130021)
印　刷：北京市兆成印刷有限责任公司
开　本：889mm×1194mm　1/16
印　张：16
字　数：230千字
版　次：2010年9月第1版
印　次：2020年9月第3次印刷
电　话：010-63329002（发行）
010-63109462（咨询）
书　号：ISBN 978-7-5463-3332-8
定　价：29.80元

（如有缺页或倒装，发行部负责退换）